MALADIES ET HYGIÈNE

DES

GENS NERVEUX

PAR LE

Dr GÉLINEAU

PARIS
OCTAVE DOIN, ÉDITEUR
8, PLACE DE L'ODÉON, 8

1893

MALADIES ET HYGIÈNE

DES

GENS NERVEUX

OUVRAGES DU Dr GÉLINEAU

Des Névroses spasmodiques. Paris, 1879. O. Doin, éditeur. — Prix........................ 3 fr. »

De la Kénophobie ou Peur des espaces. O. Doin, éditeur. — Prix........................ 3 fr. »

De la Narcolepsie. O. Doin, éditeur.— Prix. 2 fr. 50

Traité de l'Angine de poitrine. O. Doin, éditeur. — Prix................................ 8 fr. »

Tours, imprimerie Deslis Frères, rue Gambetta, 6.

MALADIES ET HYGIÈNE

DES

GENS NERVEUX

PAR LE

Dr GÉLINEAU

PARIS
OCTAVE DOIN, ÉDITEUR
8, PLACE DE L'ODÉON, 8

1893

AVANT-PROPOS

PROGRÈS DU NERVOSISME. — NÉCESSITÉ DE LE COMBATTRE. — DESCRIPTION DU SYSTÈME NERVEUX. — SES, FONCTIONS. — CARACTÉRISTIQUE DE NOTRE SIÈCLE.

S'il est une incontestable vérité que tout médecin, quelque étroit que soit son milieu d'action, que tout chef de famille ayant charge d'âmes et de corps, peuvent constater aisément, c'est le développement extrême et de jour en jour plus marqué du *Nervosisme.*

Aujourd'hui, comme le disait le Dr Monin dans son livre si intéressant « *Misères nerveuses* », le muscle se meurt, il a été tué par les nerfs, et on peut dire hardiment que les névroses sont la *Caractéristique* de notre siècle, ou, pour mieux dire, de notre fin de siècle, car nous vivons plus en dix ans aujourd'hui que nos ancêtres en cent ans. Mais le mot *caractéristique* ou, si l'on veut *Criterium*, ne rend pas suffisamment notre pensée, c'est *plaie sociale* de notre époque que je dois dire avec Bouchut. Nous sommes, en effet, leur proie incessante et, comme l'infortuné Prométhée dévoré sur son rocher, nous sommes condamnés à être incessamment, c'est-à-dire sans trêve ni repos, torturés par le bec acéré et les serres infatigables de ce vautour d'un nouveau genre. Jadis, les Névroses avaient un empire beaucoup moins étendu ; s'attaquant presque exclusivement aux habitants des villes, entretenues par la *malaria urbana*, elles n'atteignaient guère que les classes élevées de la société... Il n'en est plus ainsi, et, rayonnant au loin, on les rencontre aussi bien à la campagne qu'à la ville ; chacun s'écrie à chaque instant: « Je souffre des nerfs... mes nerfs me travaillent aujourd'hui, » en sorte que la dégénérescence physique, morale et intellectuelle du genre humain s'est partout généralisée.

Incontestable fléau de notre temps, le Nervosisme est appelé à décimer encore plus la génération qui va nous succéder, en raison de son accroissement incessant, de son hérédité, de la multitude des causes qui l'engendrent dans toutes les couches sociales, en raison encore des souffrances, des tristesses de la vie qu'il entraîne, et de l'abaissement des intelligences et du caractère qu'il occasionne.

Il est donc utile que ceux qui savent, qui prévoient, qui devinent, jettent un long cri d'alarme et le combattent avec vigueur. Il ne s'agit pas, en effet, de quelques cas isolés, disséminés çà et là, mais d'une foule de malheureux qui sont atteints ou qui vont l'être. C'est à la fois notre devoir et notre intérêt, car cette éclosion d'accidents formidables peut se faire non seulement autour de nous et dans les rangs divers de la société, mais encore dans notre propre famille, et en nous-même : oui, tous, nous pouvons devenir les victimes du Minotaure moderne !

Etudier les causes de cette dégénérescence humaine qui se traduit par une foule de névroses dont le nombre augmente chaque jour, mais que les ressources que procure l'hygiène peuvent le mieux arrêter, devient donc un devoir impérieux, non seulement pour le médecin, protecteur naturel des malades, mais encore pour les directeurs d'usines, d'ateliers, de fabriques, de collèges, de pensions, pour les chefs d'État, aussi bien que pour les chefs de famille.

Voilà les motifs qui m'ont fait embrasser ce sujet avec ardeur, avec passion, si je puis m'exprimer ainsi, et qui me font espérer être lu avec quelque attention.

« Dans le fond de tout cerveau dort la folie, a dit Moreau; le tout est de ne point la réveiller ! » La phrase eût été plus vraie appliquée au Nervosisme, dont le domaine est plus grand et plus général, puisque la folie n'en est qu'une subdivision.

Eh bien ! puisqu'il en est ainsi, à nous d'indiquer les armes pour combattre cette marée montante ; à nous d'intéresser la mère qui veille près du berceau ; à nous d'instruire les pères de famille, tous ceux qui commandent, ordonnent et gouvernent. Le faire, c'est remplir un devoir sacré, c'est être utile à chaque foyer, à toutes les familles, à la patrie elle-même, bien plus encore, à l'humanité entière !

Mais, avant de passer en revue les causes multiples du Nervosisme, d'étudier ses variétés infinies, et de mentionner les ressources qu'une hygiène bien entendue offre à tout le monde pour prévenir *d'abord* (ce qui est extrêmement important), pour atténuer *ensuite* les névroses et aider à leur guérison, nous croyons indispensable de donner à nos lecteurs une idée générale du système nerveux. Cette étude préliminaire leur fera comprendre plus aisément le langage et les mots scientifiques, que, malgré notre désir extrême de vulgarisation, nous serons forcé d'employer à chaque instant.

Il est bien entendu que cette description n'est tracée ici que pour les gens du monde, car c'est à eux surtout que s'adressent ces notions d'hygiène devant leur servir de guide dans la vie. Nous aurons atteint notre but si nous parvenons à écarter de leur route des rechutes douloureuses, et à raviver une espérance éteinte trop souvent chez des malades en proie à la plus sombre désespérance.

Dans tout gouvernement solidement assis, bien établi et fonctionnant normalement, il existe sur tous les points du territoire, un administrateur qui doit connaître ce qui se passe, apprécier les événements extérieurs ou intérieurs ; puis, se recueillant, il se rend compte de leur valeur, et court en informer le pouvoir exécutif. A son tour, ce dernier, jugeant en dernier ressort, donne des ordres qui mettent en mouvement les agents subalternes. Ce gouvernement suprême à qui rien n'échappe, à qui tout aboutit, cet ordonnateur suprême s'occupant de la régularité de tous nos actes, transmettant les ordres, et faisant mouvoir les rouages administratifs, c'est ce qu'on appelle chez l'homme l'*Encéphale* ou les *Centres Nerveux*. Organe intermédiaire entre le monde extérieur et nous-même, il est le siège central de l'intelligence, et est renfermé dans une boîte osseuse qui le protège, et qu'on appelle le crâne.

Cette protection contre les violences extérieures était nécessaire, car l'Encéphale préside à toutes les fonctions de l'organisme humain, et on peut dire de lui ce qu'un député, ancien maçon avant 1848, Nadaud de la Corrèze, disait à la tribune, à propos du bâtiment : « Quand le cerveau va, tout va ! »

Tout le monde connaît la pulpe qui le constitue et qu'on appelle vulgairement la cervelle ; mais des études approfondies, pour lesquelles le microscope est venu en aide aux savants, ont démontré qu'elle était formée de deux éléments principaux : les cellules et les tubes nerveux qui en sont le prolongement.

L'Encéphale présente extérieurement une série de circonvolutions diversement dessinées, mais en général, dans un ordre assez uniforme, grises à la surface, et blanches à l'intérieur, qui sont formées de cellules motrices et sensitives.

En avant, il est constitué par les *hémisphères cérébraux* qui constituent le cerveau proprement dit ; ces hémisphères sont au nombre de deux ; indépendants l'un de l'autre, ils ne sont reliés entre eux qu'à leur base, en sorte que nous avons deux cerveaux symétriques, le droit et le gauche, disposés en étages successifs et parallèles, unis entre eux par des sortes de ponts reliant les hémisphères à une partie centrale, la protubérance annulaire, au cervelet en arrière, et enfin en bas et plus loin à la moelle épinière qui est un prolongement des Centres Nerveux.

Ces derniers, arbitres de la vie, pour ainsi dire, sont protégés, non seulement par le crâne, comme je l'ai dit plus haut, mais encore par trois membranes qui les recouvrent, la dure-mère, l'arachnoïde et la pie-mère, et par le liquide céphalo-rachidien qui les baigne de toutes parts, lui formant une espèce de coussinet protecteur contre les chocs du dehors ou du dedans.

Le cervelet, à l'inverse du cerveau, est composé surtout de substance grise et occupe l'étage inférieur et postérieur communiquant avec la moelle par l'intermédiaire de la moelle allongée qu'on appelle aussi le bulbe rachidien.

L'Encéphale, avons-nous dit, est composé de cellules distinctes, et de trois sortes : les unes, appelées *cellules psychiques*, président à l'intelligence, à la pensée, à la volonté, à l'imagination ; les autres sont le clavier où la sensibilité et les passions viennent retentir : ce sont les *cellules sensitives*. Les troisièmes président aux mouvements ; ce sont les *cellules motrices*. Cette division est aussi utile qu'importante, et il est essentiel de la bien retenir. Penser, sentir, mouvoir, voilà les fonctions essentielles des centres nerveux. Ils sont, en outre, le joint, le moyen d'union réel, quoique inexplicable, pour nos faibles moyens d'investigation, entre la matière et l'esprit, entre notre corps destiné à périr et notre âme immortelle, qui ne disparaîtra de la terre que pour revivre sous d'autres cieux.

Sans vouloir reproduire ici les appréciations qui assignent à chaque circonvolution, à chaque centimètre carré de l'encéphale, la présidence de fonctions distinctes, nous dirons cependant que chacune des parties que nous avons décrites a son rôle particulier.

Ainsi, on est d'accord pour regarder les hémisphères cérébraux, c'est-à-dire les deux moitiés antérieures et supérieures du cerveau, comme le centre où la sensibilité est perçue et comme le foyer d'où part l'impulsion des *mouvements volontaires*. Je souligne ce mot parce que, même après l'ablation du cerveau, la moelle peut aussi ordonner des mouvements, mais ceux-là sont involontaires et d'ordre réflexe.

Malgré les plus minutieuses études et la puissance de nos instruments, il ne nous est pas possible de distinguer dans le cerveau les parties qui président à la sensibilité de celles qui commandent aux mouvements de se faire.

Le *Cervelet*, lui, est chargé d'équilibrer les mouvements, de les modérer s'il en est besoin, de les régulariser. Quand le cerveau a commandé et qu'ils sont en train de s'exécuter, il les coordonne et les harmonise. En un mot, c'est un pouvoir équilibrateur; le Cervelet préside, en outre, au sens génital.

Quant à la *Protubérance*, elle est, ainsi que le bulbe rachidien et la moelle dont nous parlerons plus loin, le siège du pouvoir réflexe ou excito-moteur, c'est-à-dire qu'elle réagit, à la suite de perceptions non senties. M. Vulpian, qui a tant contribué à éclairer bien des points obscurs de la physiologie du cerveau, regarde la protubérance comme le point où retentissent les mouvements émotionnels (rêves, pleurs, chagrins, affections, peur, etc.), venus, soit du dehors par les nerfs ou les organes des sens, soit du dedans de par l'ordre ou l'initiative du cerveau.

De la partie latérale ou inférieure de l'encéphale partent des tubes nerveux, ce qu'on appelle les *Nerfs*, qui, au nombre de douze, sortent du crâne par des trous particuliers et se répandent en divers points du corps pour donner les perceptions de l'odorat, de la vue, du goût, de l'audition, ou pour régulariser certaines fonctions telles que la respiration, la digestion et la circulation.

Après ce coup d'œil donné à l'Encéphale, examinons son prolongement, l'axe cérébro-spinal formé par la moelle épinière, ou rachis, et le bulbe rachidien par lequel elle s'unit au cerveau.

La *Moelle épinière* est un long cordon de pulpe nerveuse blanche au dehors et grise au dedans, contrairement à ce que nous avons vu pour la pulpe cérébrale; c'est une sorte de câble électrique, formé de gros filets nerveux, venant de l'encéphale et qui est contenu dans un canal osseux (la colonne vertébrale), percée de trous qu'on appelle trous de conjugaison. Le nombre de ces nerfs, plus ténus que ceux sortant de la base du crâne, est de trente-deux paires ou couples. Ils s'en échappent pour venir se distribuer à l'infini en suivant les artères et les veines dans leurs divisions les plus infinies pour se distribuer avec elles dans divers organes et surtout dans les membres. Arrivés aux extrémités de ces derniers, ces filets se rassemblent et forment des houppes nerveuses, c'est-à-dire des sortes de papilles d'une délicatesse extrême qui nous donnent la notion du toucher.

Ces Nerfs présentent, du reste, deux dispositions nettement différentes relatives à leur origine et à leur point d'implantation ou de naissance sur la moelle; autrement dit, leur racine est antérieure ou postérieure, et leurs fonctions varient suivant cette origine. Les branches postérieures sont des nerfs sensitifs ou centripètes faisant remonter aux centres nerveux les impressions qu'elles reçoivent ou vont recueillir au dehors, tandis que les branches antérieures, motrices et centrifuges, transmettent aux membres les mouvements ordonnés par l'encéphale. On voit, d'après ces explications, un peu arides mais nécessaires, que la moelle est essentiellement un organe de transmission.

Mais ce n'est pas tout, formée intérieurement

par un noyau de substance grise qui constitue, bien plutôt que la blanche, la partie essentielle de la trame nerveuse, elle est en outre un foyer d'innervation.

De même que la Moelle dont il est le prolongement ou, pour mieux dire, l'épanouissement, le BULBE est le conducteur des impressions sensitives et des ordres des mouvements; il possède également le pouvoir réflexe, et préside aux mouvements respiratoires. Sa section opérée par la décapitation (guillotine) détermine une mort immédiate; la section du nerf pneumo-gastrique, qui y prend naissance et distribue ses rameaux aux poumons, au cœur et à l'estomac, détermine la mort par asphyxie.

Cette description a donné une idée générale des fonctions de l'Encéphale; entrons maintenant dans quelques détails utiles pour expliquer ce mécanisme aussi important qu'ingénieux.

On peut comparer le cerveau à une pile électrique donnant l'impulsion, le mouvement, les sensations et la vie à tous les organes de notre corps par l'intermédiaire de fils semblables aux fils télégraphiques, émergeant de la partie inférieure du crâne et traversant sa base pour animer nos yeux, nos narines, notre palais, notre langue, nos oreilles, notre larynx, pour nous donner les sensations de l'odorat, de la vue, du goût, de l'ouïe, de la voix, présider à tous nos mouvements, et nous procurer le sens du toucher avec ses délicatesses infinies.

Une autre comparaison fera encore mieux

comprendre comment fonctionne le système nerveux. Supposons que toutes les villes, le village le moins important, le plus petit hameau, la plus petite maison et chacun de ses habitants, depuis le plus riche jusqu'au plus humble soient reliés par des fils télégraphiques à une capitale centrale où siègerait le gouvernement, et que sur tous ces points, auprès de toutes ces personnalités, des agents vigilants recueillent les impressions, les besoins, les paroles, les gestes de tous en les transmettant au pouvoir dirigeant, il est évident qu'aucun événement n'aura lieu dans les confins les plus reculés, sans que le gouvernement central n'en soit aussitôt averti et qu'immédiatement ce dernier répondra par des ordres adressés en conséquence à ses agents. Eh bien ! voilà ce qui a lieu dans la machine humaine. Le système nerveux, sans cesse en éveil, en activité, préside à tous nos actes ; aucun mouvement, aucune fonction, hors l'état de maladie, ne s'exécute sans son intermédiaire.

Notre comparaison entre le cerveau et une pile électrique nous aidera encore à faire comprendre la puissance et la rapidité d'action du système nerveux.

Pour expliquer, ou essayer d'expliquer, le mode de propagation de l'électricité, on admet l'existence d'un fluide impondérable parcourant les distances avec une vitesse presque incommensurable pour aller porter au loin, au moyen de ses fils télégraphiques, la parole, la chaleur et la foudre que l'homme peut aujourd'hui provoquer et lancer, à l'image des anciens dieux. Eh bien ! on admet également, pour la perception et la transmission des volontés du système nerveux, l'intervention d'un fluide impondérable, circulant avec une rapidité inouïe, auquel le Dr Ripault, de Dijon, a donné le nom de *Neuride.* « Si la lumière montre, dit-il, le Neuride fait connaître. » Par la lumière un corps, sombre tout à l'heure, devient éclairé, resplendissant; par le Neuride, on apprécie sa forme, son étendue, son degré de chaleur et de froid, sa rapidité, son odeur, et c'est encore lui qui transmet sans qu'elles s'affaiblissent, ces sensations, de la périphérie au centre cérébral.

Je dis sans s'affaiblir, parce que dans ce trajet, le Neuride traverse des corpuscules nerveux agglomérés qu'on nomme des ganglions qui sont autant de centres, autant de cerveaux minuscules en activité.

Le fluide nerveux s'y condense en y passant, s'y accumule et en ressort avec une force nouvelle pour arriver au cerveau qui ne serait dans cette hypothèse qu'un ganglion plus gros que les autres, mais plus impressionnable que les autres. Sollicité à son tour, l'encéphale, de passif qu'il était tout à l'heure, entre en activité et commande aux muscles, aux organes de se contracter et d'obéir aux ordres qu'il donne, ordres visibles quand il s'agit de locomotion ou de préhension ; ordres invisibles quand il s'agit des mouvements profonds, mystérieux, presque inconsciemment remplis par les organes internes.

Remarquons que cette intervention du Neuride facilite beaucoup l'explication des actes de notre système nerveux, et rend cette hypothèse plausible ; d'un autre côté, la découverte récente du téléphone et l'étendue sans cesse croissante de son domaine, représenté par un fil plus léger encore que le fil de la Vierge, ne nous aident-elles pas à comprendre le mode d'action et l'importance de ces filets nerveux qui sillonnent de tous côtés la surface de notre corps ?

Après ces généralités, efforçons-nous d'expliquer la marche et la pénétration des impressions sensitives, des incitations motrices et des facultés psychiques.

Les impressions recueillies à l'extérieur par les nerfs sensitifs se dirigent de dehors en dedans, vers le centre et arrivent dans la substance grise de la moelle en suivant les racines postérieures des nerfs.

Dans la substance grise, elles entrent en communication avec les cellules nerveuses d'où naissent deux sortes de filets nerveux, les uns qui relient entre elles ces diverses cellules, les autres qui se dirigent en haut dans la substance blanche de la moelle en y formant des fibres longitudinales que l'impression parcourt et qui la transmettent à l'encéphale. Les impressions ou sensations suivent donc une direction centripète, et vont de l'intérieur au centre.

Nous devons rappeler cependant ce que nous avons déjà dit au sujet de la moelle, que ces impressions sensibles n'arrivent pas toujours jusqu'au cerveau, et qu'elles se changent souvent dans la moelle elle-même en incitations motrices ; mais elles sont alors d'ordre réflexe et non direct.

Les incitations motrices suivent une route opposée. L'ordre du mouvement part du cerveau, suit une direction centrifuge, descend dans les cordons antérieurs de la moelle jusqu'à ce qu'il arrive à la racine du nerf moteur animant la partie du corps qui doit être mise en mouvement ; il suit ce ou ces nerfs, si le mouvement embrasse plusieurs points du corps, jusqu'à ce qu'il arrive au membre ou aux points que ses extrémités gouvernent ; alors les muscles obéissent et se mettent en action.

Quant aux phénomènes ou incitations psychiques, tout ce que nous savons, c'est qu'elles naissent et se développent dans la cellule cérébrale impressionnée, et que le cerveau est le siège de l'intelligence, de la coordination des idées et des facultés. L'impression rapide qui leur donne naissance n'y laisse aucune trace, et nous en sommes réduits à des hypothèses qui ne peuvent trouver une place ici. Mieux vaut avouer notre impuissance, et jouir de l'immense supériorité que nous avons sur tous les êtres de la création, en redisant ces deux beaux vers de Lamartine :

Borné dans sa nature, infini dans ses vœux,
L'homme est un dieu tombé qui se souvient des cieux.

Nous devons ajouter, en terminant ces arides

considérations (mais les chemins de la science sont plus encombrés d'épines que de fleurs), que la moelle exerce aussi une action spéciale sur les mouvements du cœur, sur les sécrétions, la circulation et la nutrition, par l'intermédiaire d'un nerf particulier d'une grande étendue, le *grand Sympathique*, dont nous devons dire quelques mots.

Ce nerf, ou plutôt ce système nerveux spécial, est représenté par un long cordon nerveux placé le long de la colonne vertébrale, s'étendant de la tête au bassin, et présentant, de distance en distance, des renflements ou ganglions étoilés, d'où partent des filets nerveux qui vont se distribuer, les uns aux organes internes (estomac, cœur, poumons, foie, rate, intestins, reins, etc.), les autres qui s'anastomosent, c'est-à-dire s'unissent intimement en haut, en bas et sur les côtés avec les nerfs des organes des sens et les nerfs venus de la moelle, de manière à former un vaste filet dont toutes les mailles s'entre-croisent.

Ce centre nerveux préside aux actes de la vie intérieure et des organes profonds de notre organisme ; les sensations en sont obscures, il est vrai, mais il n'en a pas moins une action sensitive ou motrice certaine de par lui-même ou de par ses anastomoses.

Nous arrivons peu à peu, on le voit, à éclaircir cette question si complexe du système nerveux, et la connaissance superficielle qu'en donne l'étude que nous venons de faire est, dès à présent, suffisante pour éclairer nos pas.

Quand tous les actes de notre vie, quand toutes les fonctions auxquelles préside le système nerveux se font dans des conditions d'équilibre parfait, que l'impression ressentie ne retentit pas douloureusement en nous ; quand, sous l'injonction d'un cerveau bien équilibré, les mouvements sont bien exécutés, que notre intelligence, nos facultés sensorielles ou affectives sont bien régularisées et s'exercent librement et dans un état complet d'intégrité, l'homme est dans un état de santé parfait.

Mais il n'en est pas toujours ainsi, et quand prédominent les signes du tempérament nerveux, c'est-à-dire quand les cellules motrices, psychiques ou sensitives sont développées outre mesure ou ne remplissent qu'imparfaitement leurs fonctions, les troubles qui en résultent donnent lieu à des affections qu'on appelle Maladies nerveuses.

Ces affections sont, en général, particulières aux personnes douées d'un tempérament nerveux.

On donne le nom de *Tempérament* à un genre d'organisation commune à un grand nombre d'individus, se signalant par des caractères à peu près identiques, donnant lieu à des maladies d'une même nature, et qui existent pendant un certain temps. Sans doute, elles peuvent être modifiées par l'art ou l'hygiène, mais généralement elles tendent, une fois acquises, à se reproduire fréquemment.

Les personnes nerveuses, au point de vue physique, sont, en général, maigres, sèches, leurs chairs sont fermes, elles ont le teint jaune ou pâle, les cheveux noirs, les yeux bruns, les lèvres roses ou pâles. Elles sont habituellement tourmentées par de la constipation, mais, tout, cela n'est pas une règle absolue.

Quant au moral, les tempéraments nerveux sont aussi faciles à abattre qu'à exalter ; anéantis en un instant, leurs espérances ne connaissent plus de bornes un moment après. Ils sont vifs et même violents dans leurs sentiments, se passionnent ou haïssent avec une égale facilité. Impressionnables à l'excès, le bruit, les orages, la foule, le théâtre, la musique, un accident soudain, tout, ou plutôt un rien, les émotionne.

Ce sont, en général, les tempéraments nerveux qui fournissent les intelligences d'élite ; ils charment, entraînent et passionnent les foules en leur communiquant le feu qui les anime. Il semble que, de ces natures sympathiques, s'échappent des effluves qui les dévorent elles-mêmes. Voilà leur côté brillant et leurs séduisants apanages... ; mais la médaille a son revers... C'est aussi parmi eux que se comptent les fantasques, les désespérés, les existences brisées et les martyrs de notre siècle. Boussoles affolées, toujours prêtes à réagir à l'extrême, leur aiguille, dans l'espace de quelques minutes, vacille du nord au midi, et les conduit souvent au suicide ou à la mélancolie.

Le tempérament nerveux est le plus souvent héréditaire, et nous l'apportons en naissant. Mais une variété infinie de causes, que nous allons passer en revue, peuvent également le faire naître; ces deux considérations nous aident à comprendre le nombre immense des névrosiques de notre époque.

Tous les siècles ont leur signe caractéristique, leur note dominante, leur cachet spécial résultant tantôt des luttes politiques ou religieuses des peuples, des événements qui les agitent, des passions qui les animent; tantôt des goûts particuliers et de l'influence de leurs chefs; tantôt, enfin, des maladies épidémiques qui les affligent. Les annales du monde sont là pour démontrer cette vérité.

Au VIIe siècle, à l'appel de Mahomet, épileptique halluciné, plein de foi dans sa mission sanglante, l'Orient tressaille tout entier, s'ébranle, et, le sabre à la main, comme moyen de prosélytisme, s'élance à la voix du prophète à la conquête du vieux monde; et, sans la valeur de Charles Martel, sans la bataille de Poitiers, sans cette levée générale des boucliers chrétiens, la première de toutes les croisades, le christianisme et les derniers vestiges de la civilisation romaine succombaient sous les coups du cimeterre musulman.

En l'an 1000, les nations chrétiennes s'imaginent que le monde va fatalement périr dans un cataclysme universel. On ne saura jamais les désordres d'esprit, les aberrations, les folies, les pénitences étranges, les débauches insensées, les expiations sublimes, les hallucinations prodigieuses par lesquelles passèrent tour à tour les peuples de l'Europe affolés à cette pensée, les obsédant chaque matin pendant une année entière, que le jour ne s'écoulerait point sans les voir disparaître.

Le moyen âge désolé par des épidémies de sorcellerie, de démonopathies, de lycanthropie, de vampirisme et de trentisme, a vu naître la secte expiatoire des Flagellants.

« Le XIIIe siècle, dit Michelet, fut celui de la lèpre ; le XIVe, celui de la peste noire ; le XVe, celui de la syphilis. » Au XVIe siècle, nous dit Calmeil [1], on comptait en France par centaines de mille les individus atteints d'hystérie, d'hallucinations, de convulsions, de folie.

Le XIXe siècle, dit encore Michelet, est frappé aux deux pôles de la vie nerveuse, dans l'idée et dans l'amour, chez l'homme au cerveau énervé, vacillant, paralytique, chez la femme à la matrice douloureusement ulcérée.

Mais, si nous creusons plus profondément le sillon du nervosisme, il nous est facile de découvrir que d'autres influences que celles signalées par Michelet impriment à un siècle des stigmates particuliers. Ainsi, sous Louis XIV, prince majestueux, éclairé, autoritaire sans doute, mais restant, malgré l'absence de contrôle de son pouvoir, le premier gentilhomme de France, notre patrie s'élève au premier rang des nations, non seulement par la gloire des armes, mais encore

1. *De la Folie sous le point de vue historique et judiciaire.*

par une sorte de renouveau des lettres, des sciences et des arts, protégés par l'autorité royale. Sous son successeur, Louis XV, les raffinements d'une civilisation molle et efféminée aident au développement du nervosisme ou « des maladies vaporeuses », comme les appelait un médecin célèbre de ce temps-là, le Dr Pomme; c'était alors la mode pour tout le monde d'avoir ses vapeurs.

A la fin du même siècle, l'effervescence des passions politiques enflamme l'ardeur et fait bouillonner le sang des Français; toutes les poitrines battent aux cris nouveaux de Liberté, d'Egalité et de Fraternité. Une aurore nouvelle luit sur l'horizon de 1789. Mais, à dater de cette date fiévreuse, prélude de tant d'années de sang, de folie et d'ivresse, ce n'est plus par siècle, mais par quarts de siècle qu'on peut compter les époques; la vie se précipite, et chaque période de vingt-cinq ans voit se renouveler hommes et choses, institutions, caractères et passions tumultueuses.

Sous Napoléon Ier, la gloire militaire, nos fantatisques conquêtes, les enivrements de la victoire tournent toutes les têtes et la génération ardente et virile enfantée par la Révolution a beau verser son sang généreux sur tous les champs de bataille d'Europe, d'Afrique et même d'Amérique, le typhus, la fièvre, la pourriture d'hôpital ont beau décimer nos armées, il reste encore assez de ce précieux liquide pour que la saignée reste jusqu'en 1830 le principal, j'allais, en pensant au doctrinaire Broussais, écrire l'unique remède et la seule thérapeutique employée par les médecins pendant des années. Tant il est vrai que les maladies de chaque époque se ressentent toujours des grands événements qui les caractérisent !

Après tant de catastrophes et de vicissitudes, la France se recueille et, lasse de la guerre, ou la portant loin de ses frontières, reste sous les Bourbons et Louis-Philippe la reine des nations, sous le rapport des beaux-arts, de la poésie et de la philosophie. Ses efforts et ses succès font encore un bond prodigieux sous le second Empire où l'abondance de l'argent, le développement de la fortune publique, l'essor du commerce et de l'industrie, l'exemple de richesses rapidement acquises exaltent les esprits et mettent de plus en plus en branle le système nerveux.

Puis vient l'heure fatale des revers !... Les événements d'autant plus douloureux de l'Année terrible qu'ils nous frappent en plein cœur et blessent au vif notre amour-propre national; l'écroulement subit des plus hautes fortunes politiques, les douleurs morales suivant de près chacune de nos défaites, les luttes fratricides et furieuses de la Commune, tous ces cataclysmes soudains affolent les Français si profondément qu'aujourd'hui encore, après plus de vingt années révolues, nous nous demandons, nous, les vieux spectateurs de ces chutes effroyables, si nous sommes bien réellement vivants, ou si la seconde moitié de notre existence ne déambule point au milieu d'hallucinations perpétuelles, et si une vision fantastique ne nous emporte pas dans des espaces éthérés, loin du monde réel et visible?

Mais, hélas ! non, tout cela n'est point un cauchemar affreux ! Non, ce n'est point dans un rêve que nous voyons nos amis, nos voisins, notre personnalité elle-même s'agiter fiévreusement dans notre sphère, quelque étroite qu'elle soit. Chaque passant s'inquiète, se tourmente et court de toutes ses forces après l'inconnu, l'impossible, l'incommensurable. Le repos ? on l'a en horreur ; le calme ?... en exécration, et nous les rejetons loin de nous comme s'il s'agissait d'une mort anticipée. Oui, certes, notre époque est bien le temps des *Agités* et le règne du *Nervosisme*.

Du haut en bas de l'échelle, on ne voit que changements à vue et équilibres instables. Élevons-nous les yeux, nous voyons les plus hauts personnages, ceux qu'on est convenu d'appeler l'élite de la nation, consumés par ce besoin d'agir, de se tourmenter, de s'émotionner, de s'user, en un mot « de vivre », comme si nos pères ne vivaient pas jadis, eux aussi !

Mais, détournant nos yeux de l'arène politique, dirigeons-les sur les gens de finances et les commerçants. Les premiers sont-ils plus heureux, vivent-ils plus paisibles ? Hélas ! la fortune est, pour eux aussi, la déesse capricieuse, inconstante, aveugle, des temps du paganisme. Ceux d'entre eux qui se vantent d'être les plus sages et les plus prudents, ceux qu'elle a comblés un certain temps de ses faveurs ne sont-ils pas souvent ceux qu'elle ruine le plus vite ?... Leur bonne renommée, leur coffre-fort et, parfois, leur honneur ne sont-ils pas à la merci d'un caissier plus ou moins fidèle, d'un événement imprévu surgissant tout à coup sous les cieux les plus lointains ? Une fantaisie royale, l'inimitié sourde d'un rival, un seul de ces mots : « guerre, choléra, famine, mort, » vrai ou faux, jeté sur les ailes rapides du télégraphe, ne suffit-il pas pour anéantir leur richesse pendant que leur santé, minée par tant d'assauts incessants, s'envole avec elle, car, usés avant le temps, eux aussi sont mûrs pour la moisson, et l'implacable névrose les attend, prête à les cingler, sa lanière à la main.

Il est encore voué au mal, ce Commerçant avide à qui la fortune péniblement amassée de ses parents ne saurait suffire. Assis dans le silence d'un cabinet sévère, il attend patiemment, comme l'araignée ; à son exemple, il a péniblement, mais savamment tissé sa trame, en rêvant à l'accaparement universel du blé, des farines, du fer, du cuivre ou du coton. Mais un rival plus habile que lui a deviné ses projets, et plus hardi ou plus riche, il a su les déjouer, et voici qu'au lieu des millions rêvés c'est la ruine, la folie ou la mélancolie qui s'emparent désormais de lui !

Voué encore à la névrose, ce commerçant d'un autre genre qui va, vient, se démène, *et pour faire des affaires* ne prend pas même le temps de boire, de manger, de se reconnaître, de penser, d'aimer sa famille ou ses proches. Véritable balle élastique, tantôt il monte, aux jours prospères, jusqu'au faîte des cieux ; tantôt il tombe, aux heures de l'adversité, dans les abîmes du désespoir !

Parlerons-nous des propriétaires et de cette catégorie modeste et si intéressante qu'on désignait autrefois sous le nom de « Petits rentiers » ? Hélas ! cette partie la plus saine et la plus calme de la population est également visitée par le Nervosisme. L'élévation du prix des denrées, des loyers, des choses de première nécessité, parfois aussi l'aiguillon du luxe d'un voisin, la sollicitation incessante de maint journal financier, à bon marché, bon apôtre prêchant pour sa paroisse, et leur persuadant que rien n'est plus facile que de doubler en toute sécurité leurs revenus, les ont fait sortir de leur sérénité accoutumée. Tentés pendant longtemps, les voilà décidés ! Timidement d'abord, ils jettent quelques louis sur le tapis vert de la spéculation à la Bourse, et, tout le monde jouant à la hausse, les voici joyeux et fiers d'en ramasser dix quand ils n'en ont exposé que cinq. Comment, se disent-ils, il est aussi facile que cela de doubler sa fortune ! Mais alors, jouons... jouons encore, jouons toujours !... Et, depuis, ils se sont lancés avec fureur à l'assaut des richesses, sans mesure, sans réflexions, faisant leur va-tout jusqu'à l'heure de la ruine et de la désolation. Éternelle histoire du jeu de bonneteau que tout le monde connaît et auquel on se laisse prendre, se croyant moins sot que son voisin !... Un pipeur... cent pipés ! Quel navrant spectacle en ce genre a donné notre fin de siècle. Que de ruines matérielles, mais aussi que de ruines morales ! que de suicides, que de naufrages où la raison a péri, où la santé et l'esprit ont disparu ?... Mais je m'arrête !... Quel est celui d'entre nous qui, plus sage que les sept sages de la Grèce, n'a pas été entraîné par ce fatal exemple ? et n'a pas laissé à son automne, dans ce fatal engrenage, une grande part des économies amassées par le labeur incessant de sa jeunesse et de son âge mûr ? Qui de nous n'a pas été troublé par de longs jours de fièvre et de Nervosisme ?

Il faut le redire comme excuse ; jamais depuis les agiotages de la Régence et de la rue Quincampoix, on n'avait vu autant de boursicotiers, de lanceurs d'affaires et de spéculateurs. Jamais pauvres gogos, ou alouettes infortunées, ne s'étaient vus attirer, fasciner par autant de promesses fantastiques, par autant de miroirs éblouissants !

L'or et les billets de banque ont-ils jamais et avec autant de rapidité vertigineuse passé de mains en mains ? Leur contact nous brûlait, et, à peine touchés, on se hâtait de les rejeter dans la fournaise ! Vit-on jamais de fortunes plus rapidement acquises et aussi promptement dissipées ? Tous étaient entraînés, et la nation tout entière avait le délire de la spéculation. Et c'est ainsi que nous avons vu, il y a dix ans, en France, l'ouvrier abandonner ses outils, le laboureur sa charrue, le paysan la campagne, le propriétaire son domaine, l'industriel la profession qui le faisait vivre, pour spéculer à la Bourse ! Des villes entières et les plus grandes de toutes, Paris, Lyon, par exemple, jouaient avec acharnement et, chose étrange, sur les bonnes comme sur les mauvaises valeurs. C'était une rage, une furie infernale entretenue, d'une part, par le spectacle de quelque heureux voisin pauvre la veille et se réveillant riche ; de l'autre, par des prospectus fantastiques distribués chaque matin dans toute la France, promettant la fortune à tous. Comme des pompes d'épuisement sans cesse en activité, aspirant toujours la richesse publique sans rien rendre en échange, ces papiers vignettés et enluminés, bons aujourd'hui à allumer le feu, fascinaient tous les regards !... C'était de l'or en barre !... Aussi quelle moisson de ruines, de désastres !... Que de familles sans pain !... Que de suicides, de déments, d'hypocondriaques, de névrosés pour le reste de leurs jours ont produit ces sombres années de 1879-80-81 et 82 ! ! !...

D'autres causes générales pèsent encore sur notre génération et la prédisposent au Nervosisme : l'amour de la réclame et de l'excentricité poussé à ses plus hautes limites, le surmènement cérébral auquel tout le monde est voué dès le bas âge pour arriver à une position ou à une fortune brillantes, surmènement qui nous prend au berceau et nous accompagne jusqu'à la tombe, notre unique et suprême refuge, car là seulement nous trouverons le repos et la paix !

Le goût qu'a notre siècle pour les choses surnaturelles et merveilleuses, cette soif de l'inconnu qui nous tourmente et nous fait dire : Encore, encore ! à chaque découverte nouvelle, a répandu dans la foule éclairée des villes et même dans les campagnes la passion du spiritisme et de l'hypnotisme, pratiques troublantes contre lesquelles les gouvernements prudents ont dû prendre des mesures énergiques.

Et enfin l'hérédité nerveuse, cette inflexible loi de la nature qui veut qu'aucune semence bonne ou mauvaise (et surtout la mauvaise) ne soit perdue et soit, au contraire, fidèlement transmise à nos descendants, vient encore augmenter, sous l'influence des émotions et des passions si vives de nos jours, le nombre des nerveux.

Quant aux causes particulières du mal, elles commencent à être si répandues à notre époque qu'elles jouent un rôle immense, plus important peut-être que les causes générales. Les énoncer, c'est reconnaître que je dis là une vérité incontestable. — L'alcoolisme, la morphinomanie, la haschishomanie, le théisme, l'éthéromanie, le cocaïnisme, le chloralisme, le tabagisme débordent de toutes parts sur notre population hallucinée. A côté de ces empoisonnements volontaires, il en est d'autres qui minent lentement notre organisme et battent en brèche notre cerveau avide d'un sang pur et qui n'est plus baigné que par un liquide nourricier toxique; aliments et boissons falsifiés, logements insalubres détériorent et dégradent sans cesse notre pauvre humanité.

Que de causes débilitantes encore et dont les effets sont désastreux nous aurions à énoncer et à décrire ici : l'influence des autres maladies, des professions, de l'éducation actuelle des enfants, des mariages, de l'imitation et de la contagiosité ! Mais l'espace nous fait défaut pour décrire leurs fatales conséquences. D'ailleurs, nous espérons bien que cette étude des *Fléaux de notre époque*, il nous sera donné de la présenter un peu plus tard à nos lecteurs, s'ils accordent un bon accueil à cette étude hygiénique de nos névroses les plus connues.

MALADIES ET HYGIÈNE
DES
GENS NERVEUX

LIVRE PREMIER

NÉVROSES

CHAPITRE Ier

VERTIGES ET ÉPILEPSIE

Des Vertiges. — La personne atteinte de vertige voit les objets tourner autour d'elle, si bien qu'elle finit par entrer elle-même dans ce mouvement giratoire, qu'elle chancelle et tombe ou est forcée de s'asseoir. Dans le vertige simple on ne perd jamais connaissance.

Cet état reconnaît une foule de causes que nous énumérerons rapidement, par exemple : des troubles dans l'exercice des muscles de l'œil. Ainsi, quand j'écris trop longtemps, que je penche trop brusquement la tête en bas ou que je regarde un objet de trop près, je suis atteint d'une affection passagère de la vue (le scotome étincelant), qui l'obscurcit par des grillages lumineux, diversement colorés, et je suis forcé de m'asseoir, autrement j'irais de côté et d'autre. D'autres fois, le vertige dépend d'une affection de l'ouïe qui se manifeste par des bourdonnements d'oreille, puis par des étourdissements empêchant la station debout (c'est le *vertige* de Ménière), qu'occasionnent des coups sur la tête ou une insolation. On en connaît encore un autre, mais plus rare, le vertige nasal, décrit par le Dr Joal, qui reconnaît pour cause des odeurs irritantes.

Nous rencontrons fréquemment chez les gens du monde, le vertige stomacal dépendant d'un état maladif de l'estomac, et plus souvent encore le vertige anémique, chez les personnes affaiblies par des pertes de sang considérables ou chez les chlorotiques confirmées. D'autres fois, il est dû à la présence de *vers intestinaux* et surtout du ténia, dont on doit soupçonner la présence à notre époque où l'on boit si souvent du jus de viande pressée ou de la viande crue et râpée.

Les congestifs, les arthritiques, les diabétiques et les cardiaques sont aussi fatigués par le vertige ; enfin, il en existe un dû à des causes *toxiques*, par exemple à l'abus du tabac. Aussi avons-nous soin, toutes les fois qu'un de nos malades se plaint des vertiges, de lui demander s'il fume beaucoup ou s'il vit (ce qui est tout un) dans une atmosphère tabagique (cercles, cafés). L'usage excessif du thé, du café, de l'absinthe, de l'alcool, de la quinine, l'exposition aux vapeurs de charbon ou l'existence dans un milieu où l'air est raréfié, occasionnent également le vertige.

Parfois, ces diverses causes, lésions de l'estomac, arthritisme, anémie ou dyshémie cérébrale coexistent et rendent le sujet profondément malheureux, comme dans l'observation suivante :

M. D..., cinquante ans, employé à un service actif dans une compagnie de chemins de fer, a sa mère, ses frères et ses sœurs, tous, migraineux; lui-même l'a été pendant sa jeunesse. A quarante ans, il est devenu dyspeptique et ne trouvait de soulagement qu'après une saison à Vichy.

C'est depuis huit ans seulement qu'il a commencé à se plaindre de vertiges à la suite de son malaise stomacal qui consiste en un mal au cœur analogue au mal de mer ressenti sur terre (la comparaison est de lui). Mais ce vertige est presque constant. Il est sans cesse vacillant ; si le trottoir est large, il va d'un côté à l'autre sans pouvoir marcher droit, à moins qu'il ne se guide sur le bord interne du trottoir, ce qui rend ses zigzags moins nombreux ; et puis, il a les maisons pour s'appuyer au besoin. Marche-t-il à côté de quelqu'un, il lui est impossible de se maintenir au même pas que son voisin, et il s'écarte d'un côté ou de l'autre ; — lorsqu'une personne le dépasse, le même effet se produit sur lui : quand dans la rue il veut se tourner à droite, il y réussit. Veut-il tourner à gauche, cela lui est impossible. Il est toujours comme étourdi, la tête tantôt trop pleine, tantôt vide, ses sens sont affaiblis, il entend confusément et voit trouble ; enfin ses jambes s'affaissent.

La position assise est celle qu'il préfère — et, quand il doit se coucher le soir, c'est pour lui une affaire d'état ; il est anxieux, craint de mourir à ce moment-là, s'écrie : « Je suis perdu, » et il s'astreint pour s'étendre à des précautions excessives ; — ainsi, il commence par s'asseoir sur son lit, fait empiler des oreillers derrière lui, puis les fait retirer lentement, un à un, de manière à pouvoir s'allonger peu à peu.

Dans la nuit le sommeil est de peu de durée et fort tourmenté.

Il compare sa marche à celle d'un homme qui est ivre, il lui semble que ses jambes ne peuvent le supporter ; elles sont, dit-il, semblables à celles d'un bonhomme en pain d'épice ; dans les jours où le vent est fort dans les rues, il est plus tremblant, plus vacillant que jamais.

Son caractère, ses goûts, ses aptitudes ont subi une dépression correspondante ; -- il est sombre, excitable, acariâtre. Il fuit le monde et sa famille elle-même : — le bruit l'irrite, le babil de son jeune fils de treize ans l'exaspère ; — une assiette qu'on déplace, une porte qu'on ferme le font bondir d'un côté ou d'un autre comme un lièvre surpris au gîte, et cette secousse est suivie d'un goût mauvais et terreux à la bouche en même temps que d'un affaiblissement soudain dans les jambes.

Il a cessé d'aller au théâtre ; la lumière, la musique, les acteurs lui donnent le vertige, le jettent dans la tristesse, le font pleurer, et bientôt il est forcé de s'en aller ; très sobre, un demi-verre de madère le griserait.

A la suite de toutes ces secousses émotives, la circulation présente des irrégularités manifestes. Cependant, je ne trouve point chez lui le moindre vestige d'une maladie du cœur et d'une insuffisance aortique si souvent accompagnée de vertiges, suivant la remarque du professeur G. Sée. Le malade n'a pas, du reste, cette pâleur caractéristique qui révèle aux regards du médecin une affection cardiaque. Comme les autres sens, le sens génésique est totalement affaibli depuis six ans.

Voilà son état ordinaire, mais il offre d'autres symptômes qui redoublent ses souffrances quand ils se présentent. Ainsi, il ressent, tantôt dans les lobes pariétaux (à droite aussi bien qu'à gauche), tantôt dans l'occiput et au-dessus des oreilles, un choc soudain, une sorte de coup d'épée qui le fait bondir et tressaillir d'effroi, et, aussitôt après, le vertige et l'impossibilité de marcher l'assaillent plus violemment. Le clou hystérique est donc nettement accusé chez lui, et la pression en ces endroits est en effet très douloureuse. Parfois la nuque et les muscles des côtés du cou sont raides, affectés de spasmes et douloureux ; du reste, il a peine à relever la tête et à regarder en l'air.

Les urines sont chargées d'urates ; il n'y a pas de constipation ; quoique triste et préoccupé, M. D... s'occupe de ses affaires et de celles de sa compagnie sans fatigue aucune ; il juge et parle très sensément.

Le traitement a varié selon les idées des nombreux médecins qui l'ont soigné : — les uns ont pensé que ces vertiges dépendaient d'une lésion stomacale, et ont prescrit les amers, l'opium, les eaux de Vichy et de Sermaize ; — les autres ont cru qu'ils étaient symptomatiques d'une lésion du cœur, et ont ordonné la digitaline et un cautère sur la région cardiaque ; — ceux-ci ont cru à une affection du bulbe, et ont eu recours au bromure de potassium, aux cautérisations ignées sur les régions pariétale et occipitale ; — ceux-là n'y ont vu que des révélations hystériques et ont conseillé les affusions froides, le bromure de camphre, la valériane ; mais aucune de ces médications n'a occasionné d'amélioration sensible.

Soupçonnant chez ce malade de l'arthritisme en raison de son ancienne migraine, de sa dyspepsie et de ses urines chargées d'urates, je lui conseille une cuillerée à café du vin d'Anduran dans un demi-verre d'eau, le matin à jeun et pendant trois jours consécutifs par semaine.

D'autre part, pour combattre l'insuffisance nerveuse et l'état d'ischémie cérébrale existant au plus haut degré chez mon client, je conseille des granules d'acide phosphorique, de brucine, d'arséniate de fer et de quassine, quatre de chaque sorte par jour.

Pour remédier à son émotivité constante et à ses vertiges proprement dits, je lui conseille de prendre, à chacun de ses grands repas, une dragée antinerveuse Gélineau ; enfin, le soir, pour le faire bénéficier d'un sommeil réparateur, le plus grand ami des nerveux, il dut prendre une cuillerée à bouche de sirop sédatif (bromure de potassium, chloral et arcenic), dans une infusion sucrée de peau d'orange.

J'ai revu deux fois M. D... après ma première consultation ; quelques-uns de ses symptômes maladifs s'étaient amendés : — il avait moins de secousses à la tête, un peu plus de rectitude dans la marche, il mangeait et dormait mieux ; — son aptitude au travail était plus grande, son état moral semblait s'améliorer. Les urates avaient disparu de ses urines, en un mot il se trouvait mieux ; mais depuis il n'est pas revenu.

J'ignore s'il a retiré quelque bien de mon traitement ou s'il est incomplètement guéri. En général rien n'est plus difficile que de déterminer un névrosique à suivre avec persévérance un traitement. Il s'impatiente, réclame la guérison avant même que les effets thérapeutiques des remèdes, qu'on ne doit manier qu'avec prudence surtout chez eux, se soient révélés. Pleins de confiance à leur première visite, ils sortent de chez nous en proie au découragement ; à la seconde et à la troisième ils accusent la médecine d'impuissance quand ils ne devraient accuser qu'une chose : leur incurable versatilité !

Comme traitement général du vertige, nous conseillons l'hydrothérapie, l'usage de nos dragées antinerveuses à la dose de deux par jour aux repas, et, le soir, au coucher, une demi-cuillerée à bouche de notre sirop sédatif. Il est bon de joindre à cette médication le traitement de la cause ; s'il y a congestion, saignée générale ou sangsues au siège, laxatifs le matin, pédiluves, — s'il y a de l'arthritisme, prendre matin et soir une ou deux pilules antirhumatismales du Dr d'Anduran, et remplacer l'eau ordinaire par la Perle de Vals nos 3 ou 5 ; — si le vertige est stomacal, employer les mêmes eaux alcalines, une infusion de quassia amara, et des gouttes de Beaumé au nombre de trois ou cinq au début des repas.

Enfin, si le vertige est symptomatique d'une maladie de Ménière, recourir au sulfate de *quinine* et à *l'antipyrine*.

Épilepsie. — Tout le monde a vu, dans la rue, des malheureux atteints de ce mal se tordre dans d'horribles convulsions ; c'est là une des formes de cette névrose, qu'on appelle le *Grand mal*, mais elle en revêt une seconde, moins connue malheureusement, le *Petit mal*, qui précède ordinairement le premier pendant plusieurs années ou se montre dans l'intervalle, sous forme d'étourdissements, d'extase, de concentration intellectuelle, de raidissements, de vapeurs, de douleurs, de froid ou de chaud, d'absences, et à laquelle on ne prête pas assez d'attention.

Que de fois le mal débute de cette manière chez un enfant ou un adulte! Malheureusement, la famille n'y voit qu'un caractère distrait, et le médecin consulté la rassure, à tort, en lui disant que c'est l'effet de la croissance ou d'une tension intellectuelle trop ardue, et on s'endort ainsi jusqu'à ce qu'une crise complète éclate, tandis qu'il eût été si facile de conjurer le mal au début.

Il existe encore une autre forme épileptique dite *procursive*, dans laquelle le malade marche, agit, sans en avoir conscience. Trousseau parle d'un juge qui abandonnait son siège au tribunal et allait uriner dans un coin de la salle; un percepteur de mes clients partit un matin de chez lui pour faire des recouvrements; il ne visita point les communes où il avait à recevoir, mais erra tout le jour, et ne reprit conscience de lui-même qu'en approchant, le soir, de sa maison. Où avait-il couru? où avait-il mangé, à qui avait-il parlé?... Il l'ignorait et ne se rappelait de rien. Un autre de mes malades conduit le matin ses jeunes frères au musée de Cluny, les prie de l'attendre et, au lieu d'entrer dans la maison où il est employé, il parcourt inconsciemment, toute la journée, les rues de Paris, et ne se souvient de ses frères que lorsque sa mère, en rentrant, lui demande ce qu'il en a fait. Legrand du Saulle a connu un épileptique qui, au Havre, s'embarque sur un navire en partance pour l'Inde, et ne reprend connaissance de lui-même qu'en rade de Bombay, au bout de deux ou trois mois !

Le Dr Duponchel, du Val-de-Grâce, croit que, parmi les déserteurs, il en est quelques-uns qui sont épileptiques sans accès. Abandonnant, un jour d'impulsion plus vive, le régiment, ils se mettent à marcher droit devant eux, sans savoir ce qu'ils font ni où ils vont, n'ayant point conscience de leurs devoirs et de leur faute contre la discipline. C'est ce qu'on appelle l'épilepsie *larvée*. Un garçon maréchal ferrant est occupé à ferrer un cheval ; au lieu de frapper sur le fer, il brise d'un coup de marteau la tête de son patron... ; il est mis en prison ; et, heureusement pour lui, quelques jours après il a un accès complet : il ne pouvait donc être responsable. « Dans un wagon de première classe de l'Ouest, au grand complet, un homme d'une quarantaine d'années se lève tout à coup, vide ses poches, dépose sa montre dans son chapeau, jette ses lunettes par la portière, urine sur les genoux d'une petite fille de huit ans, puis se rassied tranquillement sans avoir l'air de rien comprendre à l'indignation, aux menaces et même aux violences des voyageurs. »

Il n'est pas douteux pour moi que beaucoup de crimes entre époux, jusque-là s'entendant bien, que beaucoup d'homicides bizarres, inexplicables, spontanés, dans lesquels la passion n'entre pour rien, sont dus à l'épilepsie larvée. Est-ce que Papavoine, assassinant deux enfants dans le bois de Vincennes, sans raison, sans motif aucun, qu'il n'avait jamais vus, n'était pas atteint de cette maladie ? Cela n'est pas douteux pour moi.

L'épilepsie peut être : 1° *Idiopathique ou essentielle*, c'est-à-dire sans aucune lésion appréciable du cerveau ; 2° *Symptomatique*, c'est-à-dire ayant pour cause une lésion matérielle de cet organe (fracture, tumeur, difformité du crâne); 3° *Sympathique*, et elle dépend alors d'une excitation violente extérieure ou intérieure (vers, chaleur, froid excessif, chatouillement prolongé, passions exagérées, abus du tabac, de l'alcool ou du vin et de l'absinthe.

La frayeur occasionne souvent cette maladie :

Une de mes malades, Mlle X..., fille d'un père graveleux et mélancolique, d'une mère migraineuse dans sa jeunesse, et rhumatisante plus tard, va avec elle visiter dans un cimetière de Bordeaux des tombes de famille. Mlle X... s'arrête dans le cimetière près d'un groupe de personnes examinant un objet adossé au mur. A travers les jours ménagés par les personnes qui sont devant elle, la jeune fille, qui avait alors ses menstrues, aperçut l'objet de leur curiosité; c'était le cadavre d'un homme qui venait de se brûler la cervelle et dont la tête était effrayante à voir. Elle fut frappée par cette vision qui vint longtemps se représenter à sa mémoire et dont le souvenir est encore très vivace en elle. Elle ressentit des frissons, une douleur au cœur, et versa d'abondantes larmes. Néanmoins les règles ne furent pas suspendues ; mais bientôt survinrent des suffocations subites, une sorte d'extase accompagnée de rougeurs à la face, de spasmes, d'absences qui peu à peu se rapprochèrent et finirent par devenir des attaques d'épilepsie.

En règle générale on peut dire qu'à chaque période de la vie, l'épilepsie reconnaît à peu près le même genre de causes, qu'on doit toujours soupçonner et rechercher de préférence.

Ainsi : 1° dans l'enfance, les convulsions, un vice de conformation du crâne, une hydrocéphalie, une dentition difficile, la présence de vers intestinaux l'occasionnent le plus souvent ;

2° A la puberté, d'après M. Lassègue, c'est-à-dire de douze à vingt ans, l'épilepsie serait toujours symptomatique de malformations crâniennes ; pour moi, je croirai plutôt qu'un défaut répandu de plus en plus de nos jours chez les enfants des deux sexes, la masturbation, est la cause la plus réelle de sa fréquence à cette époque de la vie ;

3° La syphilis, les professions malsaines et surtout l'alcoolisme la développent de vingt à quarante ans ;

4° Plus tard, et dans la vieillesse on peut attribuer son apparition aux maladies cérébro-spinales, aux progrès d'une paralysie générale à son début, à l'ossification complète des sutures, à l'épaississement des os du crâne et à l'existence de foyers apoplectiques.

Non seulement cette maladie émousse et affaiblit à la longue l'intelligence, mais elle empoisonne l'existence, désole les parents, et expose à la mort si les accès, se répétant sans cesse, épuisent l'organisme, ce qui arrive dans l'*état de mal* où les spasmes se succèdent par centaines. La température s'élève alors à 40, 41 et même 42 degrés. Il survient de l'hémiplégie, c'est-à-dire, l'abolition du mouvement et souvent de la sensibilité dans la moitié du corps, et enfin la mort vient souvent (cinq fois sur huit), malgré tous les efforts de l'art, terminer cette horrible scène. On voit par là qu'il ne faut pas se fier complètement à ce qu'ont écrit les auteurs sur l'innocuité de l'Epilepsie et dire avec eux qu'elle n'entraîne pas la mort. On ne doit donc pas cesser de la combattre puisque la science et les recherches médicales de ces derniers temps nous en offrent le moyen ! Que tout épileptique hésitant encore aujourd'hui à se faire soigner se dise quelquefois pour s'y décider qu'il renferme en lui-même un ennemi qui le menace sans cesse et de bien des côtés ! Du côté de son intelligence, que le mal affaiblira et désorganisera à la longue ; du côté de son corps qu'un accident sérieux, fatal, une chute, un choc, une brûlure peuvent léser grièvement et parfois pour toujours ; du côté de sa vie elle-même que la funeste complication que je viens de décrire peut terminer brusquement et de la façon la plus inopinée.

En général, les épileptiques sont violents, irritables et supportent difficilement la contradiction ; entiers et égoïstes, ils sont un danger pour la société qui les supporte parce qu'ils lui inspirent plus de répugnance que d'effroi et qu'on ne les croit point dangereux. Qui peut répondre cependant que l'épileptique, toujours extrême dans ses sentiments, ne s'oubliera pas, à certains moments, et ne verra pas rouge ? Combien d'entre eux, du reste, lorsqu'ils n'ont pas eu d'accès depuis longtemps, se sentent *travaillés* par un malaise intérieur, et ont besoin de briser, de frapper, de mordre tout en se rendant insupportables à leur famille.

On aurait tort, du reste, de croire que ce genre de névrosés est dépourvu d'intelligence ; j'en ai vu de remarquablement doués, et beaucoup de personnages illustres ont été épileptiques : parmi eux, nous pouvons citer Jules César, Mahomet, Pétrarque, le Tasse, Newton, Richelieu, Molière, Pierre le Grand, Gustave Flaubert. Un de nos meilleurs acteurs dramatiques est un épileptique avéré. C'est, du reste, une affection qu'on rencontre aussi bien dans la haute classe que chez le peuple ; cependant, elle est un peu plus fréquente chez ce dernier à cause de sa passion pour les boissons.

Quant au nombre des épileptiques en France, nous croyons, en l'estimant à deux par commune, être bien au-dessous de la vérité ; or, comme il existe 36,000 communes dans notre pays, il y aurait donc 72,000 malades de ce genre ; mais nous croyons que ce chiffre est dépassé et de beaucoup, chaque famille éprouvée s'attachant, avec un soin extrême, à déguiser la vérité.

Traitement général. — Celui qui a procuré les résultats les plus probants, et qui a donné le plus de guérisons, est incontestablement le traitement dont les dragées Gélineau à base de bromures de potassium, d'arsenic et picrotoxine. S'il ne guérit pas constamment, il diminue toujours le nombre et la violence des attaques. J'y adjoins généralement l'usage des laxatifs répétés et l'hydrothérapie.

Il est certains sujets qui ressentent comme symptôme précurseur de l'attaque une sorte de courant d'air chaud ou froid venant tantôt des extrémités (orteil ou doigt), tantôt de l'estomac ou de la tête, tantôt de la bouche ou des oreilles, auquel on a donné le nom d'Aura.

Quand l'aura a son siège dans le nez, ce qui arrive dans les épilepsies vermineuses et même dans les épilepsies ordinaires, il est bon de recourir aux vermifuges, et faire renifler immédiatement, avec force, une cuillerée à café de jus de citron ou, à défaut, un peu d'eau vinaigrée et plus tard de l'eau phéniquée ou mercurielle.

Si, aux approches des attaques, l'épileptique ressent dans le gosier ou sous l'œsophage comme une boule qui remonte ou quelque chose qui rampe et se tord, c'est le plus souvent l'indice d'un ténia ; une cuillerée d'eau vinaigrée, du jus de citron mêlé avec de l'huile, du sel de cuisine avec de l'eau, un grand verre d'eau froide suffisent pour arrêter ces auras et faire avorter la crise; la boulimie, les crampes d'estomac qui précèdent les attaques disparaîtront par l'emploi des mêmes moyens qui ne feront que précéder un traitement sérieux, ténicide dans le premier cas, antidyspeptique dans le second.

Quand les attaques ont lieu la nuit, le malade

ne doit pas manquer, quand il est réveillé par le besoin d'aller à la garde-robe, de prévenir les personnes de son entourage, de peur qu'il ne tombe dans les lieux après la défécation, et reste sans secours dans un milieu méphitique.

En résumé, dans toutes ces auras, l'inspiration de quelques gouttes de nitrite d'amyle versées sur un mouchoir, quand on arrive à temps, et que le malade est entouré de gens intelligents, dissiperont immédiatement la crise. Mais le nombre de ces gouttes ne doit pas dépasser deux à cinq, et mieux vaudrait se servir tout simplement d'un flacon d'ammoniaque débouché sous le nez.

Quand l'aura motrice se fait ressentir dans les doigts, dans les mains, le poignet ou les jambes, le malade peut en arrêter la transmission au cerveau, tantôt en repliant fortement les doigts dans la paume de la main ou en se donnant des coups violents, sur le point où l'aura se manifeste, avec une grosse clef ou un petit marteau qu'il portera toujours avec lui, tantôt au moyen d'un bracelet de cuir qu'il pourra serrer à volonté autour du membre quand l'aura se manifeste.

J'ai réussi, en faisant porter constamment un bracelet de cuivre et de zinc, à supprimer les auras dans plusieurs cas, nouvelle preuve que la métallothérapie a du vrai. — L'action combinée de ces métaux agit, en effet, assez activement, car on voit survenir une foule de petits boutons, de rougeurs ou de papules dans l'endroit où la peau est en contact avec le bracelet.

Quand, au point de départ de l'aura, on trouve

une tumeur, une esquille, une cicatrice, on a recours à un chirurgien pour l'enlever. On peut encore y mettre un vésicatoire morphiné ou des pointes de feu.

Chez les individus pléthoriques, l'attaque est annoncée par des *auras avant-coureurs* du mal (sentiment de plénitude dans la tête, éblouissements, apparitions fantomatiques, comme dit Portal, rêves, cauchemars pesants). On ne négligera pas, dans ces circonstances, d'appliquer des sangsues aux chevilles, de recourir aux affusions froides sur la tête, aux purgatifs et aux lavements d'eau salée.

Mais, supposons l'attaque déclarée, eh bien, il faut surveiller le malade, l'étendre sur le sol ou sur un lit, l'empêcher de se blesser, maintenir libre la circulation et la respiration ; pour éviter la langue d'être mordue et les dents de se briser, il sera utile de placer un morceau de bois, garni de linge, entre les mâchoires.

M. Voisin recommande la flexion aussi énergique que possible de l'un des deux gros orteils ; mieux vaut peser sur tous les doigts qu'on replie vigoureusement sur eux-mêmes, en appuyant sur les ongles ; ce moyen, quand les débuts sont périphériques et ne montent pas au cerveau avec la rapidité de l'éclair, suffit pour arrêter la crise, et doit être employé quand les malades avertissent de son approche. Enfin, s'il y a menace d'asphyxie, faire des affusions froides sur la figure.

Traitement préventif. — Il est bon de soupçonner l'épilepsie dès la naissance d'un enfant, quand ses ascendants sont des névropathes, et d'employer tous les moyens possibles pour prévenir son éclosion.

Rappelons d'abord qu'une mère épileptique ne doit pas allaiter son nouveau-né ; elle doit s'imposer le sacrifice de le confier à une nourrice étrangère, saine et calme, calme surtout, car nombre d'enfants ont des convulsions après avoir tété une nourrice en colère.

On le fera sortir et promener souvent à l'air et au soleil. Dès sa naissance, il demeurera à la campagne, et on l'y laissera plusieurs années. Tétées ou repas seront réguliers et réglés ; on évitera les mets indigestes. On développera ses forces en le faisant sortir, promener et jouer au dehors par tous les temps ; chaque matin, au lever, on fera des frictions sur sa tête et son corps, avec une éponge trempée dans de l'eau de plus en plus froide. On l'essuiera rapidement, ensuite, et on le réchauffera par des frictions sèches, ou en le faisant marcher.

Ces ablutions fortifient les enfants, les rendent moins impressionnables et excitent leur appétit. Plus tard, on a recours à la gymnastique et à la natation.

Au point de vue moral, on s'attachera à développer leur courage et leur fermeté contre les terreurs qu'inspirent les ténèbres et les animaux qui ne sont pas nuisibles.

Jamais on ne leur racontera des histoires de voleurs, de revenants, de sorciers ou de loups-garous. Les parents doivent veiller avec soin qu'à table ou ailleurs les personnes présentes ne laissent pas échapper des paroles légères, qui, recueillies par les enfants, font travailler ces jeunes têtes et leur font soupçonner des actes ou des sentiments qui doivent être ignorés d'eux. Tels sont, en peu de mots, les moyens à employer dans la première enfance pour prévenir l'apparition du mal caduc.

Le traitement du haut mal n'est pas en effet seulement thérapeutique, il est aussi hygiénique, et l'hygiène des épileptiques doit être calme, exempte d'émotions, de préoccupations, de contrariétés, de causes d'excitation, de grands travaux intellectuels. Un régime uniforme, même monotone, une alimentation modérée, la continence absolue, la sobriété, l'abstinence de vin pur [1], de café, de bière, de thé et de viande de porc, l'adoption du lait pour boisson et même de l'eau s'il le faut, sont de la plus grande importance. Les malades s'abstiendront aussi de fumer avec excès, et feront leur possible pour renoncer à cette déplorable habitude.

Il est essentiel de ne pas s'exposer à l'action d'une chaleur naturelle ou artificielle trop développée et d'avoir, si l'on est forcé de sortir et de travailler au soleil, un chapeau de paille ou un parasol, de dormir la tête élevée et posée sur un oreiller de crin ou de balle d'avoine dans lequel la tête ne peut s'enfoncer (on a vu des épileptiques s'asphyxier, leur face s'étant, pendant l'attaque, enfouie dans un oreiller trop mou). Eviter le froid

1. Un épileptique buvant du vin pur ne guérira jamais.

aux pieds et les longs repas, manger avec modération le soir, ne jamais dormir ni travailler de la tête, ni même rester assis après le dernier repas, mais faire un peu d'exercice en sortant de table : voilà encore des préceptes qu'il ne faut pas négliger. Tout exercice exagéré est mauvais, mais les exercices modérés, et en particulier l'escrime, le billard, la gymnastique dite de chambre, les jeux corporels de toute espèce sont un adjuvant auquel on doit avoir recours surtout chez les enfants et les adolescents d'une nature irritable, d'un tempérament très nerveux, qui présentent de la maigreur des muscles, un développement incomplet des membres, une certaine étroitesse de la poitrine, liée à la saillie des veines et du cou, du front, des tempes et à un volume disproportionné de la tête. Ces exercices produisent de bons résultats en faisant cesser la prédominance de la nervosité, en rétablissant l'équilibre entre les fonctions organiques et en appelant le sang aux extrémités L'escrime sert surtout à faire tenir droits les épileptiques qui marchent souvent la tête inclinée vers la terre.

Dans les appartements doit régner une température uniforme, assez fraîche pour éviter toute chaleur à la tête ; par contre, les pieds et les jambes ne seront jamais assez chauds, et on les couvrira de flanelle. Promenade le matin et le soir, mais à des heures où le froid et le chaud puissent être également évités.

Le lit doit être bas, muni des deux côtés d'un filet solide le débordant en largeur de manière à empêcher une chute dangereuse. Si le malade a une attaque pendant son repas, on retirera de sa bouche, de peur d'asphyxie, les aliments qu'il mâchait et qu'il n'a pas eu le temps d'avaler. On doit avoir toujours autour de lui, à portée de la main, quelques coussins de balle d'avoine sur lesquels on relèvera et reposera sa tête pendant l'attaque.

Si le temps est beau, le sujet doit chasser, pêcher, faire de l'agriculture, jardiner, surtout aux heures les plus favorables. Ces moments de travail doivent être réglés afin que la vie soit bien uniforme, sans jamais donner lieu à de la fatigue. Il est important, je le répète, de se garantir la tête et la nuque de l'action du soleil.

On doit conseiller une grande modération dans la lecture et les travaux intellectuels ; une attention trop longtemps soutenue fatiguerait le cerveau. On pourrait chercher à inculquer au malade le goût des collections, par exemple : les collections d'oiseaux, celle moins coûteuse d'insectes ou de papillons. L'élevage des vers à soie est encore une récréation indiquée.

Si le temps est mauvais, on peut occuper le malade au tour, à la menuiserie, à découper du bois pour faire des petits meubles. On peut encore lui faire préparer des paillassons et des treillages pour le jardin.

En un mot, la vie au grand air, sans fatigue extrême, est le mode d'existence le plus favorable à l'épileptique.

Le séjour à la campagne sera donc mille fois préférable à celui des villes.

Pour le genre de nourriture, aucun mets n'est défendu, sauf la charcuterie ; peu ou pas d'épices, mettre de l'eau avec la bière, le cidre, l'ale. Les bains sont interdits à moins qu'ils ne soient très attiédis ; la tête du malade sera pendant la durée du bain, constamment couverte d'un linge imbibé d'eau froide. Encore vaudrait-il mieux faire tous les mois un lavage à l'eau tiède avec une éponge sur tout le corps. Soins quotidiens et ordinaires de la toilette. Les femmes ne doivent pas se laver à l'eau froide.

Eviter aussi les changements de température, et pour s'en garantir, porter de la flanelle, si cela est nécessaire.

Plus que toute autre personne, l'épileptique doit s'occuper de l'entretien et de la propreté de sa bouche.

Rien dans ces conseils n'est à dédaigner, car une bonne hygiène du corps et de l'esprit, en diminuant l'irritabilité maladive du sujet, peut singulièrement aider à sa guérison.

En terminant ces conseils, rappelons à ce genre de malades qu'ils ont besoin d'une longue persévérance dans la médication.

Pour venir à bout d'une névrose aussi opiniâtre, il faut lui opposer une ténacité indomptable et ne renoncer avant trois ou quatre ans, ni aux remèdes conseillés, ni à l'hygiène, ni à une sobriété absolue.

Voir, pour de plus amples détails sur le traitement de l'Épilepsie, ma brochure *Des Névroses spasmodiques*. O. Doin, éditeur, Paris.

CHAPITRE II

HYSTÉRIE

Hystérie. — Cette affection est tellement fréquente (on compte à Paris seulement plus de 50,000 hystériques) que nous lui accorderons une attention toute spéciale.

De même que l'épilepsie, l'hystérie peut se manifester sous une forme légère, ne s'accompagnant point d'attaques, mais de palpitations, de spasmes de la gorge (boule hystérique) et d'une inégalité d'humeur dont souffre l'entourage de la malade, il n'y a point d'attaque proprement dite. On a donné à cette forme le nom d'*hystéricisme.*

Dans une seconde forme, la malade éprouve vers la région ombilicale ou dans le flanc et surtout du côté gauche une sensation douloureuse et pénible qui monte au gosier et gêne la respiration. La malade tombe alors dans des convulsions, sa respiration s'accélère, elle jette des cris étouffés, rauques, ou bien sanglote. Elle est pâle, mais elle a conscience d'elle-même et de ce qui se passe autour d'elle. Après la période d'agitation, le calme survient, des éructations ont lieu, il y a écoulement d'urines limpides, de la céphalalgie souvent, et, après être restée quelque temps languissante, la malade revient peu à peu à son état de santé.

On le voit, dans l'hystérie, il n'y a pas d'insensibilité ni de raideur convulsive comme dans l'épilepsie, il n'y a que des mouvements désordonnés ; la respiration n'est pas suspendue, il y a des reprises dans les convulsions, et l'intelligence revient après l'accès ou l'accompagne ; autant de *caractères différentiels* avec l'épilepsie.

Il y a un troisième degré d'hystérie qu'on a appelé l'*Hystéro-Epilepsie*, dont nous devons dire quelques mots.

On y retrouve à la fois non seulement les symptômes de l'hystérie et de l'épilepsie, mais encore d'autres tout à fait exceptionnels. Ainsi, tantôt certaines parties du corps, la moitié ordinairement, sont douloureuses et contracturées, tantôt elles sont insensibles, anesthésiées, et on les transperce avec une aiguille ou un stylet sans que la patiente laisse échapper un signe de douleur ou perdre une goutte de sang.

On reconnaît à cette dernière forme quatre périodes : 1° raideur, convulsions ; 2° agitation extrême, contorsions en arc de cercle, ou salutations ; 3° poses plastiques ; 4° délire, hallucinations, extase, catalepsie.

Tous les sens, la tête, l'épine dorsale, la peau, sont tantôt insensibles, tantôt, au contraire, très affinés, et alors l'épiderme devient douloureux au moindre contact.

La femme est infiniment plus que l'homme sujette à cette maladie.

Jetons maintenant un coup d'œil rapide sur l'état mental des hystériques : « Tout d'abord, dit le Dr Monin, c'est simplement du nervosisme, des troubles légers dans les facultés affectives (égoïsme, irritabilité, joies et colères sans motifs, esprit de versatilité, défaut d'équilibre moral.)Plus tard, les touches de ce tableau s'exagèrent ; l'hystérique ourdit des critiques, trompe, calomnie, dénonce, prête de faux serments, et tout cela avec rapidité et sans en avoir l'air. Elle devient de plus en plus difficile à vivre, empoisonne son ménage, ment sans cesse, invente, pose, cherche à plaire, veut qu'on s'occupe d'elle constamment, et trame souvent les plus abominables complots.

J'ai connu une servante qui, pour se rendre intéressante, s'est une nuit ligottée elle-même les pieds et les mains après s'être ouvert la gorge longitudinalement avec de méchants ciseaux (et non transversalement comme ceux qui se suicident ou qui se tuent). Ses maîtres, ne l'entendant pas se lever au matin, entrent dans sa chambre, la trouvent en ce piteux état, sans parole et sans voix, et s'empressent d'aller chercher la police. Le commissaire arrive, l'interroge, et, devant lui, elle prétend que, pendant la nuit, des malfaiteurs sont venus, l'ont attachée, lui ont coupé le cou, et violentée. Déjà le commissaire avec son tact habituel, et flairant avec bonheur une cause célèbre de plus (une bonne fortune pour MM. les Commissaires), soupçonnait quelqu'un de l'entourage, quand l'examen de la plaie, son peu de profondeur, sa direction étrange, les attaques anté-

[illegible] hystériques de cette fille, firent penser qu'il n'y avait là qu'une conception maladive. — Quelques heures après, son beau-frère, en l'interrogeant à part, lui fit avouer qu'elle était elle-même l'auteur de ce drame intime. Elle avait espoir d'apitoyer ainsi ses maîtres sur son sort et d'obtenir d'eux quelque argent. A l'appui de son aveu, elle montra de mauvais ciseaux, coupant fort mal, avec lesquels elle s'était égratignée le devant du cou. Quelques gouttes de sang y étaient encore figées.

Les annales judiciaires contiennent des centaines d'observations de ce genre. En un mot, les hystériques, exagérées en tout, sont aussi capables de tout, quelquefois en bien, mais le plus souvent en mal.

M. Legrand du Saulle, dans son étude sur les hystériques au point de vue mental, cite un exemple démontrant bien à quel degré de perversité et de méchanceté ce genre de malades peut arriver.

— En 1864, une jeune femme hystérique espagnole, romanesque et fort intrigante, internée dans une maison de santé de Barcelone, en raison de sa conduite scandaleuse antérieure, porta contre son mari, ses deux beaux-frères et trois éminents docteurs de Barcelone, les accusations les plus graves. Grâce à ses pleurs, à ses accents de vérité, à sa parole colorée, elle obtint gain de cause devant ses juges, et les six accusés furent condamnés, les uns à vingt ans, les autres à dix-huit ans de galères.

On juge du retentissement qu'un pareil procès eut dans toute l'Espagne, du désespoir et de l'accablement de ces malheureux innocents [1]. Ils furent tout d'abord comme foudroyés par l'étendue de leur malheur, et se soumirent sans murmurer, désespérant de la justice humaine; cepen-

1. *Annales médico-psych.*, 1864.

dant après quelques années, un de ces médecins, membre de la Société médico-psychologique de Paris, poussa vers elle un cri de détresse et lui fit connaître cette lamentable histoire ; celle-ci en fut émue et se mit avec ardeur à la recherche de la vérité. Elle envoya à quelques-uns de ses membres les plus distingués les pièces de la procédure et finit par obtenir la revision du procès, qui démontra l'innocence des accusés et les faux témoignages de l'accusatrice ; non seulement les condamnés furent graciés, mais on les réhabilita et on les combla d'honneurs, faible dédommagement de tout ce qu'ils avaient souffert moralement et physiquement !

Quant au degré de responsabilité incombant à ce genre de malades, M. Legrand du Saulle écrit que la grande hystérique ou hystéro-épileptique est seule irresponsable, tandis que, dans les degrés inférieurs, sa responsabilité n'est atténuée qu'en partie.

En raison de leur vie plus solitaire et plus méditative, de leur vivacité et de leur sensibilité, les femmes, ainsi que nous l'avons dit, sont bien plus sujettes que les hommes à cette maladie. Cette prédisposition est d'autant plus grande que les parents et surtout la mère ont été atteints de maladies nerveuses ou mentales. Briquet a dit que la moitié des filles de mères hystériques le devenaient elles-mêmes. Le genre d'éducation actuelle, où l'on s'occupe beaucoup trop du développement des facultés intellectuelles et pas assez des exercices corporels, la lecture en cachette de romans passionnés dans le journal reçu par la famille, la fréquentation des théâtres et des bals, l'influence de la musique, favorisent l'apparition de l'hystérie en impressionnant le système nerveux, en stimulant le cerveau et en exagérant l'irritabilité réflexe de la moelle.

La *malaria urbana*, avec la *chlorose* et l'*anémie* qu'elle amène à la longue, est aussi une cause prédisposante d'hystérie.

L'*époque de la puberté*, celle de la ménopause ou âge critique sont favorables au développement de l'hystérie ainsi que les influences psychiques dépressives, l'inquiétude, la peur, la jalousie, les chagrins d'amour, les pertes d'argent.

Il arrive qu'une maladie concomitante fait naître l'hystérie, et il est évident qu'alors c'est l'affection d'origine qui doit surtout préoccuper le praticien.

Ainsi, M. Bernutz signale, en même temps que M. Briquet, la *pelvi-péritonite* chronique comme une cause fréquente d'hystérie (les 3/8, dit ce dernier). Dans cette affection, en effet, se réunissent et l'irritation locale et le chagrin moral très vif pour une jeune femme de voir interrompre toute caresse intime avec son mari. Elle craint alors que cette privation ne la fasse oublier. Enfin, dans cette affection, les règles sont immodérées; de là, une source de dépression organique qui, jointe à l'humeur chagrine et à l'inquiétude, amène l'ennemi dans la place.

Parlerons-nous de la *Continence* qu'Hippocrate et bien d'autres après lui regardent comme une cause puissante d'hystérie? Nous la croyons beaucoup moins active qu'on ne l'a cru. On a cité, pour justifier cette opinion, des épidémies d'hystéries observées jadis dans les couvents (possédées de Louviers et de Loudun). Mais nous devons faire remarquer d'abord quelle influence l'imitation peut revendiquer dans ces réunions de femmes où la vue d'une seule hystérique en fait tomber dix en pâmoison ; et en second lieu à cette époque de mœurs légères on faisait entrer de force au couvent beaucoup de malheureuses jeunes filles qui prononçaient le serment des vestales sans avoir, comme ces dernières, la consolation de la puissance, des honneurs et du rang. Enfin, combien peu d'entre elles étaient préparées aux austérités du cloître ! Placées dans les rangs les plus élevés de la société, elles avaient connu le monde et ses joies, vraies ou fausses ; elles avaient sans nul doute caressé, pendant ce printemps de la vie où on se nourrit d'illusions, l'espoir qu'un événement heureux, inattendu, les conduirait au port du mariage, objet de leurs vœux les plus secrets. Et qu'elles avaient de peine, leur espérance envolée, à rester résignées et calmes après le naufrage de leurs désirs, derrière cette porte sombre du couvent maudit !

Il n'en est point ainsi de nos jours, et, si quelques couvents n'exigent point un noviciat très austère, il n'y rentre généralement que des personnes prononçant librement leurs vœux. Quand des novices présentent une susceptibilité trop grande du système nerveux, elles sont rigoureusement refusées. On les soumet ensuite à un temps d'épreuves assez long où le travail, la lecture, des exercices corporels seront employés pour écarter de l'imagination des postulantes toute excitation ; la prière, le bien à faire, le travail constant, l'amour de Dieu doivent mettre un frein salutaire aux écarts peu probables chez des natures ainsi préparées. Enfin la loi s'oppose (et il serait à désirer qu'elle fût rigoureusement exécutée) à des vœux éternels. Il est donc probable que nous ne verrons plus l'hystéromanie à l'état d'épidémie, comme on l'a vu dans les siècles passés.

Du reste, la continence est-elle chose si difficile, occasionne-t-elle autant de combats, et a-t-elle autant d'influence sur le système nerveux qu'on veut bien le dire ? Nous ne le croyons pas[1] ! Et, quoi qu'on dise des marins parmi lesquels nous avons vécu, nous sommes assurés que la continence n'expose ni aux souffrances ni aux dangers qu'on veut bien dire.

L'influence de l'habitude, là comme ailleurs, toute-puissante pour ce qui regarde le corps et l'esprit, et l'absence de toute femme sur les navires aident à supporter la continence sans provoquer des orages intérieurs trop violents ou de pénibles faiblesses. Sans doute la transition si brusque de la vie à terre à l'existence du bord est pénible à supporter les premiers jours, mais on s'y fait bientôt, et, à moins de natures très passionnées, les marins supportent la solitude sans s'en plaindre. Il doit en être des couvents comme

1. Voir à cet égard la confession de Théophile Gautier dans le *Journal des Goncourt*.

des navires, et même avec moins de révoltes de la chair; des mobiles d'ordre tout à fait supérieur n'ont-ils pas fait franchir le seuil du cloître?

Traitement. — Cette névrose est si fréquente que nous tracerons avec soin son traitement préventif.

Il peut se résumer, comme le disent les docteurs H. Huchard et Axenfeld dans leur traité des névroses, en ceci: favoriser le développement physique aux dépens du développement intellectuel.

L'enfant, dans son bas âge ou, pour mieux dire, dès sa naissance, doit être soigné avec les mêmes attentions que l'enfant d'un épileptique. Nourrice saine, très douce, séjour à la campagne, éloignement de la ville, maîtres très bons, repas réguliers, pratiques hydrothérapiques, tels sont les principaux moyens à employer pour prévenir le développement de la maladie chez les enfants d'un névrosé.

Les précautions ne doivent pas être moindres lorsque la jeune fille commence à devenir une femme. Une mère prudente doit éviter à sa fille les émotions, les longues rêveries, les ennuis et la tristesse; fatiguer le corps, distraire l'esprit, voilà à quoi doivent s'attacher les parents que l'avenir récompensera d'une sujétion de quelques années. Les poésies amoureuses, les romans doivent être sévèrement bannis.

« Si votre fille lit des romans à dix ans, écrivait Tissot, elle aura des vapeurs à vingt; » et il voyait juste.

Pour la musique, on devra bannir les romances sentimentales, la musique langoureuse et celle qui, dit J.-J. Rousseau, « par des inflexions vives, accentuées et pour ainsi dire parlantes » exprime toutes les passions ; mais, ainsi que le recommande le Dr Grasset, il ne faut pas interdire le piano, qui est une corvée et une occupation mécanique et gymnastique, avant de parler à l'imagination. Comme le dit Briquet, « si vous voyez une jeune fille rêver et se lancer dans le pays des chimères, faites-la mettre à son piano, et les châteaux en Espagne tomberont bien vite ».

Avoir des relations honnêtes et paisibles, éviter les confidences dangereuses à deux, proscrire dès ce moment-là les frais de toilette, cet écueil de la vie intérieure, combattre tout penchant à la coquetterie, s'attirer sans efforts les confidences de ses enfants, développer chez ses filles l'amour du devoir et de la patrie ainsi que l'esprit du sacrifice qui doit, comme un phare lumineux, dominer la vie de la femme tout entière, se souvenir sans cesse que ce sont les mères bien douées sous le rapport de la tête et du cœur qui font les grands hommes, voilà le meilleur moyen d'éviter l'écueil de l'hystérie. Sans la mère des Gracques, sans Blanche de Castille, l'humanité n'aurait eu ni les Gracques ni saint Louis!

Laisser parler le cœur des jeunes filles quand le moment du mariage est venu, tout en le guidant et l'éclairant sur son choix, voilà une médication préventive sensée, prudente et active à la fois !

Le changement de milieu est un moyen thérapeutique d'une grande puissance dans la cure de cette affection ; et par changement de milieu, j'entends non seulement le changement de résidence, l'abandon des villes où un air mauvais chargé de poussières organiques et de microbes engendre et perpétue cet état d'anémie et d'appauvrissement physique et moral auquel on a donné le nom de *malaria urbana*, je veux dire qu'il est utile à un degré tout aussi élevé d'arracher l'hystérique aux influences de la ville, ou au séjour dans les hôpitaux ; non seulement ce n'est pas là que les hystériques ou les hystéro-épileptiques guériront facilement, mais nous prétendons qu'en les mettant en scène dans les hôpitaux, comme on l'a fait depuis quelques années, qu'en remplissant les journaux politiques du récit de ces séances tout à fait théâtrales, on a vulgarisé et propagé largement cette maladie dont on eut honte jadis, qu'on cherchait à cacher, qui était une cause d'ennui, et qui est devenue aujourd'hui un sujet de curiosité et presque de glorification !

Pour convaincre nos lecteurs de la vérité de ce que nous disons là, considérons un moment les hystériques des hôpitaux.

Objet depuis quelque temps d'études persévérantes de la part des hommes les plus instruits dans l'art médical, tout y frappe vivement leur imagination. Abandonnées jadis à leur sort misérable, elles se sont vues tout à coup l'objet de soins, d'égards et de prévenances de toute sorte. Les médecins les plus distingués en ont fait le sujet de leurs études, et les ont entraînées dans des voies d'expérimentations nouvelles. Aussi, recouvrant bientôt une finesse des sens et une intelligence incroyable, douées pour la plupart d'une imagination très vive qui leur fait aisément deviner le but qu'on se propose et le rôle qu'on désire les voir jouer; flattées de l'idée d'apparaître sur une estrade théâtrale, devant un public choisi, elles n'ont bientôt plus qu'un désir, celui d'éblouir, d'étonner plus que jamais, et Dieu sait cependant combien leur cœur était déjà hanté par ce désir inné chez elles de tromper, de séduire, d'inventer, de jouer enfin un rôle important !

Avec les prédispositions particulières à cette maladie, comment une hystérique qui voit, entend, comprend et devine mieux que toutes les autres femmes, renoncerait-elle à jouer le rôle qu'elle a le plus ambitionné pendant toute sa vie ? Elle sait trop bien que, si elle guérissait, il lui faudrait renoncer à vivre à l'hôpital où elle est gâtée, flattée, soignée et attifée mieux que ses compagnes. Témoin des phénomènes singuliers obtenus par ces dernières, elle brûle du désir de les égaler, que dis-je, de les surpasser. Voilà pourquoi les hystériques ne peuvent pas guérir dans les hôpitaux, pourquoi aussi, nous devons nous tenir en garde contre leurs exagérations et ces phénomènes observés dès longtemps dans les beaux jours du mesmérisme et du magnétisme.

Mais, nous dira-t-on, l'hystérique guérira-t-elle mieux dans sa famille que dans l'hôpital ? Nous croyons sincèrement que oui ; surtout si on peut lui faire habiter la campagne, et, ce qui le prouve d'ailleurs, c'est qu'on y rencontre bien plus souvent l'hystéricisme que la grande hystérie avec son luxe d'attaques, triste fruit trop souvent de la civilisation raffinée de nos cités modernes.

En général, quand une mère de famille prudente s'aperçoit d'un changement dans les actes, les idées et les paroles d'une jeune fille, elle doit s'en préoccuper et appeler à son aide le médecin. Mais si, faute de soins, ou par prédisposition maladive, le mal éclate avec ses symptômes convulsifs, au lieu d'envoyer la malade à l'hôpital, nous l'isolons ou éloignons d'elle (ce qui vaut mieux) ses sœurs ou ses belles-sœurs, car l'imitation est un des moyens les plus puissants de propagation des maladies nerveuses et principalement de celle-là.

On cite de nombreuses épidémies d'hystérie qui, à certaines époques, se sont ainsi propagées de proche en proche, atteignant principalement les jeunes filles et les jeunes femmes possédées par la curiosité, frappées des poses extatiques des malades et envahies elles-mêmes par le désir secret de ne pas leur rester inférieures.

La vue imposante d'un médecin célèbre ou une de ses ordonnances, son affirmation hardie que la malade va guérir de suite ont eu souvent chez les hystériques les meilleurs résultats. Combien d'entre elles ont été sauvées, guéries en entendant le docteur leur prescrire, d'un air solennel et grave, des pilules de *mica panis*, c'est-à-dire de mie de pain, ou des pilules de même composition décorées du nom de *fulminantes* qu'on leur recommandait de ne pas mâcher pour ne pas les voir éclater !...

Le merveilleux est comme la lance d'Achille, il guérit souvent les maladies qu'il a fait naître. En tous les cas, il est utile (et c'est ainsi que s'expliquent les succès de l'hypnotisme dans cette maladie) qu'une volonté saine, droite et puissante domine celle de la malade. Il faut, en un mot, que l'action du médecin, si souvent contrariée par les alarmes maternelles, les craintes exagérées et constantes d'un entourage se pliant aux moindres caprices du sujet, redevienne toute-puissante. Il est essentiel qu'on concède au docteur toute l'autorité et les droits désirables afin qu'il gouverne et dirige à son gré la malade : ce qui revient à dire qu'on doit traiter les hystériques comme de véritables aliénées, et se préoccuper autant du traitement moral et hygiénique que de la médication ; mais la meilleure preuve et la plus urgente est, ainsi que nous l'avons dit, de les isoler, de les changer de milieu ; sans doute, la séparation est fort pénible pour les mères inquiètes et impressionnables, mais c'est pour le médecin le plus sûr moyen de triompher du mal.

A. *Moyens d'arrêter l'attaque.* — En attendant

l'arrivée du médecin, l'entourage de la malade doit la placer sur un lit aussi large que possible, afin qu'elle puisse s'y débattre en liberté, sans qu'on ait besoin de la contenir ; on l'empêchera seulement de tomber ou de se faire du mal ; mieux vaut même, pour en être plus sûr, l'étendre sur deux matelas placés par terre. On doit la déshabiller, la délacer, en la couvrant d'un drap. Un peu d'eau froide jetée sur la figure arrête quelquefois l'accès.

On peut encore imbiber de chloroforme un peu de coton, et le placer sous le nez de la malade en l'y maintenant jusqu'au calme, à la condition toutefois que le médecin soit là pour surveiller cette application. On doit enlever tout lien ou attache pouvant entraver la circulation et la respiration, cravate, boutons, corset, jarretières, jupons serrés à la taille.

Dès les temps les plus anciens, on recommandait de comprimer vigoureusement le ventre pour empêcher les spasmes de monter à la gorge et à la tête ; — les uns posaient une grosse pierre, un chenet, un pilon ; d'autres s'asseyaient à deux ou trois sur l'abdomen de la malade. — Récamier y jetait un oreiller et un coussin, et y faisait s'asseoir une ou deux personnes. — Aujourd'hui, M. Charcôt conseille de se mettre auprès de la malade, un genou en terre, et de plonger le poing fermé dans la fosse iliaque, du côté d'où part le mal. Il faut agir avec toute sa force pour vaincre la rigidité des muscles du ventre ; mais, au bout d'un moment, celle-ci cède, et les phénomènes convulsifs commencent à disparaître, — quelques mouvements de déglutition se produisent alors, et les muscles se détendent. Il faut néanmoins continuer la compression pendant quelques minutes, malgré les plaintes de la malade, autrement la crise reparaîtrait, et tout serait à recommencer.

B. *Traitement après l'attaque.* — Nous n'avons pas à décrire ici le traitement médical ; pilules de Méglin, bromures, dragées Gélineau, sirop sédatif le soir, fer si anémie, laxatifs si constipation, voilà les remèdes les plus usuels pour combattre le mal. Mais nous dirons quelques mots de l'hydrothérapie et des grands bains auxquels jadis Pomme attribuait déjà des vertus certaines. Il laissait ses malades cinq à six heures dans un bain tiède. On suit, depuis quelque temps, cette pratique des bains prolongés, à Néris, et on s'en trouve bien. On peut les additionner de fleurs de tilleul et de racine de valériane.

Les bains de mer, en ayant soin de commencer (surtout pour les personnes délicates) par des bains tièdes, en abaissant progressivement leur température de manière à les prendre plus tard sur la grève et à recevoir les lames, font aussi du bien aux hystériques.

L'hydrothérapie est enfin une ressource puissante dans la cure de cette affection. Aussi le Dr Fleury a-t-il eu raison d'écrire : « Le traitement de l'hystérie est un des plus beaux triomphes de l'hydrothérapie rationnelle. »

« Si l'on se rappelle, dit à cet égard le

Dr Thermes[1], la vive impressionnabilité des hystériques, l'excitabilité anormale de leur système nerveux périphérique, l'exagération morbide du pouvoir réflexe ; si l'on se souvient que la plupart de ces malades ont besoin d'être fortifiées, d'augmenter leur force de résistance aux influences excitantes, de stimuler leurs fonctions organiques, en un mot de refaire du sang, l'on comprendra qu'il faille demander à l'hydrothérapie d'être à la fois un hyposthénisant, un sédatif, un antispasmodique et un tonique ou reconstituant. »

L'hydrothérapie a, en outre, cet immense avantage de répartir, sur tous les points du corps ou sur tous les organes, les forces de l'innervation, si inégalement distribuées dans l'hystérie que dans certain endroit on peut pincer, ou enfoncer une aiguille sans provoquer la moindre sensibilité, tandis qu'un autre point du corps est le siège de douleurs inexprimables.

Dans les hystéries légères, on peut se contenter de faire de l'hydrothérapie dite de chambre, et voici comment on peut y procéder, de manière à ne pas provoquer un orage, tandis qu'on appelle de tous ses vœux une sédation bienfaisante.

Les premières ablutions seront faites le matin au sortir du lit avec une large éponge imbibée d'eau tiède ; la tête, la figure, le cou, le corps, les membres sont successivement arrosés ; — puis, on s'essuie, on se met au lit ou, si on le peut,

1. *L'hydrothérapie dans l'hystérie.* Germer-Baillère, éditeur, 1880.

on marche vivement pour activer la réaction. Les sujets forts, vigoureux, prennent, pendant qu'ils s'essuient, un bain de pieds chaud qui dégage bien la tête. Chaque jour on abaisse la température de l'eau jusqu'à ce qu'on arrive à l'eau froide. Plus tard on passe de l'éponge aux affusions froides, douches en pluie, en jet, en lames, etc.

Si je me suis étendu sur ces pratiques de l'hydrothérapie, c'est que cette méthode de traitement s'applique à une foule d'affections dont il sera question plus tard dans mon livre; ces détails nous semblent donc utiles à donner ici.

Quant au régime, toute boisson excitante : thé, café, liqueurs, vin pur, doit être évitée, ainsi que tout mets épicé, le gibier, les sauces fortes et cette perpétuelle viande dont nous usons et abusons à notre époque. — La constipation, ce grand ennemi des femmes, doit être combattue par un laxatif pris tous les matins (une cuillerée à café comble de sel de Bender délayée dans un demi-verre d'eau froide, ou bien un verre à bordeaux de l'eau Royale Hongroise). La malade devra éviter soigneusement les veilles, se distraire agréablement, sortir, se promener, vivre en plein air, éviter les corsets, les fâcheux ou les importuns qui agacent, les odeurs trop fortes (fleurs, parfums) dont on abuse aujourd'hui. — Enfin, sobriété et *modération* en toutes choses, dans les plaisirs comme dans les fatigues, dans la nourriture comme dans les habitudes, telle doit être la devise des hystériques.

CHAPITRE III

TROUBLES DU SOMMEIL. — INSOMNIE. — NARCOLEPSIE. — CATALEPSIE. — LÉTHARGIE

Insomnie. — Quand l'insomnie ne se montre que passagèrement chez un sujet bien portant, ce n'est point à proprement parler une névrose, puisqu'elle ne détermine qu'un peu de fatigue, de courbature et d'inaptitude au travail le lendemain. Mais, quand elle est habituelle ou fréquente, elle devient un véritable supplice, et ce n'est pas sans une appréhension profonde et une inquiétude secrète qui écarte encore plus de lui le sommeil que le sujet voit la nuit s'approcher. Ce lit qui tant de fois a réparé ses forces, ce lit, objet tant de fois de sa secrète envie, ce lit, le plus fidèle ami du pauvre, devient un sujet de torture et un instrument de martyre qu'il finit par abhorrer.

Les causes de l'insomnie sont prédisposantes ou déterminantes.

1° *Age.* — L'âge influe sur son apparition : on sait que la vie du nouveau-né se partage en trois périodes distinctes, crier ou pleurer, téter, dormir. Aussi, quand un enfant ne faisant pas ses dents ne dort pas, a-t-on à redouter pour lui une fièvre éruptive ou l'apparition de convulsions.

Chez le vieillard, le contraire existe ; il dort peu, et la moindre excitation extérieure, la préoccupation la plus légère, le moindre malaise provoquent l'insomnie.

2° *Sexe.* — L'organisation nerveuse de la femme, sa sensibilité exquise, les phases maladives dont sa vie est semée (menstruation, grossesse, accouchement, âge critique) rendent chez elle l'insomnie plus fréquente que chez l'homme.

3° *Tempérament.* — Les tempéraments nerveux, les névropathes devenus tels par un vice héréditaire ou par des abus de tout genre, les mélancoliques, les hypocondriaques sont plus exposés à l'insomnie que les sujets à constitution pléthorique ou lymphatique; néanmoins, ils offrent une résistance plus grande que ces derniers à la débilité qui en est ordinairement la conséquence.

4° *Professions.* — Celles qui entretiennent le cerveau dans une tension continuelle, les grands penseurs, les savants, les chercheurs, les grands politiques, les hommes d'Etat, les poètes, les feuilletonistes qui doivent produire sans cesse, les journalistes que l'actualité tient toujours sur la brèche sont prédisposés à l'insomnie. « Cette tension cérébrale, dit Réveillé-Parise, tant désirée pour produire et combiner des idées, continue malgré les efforts qu'on fait pour la diminuer. Ce n'est qu'à la longue qu'un sommeil inquiet, troublé, répare imparfaitement des forces destinées à être consumées à nouveau. Les nuits passées sans sommeil abrègent les jours, a dit Bacon, et cette vérité est aussi démontrée qu'un problème de géométrie. » L'exemple du long martyrologe d'auteurs morts à la peine, pour avoir trop fiévreusement produit, le démontre victorieusement.

5° *Passions.* — Les pensées inquiètes que suscitent l'amour du pouvoir, les grandeurs enviées, l'ambition déçue, les émotions, le changement de position, les placements mauvais, les situations perdues déterminent aussi l'état de veille; aussi, comme l'a dit avec raison M. Michel Lévy dans son traité d'hygiène, « le grabat des pauvres connaît-il moins d'angoisses et d'insomnies que la couche des puissants et des riches ».

6° *Maladies.* — L'insomnie accompagne une foule de maladies dont nous n'avons à faire ici que la rapide énumération: les fièvres exanthématiques (rougeole, variole, scarlatine), l'anémie ou la congestion cérébrale, les troubles digestifs, l'abus de l'alcool, de l'opium, du tabac ou des plaisirs. L'insomnie est un des symptômes les plus rebelles de l'aliénation mentale et de la paralysie générale.

C'est que « beaucoup d'affections de l'encéphale, dit le Dr Guéneau de Mussy, sont la conséquence des veilles ou de l'insomnie. Le brillant génie de Newton finit par s'éteindre dans le douloureux crépuscule de la décadence provoquée sans doute par les veilles nombreuses qui nous ont valu ses grandes découvertes. Lorry ne dormait que trois heures depuis bien des années, quand il fut atteint d'hémorragie cérébrale. »

Un régime trop succulent pour la dépense, le défaut d'exercice du corps, l'âge ou le besoin, le nombre ou le retard de repas trop copieux, le travail immédiat après le repas, la lecture prolongée pendant la nuit, la paresse, le désœuvrement, l'ennui favorisent également l'insomnie.

Avec des causes aussi diverses, il est impossible que le même remède agisse favorablement sur tous ceux qui ne dorment pas. Il faut donc s'attacher à discerner le mieux possible la cause de cette névrose, et la combattre soigneusement une fois connue, avant que la constitution des malades soit fâcheusement épuisée.

Si l'insomnie est causée par de l'anémie cérébrale, il faut faire cesser les causes qui l'entretiennent, les suppurations, les pertes de sang, la tension intellectuelle, etc. ; — si c'est la dyspepsie qui la provoque, il faut améliorer le régime, administrer la poudre de charbon, de pancréatine et ne boire que de l'Eau de la Perle de Vals, n° 3 ou 5. Pas de veilles, pas de soupers nocturnes ni de lectures au lit.

Si l'insomnie est occasionnée par l'aliénation mentale, on la fera cesser en donnant au malade de la bière ou d'autres boissons alcooliques, de la morphine, de l'hyosciamine, et régulièrement du sirop sédatif Gélineau, à la dose de deux à trois cuillerées à bouche d'un seul coup dans un peu d'eau sucrée, avant le moment où la surexcitation est plus grande.

On emploiera le même médicament dans les insomnies résultant d'excès alcooliques, et on se gardera bien de cesser brusquement les boissons favorites du malade, tout en cherchant à les diminuer chaque jour.

Quand il y a excès de travail intellectuel, on défendra les lectures prolongées, ou toute occupation pendant la nuit; on conseillera l'hydrothérapie, le calme, le séjour à la campagne, les voyages, et on ajoutera le sulfonal, l'opium, la morphine à l'usage de notre sirop, donné chaque soir dans une infusion sucrée et calmante.

Chez les mélancoliques et lorsqu'il y a des douleurs, de quelque nature qu'elles soient, on emploiera les mêmes moyens, en y ajoutant le cannabis indica ou la guaranine, qui réconfortent le cerveau et en éloignent la tristesse.

Dans l'insomnie des cardiaques, il ne faut jamais recourir à l'opium ni à la morphine.

Dans celle qui accompagne les fièvres éruptives, on se trouvera bien d'ajouter les défervescents (granules d'aconitine, de vératrine et de digitaline), à l'usage quotidien du sirop sédatif; mais ceci regarde le médecin seul; l'hygiéniste y ajoutera l'obscurité, une température modérée, le bouillon froid et l'infusion fréquente de feuilles d'oranger.

Qu'on ne s'étonne pas de nous voir insister sur l'utilité de ce sirop sédatif dans la plupart des insomnies ; c'est, qu'avec lui, on peut combattre victorieusement cette névrose opiniâtre, le plus grand de tous les maux, ainsi que le dit avec raison le malheureux lépreux de la cité d'Aoste. C'est si bon, en effet, d'oublier, grâce au sommeil, les chagrins excessifs, les pertes fâcheuses, les rêves déçus, les déboires de l'existence. Il est si doux de vivre pendant quelques heures dans des régions plus hautes, dans ces pays célestes où, détachée de la fange terrestre, l'âme s'envole et aime à planer.

Je recommande, en outre, un moyen bien simple de combattre l'insomnie, désigné comme infaillible par son promoteur, le professeur Hope. Il consiste uniquement dans le battement répété des paupières (20 à 30 fois de suite). Ce mouvement amène, d'après notre confrère, une fatigue telle du muscle abaisseur des paupières qu'au bout de peu d'instants un sommeil irrésistible s'empare de l'expérimentateur.

Ne jamais oublier, encore une fois, que, quel que soit le genre d'insomnie, il est indispensable que le malade sorte, se distraye, se promène, se livre aux exercices du corps ou à quelque travail manuel, surtout dans la seconde partie du jour ; aussitôt après son souper, il marchera ou se promènera avant de se mettre au lit, ce qui facilitera un sommeil bienfaisant.

Rien n'est plus triste pour le médecin que de ne pouvoir pas guérir... ; mais nous remplissons une partie de notre mission quasi-divine en endiguant la souffrance. Or l'insomnie est une souffrance morale, plus terrible peut-être que la souffrance physique la plus cruelle, quand elle se prolonge pendant longtemps. C'est en empêchant le sommeil des animaux les plus sauvages qu'on arrive à dompter et diminuer leur férocité.

Le médecin doit encore avoir à cœur de rendre plus douces les affres de l'agonie. Quand l'âme veut quitter sa guenille, qui lui est si chère, comme l'a dit le poète, cette séparation ne se fait pas sans déchirement et sans douleur. Piorry, qui, au milieu de ses excentricités, a écrit Burggraeve [1], avait des idées justes, a proposé le traitement de l'agonie par l'opium. Déjà, Hufeland avait émis la même idée. On sait que Mirabeau, à ses derniers moments, demandait au célèbre auteur de l'*Influence du physique sur le moral*, à son médecin, Cabanis, de l'endormir, et s'écriait souvent : « Mourir, Dormir ! » Le médecin, ajoute Burggraeve, peut et doit aider son malade à passer de vie à trépas, en lui donnant la force, tout en soulageant ses douleurs avec de la strychine et de la morphine.

Narcolepsie. — J'ai proposé de donner le nom de Narcolepsie (de *narcosis*, mot grec synonyme de somnolence, et de *lambanein*, qui veut dire prendre subitement) à une névrose rare ou du moins peu connue jusqu'à ce jour, caractérisée par un besoin de dormir subit, irrésistible, ordinairement de courte durée, se reproduisant

1. *Répertoire de médecine dosimétrique*, 1892, p. 288.

à des intervalles plus ou moins rapprochés, et obligeant le sujet à tomber ou s'étendre pour lui obéir.

Historique. -- Il n'est pas douteux pour nous que cette maladie a dû être souvent confondue avec la somnolence diurne qui accompagne tantôt un repas copieux, une dyspepsie ou une constipation rebelle, tantôt un état pléthorique ou anémique habituel. Son peu de gravité, le bien-être relatif ressenti par le malade en sortant de son sommeil momentané n'avaient frappé l'esprit d'aucun observateur avant moi.

J'ai trouvé aussi, dans une œuvre littéraire d'un de nos romanciers les plus féconds, Paul Féval, intitulée : *Une Pécheresse*, l'exemple d'un homme envahi et soudainement terrassé par un sommeil invincible et intermittent.

On a aussi confondu jadis cette maladie avec la maladie du sommeil, l'hypnose ou la somnose, ainsi que l'a appelée le docteur Nicolas, affection particulière aux nègres du Gabon et du Sénégal, et bien observée par les chirurgiens de la marine ; mais c'est à tort, car la narcolepsie n'est point une maladie fatale, tandis que la somnose des nègres se termine toujours par la mort.

La description de cette affection est tout entière dans l'observation suivante que j'ai publiée en 1879.

Le sieur G..., trente-huit ans, revendeur de barriques, d'un tempérament nervoso-sanguin, se présente à ma clinique le 15 février 1879.

Il n'a pas eu de convulsions dans son jeune âge, ni de

syphilis plus tard ; il a deux enfants, dont l'aîné, qui a treize ans, l'accompagne toujours, et dont le second n'est âgé que de quelques mois. Le père de G... était nerveux, mais sans troubles maladifs ; sa mère est morte d'un cancer, son frère d'un ulcère de l'estomac. Il boit modérément ; il a souffert il y a cinq ans d'un rhumatisme articulaire aigu et a eu un herpès tonsurant à la même époque.

Il y a trois ans, dans une discussion assez vive pour une affaire d'intérêt, il a reçu de son interlocuteur un violent coup de poing auquel il a répondu par un coup de foret, après lequel il a été appréhendé au corps par le commissaire de police et mis en prison, ce qui lui a occasionné un violent chagrin.

Enfin, un peu plus tard, une bûche lui est tombée sur la tête, sans y déterminer cependant une grande douleur ; je ne trouve du reste en cet endroit aucune sensibilité, aucune dépression dignes d'être notées.

Pendant longtemps, aucun phénomène consécutif ne s'est révélé chez lui, et ce n'est que depuis deux ans qu'il a ressenti, lorsqu'il riait aux éclats ou qu'il voyait une bonne opération à faire dans son métier, une faiblesse soudaine dans ses jambes qui se dérobaient sous lui. Plus tard, en jouant aux cartes, s'il se voyait un beau jeu, il était tout saisi et ne pouvait remuer les bras ; sa tête se penchait, et il dormait ; une minute après, il se réveillait.

Bientôt, la moindre émotion, la vue seule de ses fûtailles, suffirent pour amener le sommeil, et, depuis, ce besoin impérieux de dormir l'incommode à chaque instant ! Mange-t-il, son repas est interrompu quatre ou cinq fois par l'envie de se reposer ; ses paupières s'abaissent, ses mains laissent tomber sa fourchette, son couteau ou son verre ; la phrase qu'il avait commencée à voix haute, il la finit avec peine, en balbutiant et à voix basse : sa tête se penche, il dort.

C'est en vain qu'étant assis, pour écarter cette sensation, il se frotte les yeux ; sa main retombe inerte, il est vaincu, se courbe et sommeille. Est-il debout et dans la rue, quand ce besoin le prend, il vacille, trébuche comme un homme ivre, entend les gens l'accuser d'avoir bu et se railler de lui ; il ne peut leur répondre : leurs moqueries l'accablent encore plus, et il s'affaisse en se garant instinctivement, par un dernier effort, des voitures ou des chevaux qui passent. Quand plusieurs personnes font alors le cercle autour de lui, ce qui ne manque jamais à Paris, il les entend ou les devine faisant leurs charitables réflexions sur son état, et leurs aménités le paralysent en l'impressionnant davantage et en l'empêchant de se relever.

S'il a une émotion, pénible ou joyeuse, le besoin de dormir est encore plus impérieux et soudain Ainsi, fait-il un bon marché dans son commerce, voit-il un ami, parle-t-il à un étranger pour la première fois, a-t-il beau jeu aux cartes, il s'affaisse et dort subitement. Va-t-il au Jardin des Plantes, autour de la loge des singes, rendez-vous ordinaire des curieux, des bonnes d'enfants, des soldats, et des diseurs de lazzis, le voilà qui s'endort en voyant tout ce monde rire autour de lui.

Un cheval qui s'emporte, une voiture qui va le croiser, la vue d'un personnage grotesquement habillé et le faisant sourire, il n'en faut pas davantage pour qu'il soit frappé.

S'il va au théâtre, il s'endort en y entrant, rien qu'à la pensée du plaisir qu'il va y trouver, il s'endort encore en s'asseyant sur la banquette, et il faut que son fils le secoue et le pince pour l'arracher au sommeil.

Mais, une fois les acteurs en scène, ce besoin cesse ; il suit avec intérêt la pièce sans s'affaisser un seul instant, à moins qu'un acte pathétique ne l'émotionne par trop.

Le mauvais temps et surtout l'approche d'un orage augmentent la fréquence de ses accès de sommeil, dont il a eu jusqu'à deux cents par jour.

Je me rappellerai toujours la manière dont il est entré dans ma clinique. Il était conduit et soutenu par son fils le tenant par le bras; à peine a t-il franchi la porte de mon cabinet, et dirigé ses yeux vers moi que, tout saisi, son regard se voile, ses paupières s'abaissent, il titube, trébuche et tombe endormi sur une chaise : son fils lui parle et le secoue fortement, après quoi il commence à me parler.

Pendant son sommeil, son pouls, qui est de 66 à 68 à l'état ordinaire, descend immédiatement à 58 ou 60. Ses pupilles, très contractées à l'état de veille, le sont un peu moins quand il dort. Elles se contractent à nouveau quand on les soulève et qu'on en approche la lumière. Les accès durent de une à cinq minutes.

Prié d'expliquer de son mieux son mal et ses approches, il dit qu'il n'éprouve aucune douleur au moment d'être atteint ; seulement, il sent une pesanteur profonde, un vide intracrânien, une sorte de tourbillon faisant le tour de sa tête, un poids lourd sur son front et au fond des yeux. Ses pensées se voilent, s'effacent ; ses paupières se ferment à demi ; il entend encore, il a conscience ; enfin elles se ferment tout à fait, il dort ; et tout cela très rapidement, en sorte que cette phase préliminaire du sommeil physiologique, qui se fait par périodes progressives en cinq, dix, vingt minutes, dure chez lui quelques secondes à peine.

Si on lui fait fermer les yeux en l'invitant à parler et à marcher, comme on le fait faire à un ataxique, sa voix s'éteint, il s'endort et s'affaisse, mais sans mouvements désordonnés.

S'il pénètre dans un endroit sombre, dans une cave, par exemple, il éprouve aussi plus de tendance au sommeil. Quand il descend une rue escarpée, il a peine à se tenir debout et aussi, quand il pousse une brouette devant lui, tandis qu'attelé à une petite charrette il la traîne facilement derrière lui au moyen d'une bricole et sans s'endormir, sans doute parce que sa volonté est plus énergique en ce moment-là.

Sa mémoire n'est pas affaiblie le moins du monde, il se rend compte de l'état de ses affaires, et s'en occupe avec activité, mais en se faisant accompagner, ne pouvant sortir seul sans danger.

Quand il travaille seul, il a moins d'accès que lorsqu'il est avec quelqu'un, car, aimant à causer, il s'anime et s'endort.

La publication de cette observation dans un journal aussi répandu qu'estimable, la *Gazette des Hôpitaux*, attira sur ce point l'attention de quelques-uns de ses lecteurs, et bientôt un nombre considérable d'observations recueillies par MM. les Drs Camuset, Burguet, Frestier de Lyon, Phipson de Londres, Bouland, Armaingaud, Legrand, Staens, Brame, Ballet, médecin des hôpitaux, Dufossé, démontrèrent clairement que cette névrose est beaucoup plus connue qu'on ne le croit. Suivant la pittoresque expression du docteur Camuset : « Une fois baptisés, les narcoleptiques sortirent de dessous terre. »

Parmi les malades que j'ai eus à soigner de cette névrose, je citerai un riche négociant de Barcelone qui est venu, il y a quelques années, me consulter comme narcoleptique, à Paris.

Arrivé à l'âge mûr et à la fortune, après une lutte longue et opiniâtre contre le sort, devenu membre (et l'un des plus appréciés) du Conseil provincial, il songea à se marier, demanda et obtint l'entrée d'une maison honorable de Barcelone, et se mit en devoir d'être le modèle des novios, c'est-à-dire des fiancés.

Hélas! il comptait sans la narcolepsie qui l'avait assailli, en raison sans doute de son surmenage intellectuel et de ses efforts antérieurs pour acquérir la richesse dont il jouissait. Déjà elle lui avait joué plus d'un mauvais tour aux séances du Conseil provincial, le terrassant et l'endormant brusquement au milieu du rapport ou du discours qu'il avait à faire. Mais là, on était entre hommes, cela ne tirait pas à conséquence ; quelques mots d'excuse à ses collègues, et tout était dit ; mais auprès de sa belle le dénouement devint moins facile.

La première entrevue s'était assez bien passée, et il en était sorti triomphant ; à la seconde, il fut moins heureux... Il fit son entrée au salon porteur d'un énorme bouquet de roses, et, se dirigeant avec empressement vers sa fiancée, il lui offrit galamment ses fleurs en lui disant qu'elles étaient et moins belles et moins fraîches... L'infortuné n'acheva pas, laissa tomber son bouquet, et s'étendit sur le parquet. On le relève, on l'asseoit sur un canapé où, après un somme de quelques minutes, il reprend ses esprits, et met cet accident sur le compte de l'émotion et de la passion qu'il ressent. Il se montre enjoué, spirituel et fort épris ; mais sa fiancée réfléchissait, il perdait du terrain évidemment... A la troisième entrevue, il accompagnait ces dames à la promenade, et voici qu'au beau milieu de l'Alaméda il est encore une fois terrassé par ce maudit sommeil!...

Cette fois il était perdu! Surprise, irritée de ce besoin intempestif de dormir, près d'elle, en sa présence, inquiète de l'avenir, la jeune fille se refusa énergiquement à accepter plus longtemps comme fiancé un dormeur si obstiné, et, malgré toutes ses explications et ses prières, l'infortuné fut congédié, la mère de famille lui ayant déclaré sèchement que, comme les grenouilles de la fable, elle voulait avoir un gendre qui se remuât au lieu de s'endormir au milieu de ses beaux discours. — Bon nombre de Françaises seraient du même avis en semblables circonstances.

En recherchant avec attention les causes qui ont pu contribuer à l'apparition de cette maladie, nous sommes conduit à reconnaître que, dans bien des cas, elle est idiopathique ou essentielle et ne se rattache à aucune cause appréciable.

Mais, chez les autres sujets, l'état maladif semble se relier à des troubles organiques parfaitement définis ou à un état diathésique nettement établi ; à une affection du cœur, à du diabète, à de la dyspepsie ou à un état hystérique.

L'état général des narcoleptiques est en général très satisfaisant, en dehors de leurs accès ; mais leur état psychique laisse fort à désirer. Ils ont un caractère difficile ; tous sont impatients, irritables, susceptibles, ombrageux.

Diagnostic. — L'apparition intermittente de cette maladie, sa fréquence, son peu de gravité, l'absence de lésions consécutives, sa persistance pendant un certain temps, les difficultés qu'on éprouve à en triompher doivent la faire considérer comme une névrose. Nous avons dit qu'on ne pouvait pas la confondre avec la maladie du sommeil chez les nègres, qu'on ne rencontre qu'aux colonies, et qui est toujours mortelle. Ce n'est pas non plus le délire émotif; les narcoleptiques s'endorment sans souffrir, tandis que les sujets atteints de délire souffrent sans dormir; ce n'est point de l'irritation spinale, les sujets ne sentent à la colonne vertébrale ni brûlure, ni compression, ni fatigue. Ce n'est point la kénophobie ou peur du vide, des espaces; le kénophobe, à l'aspect d'une place ou d'une large rue à traverser, pleure, crie, se lamente, retourne sur ses pas, mais ne s'endort pas. Ce n'est point un vertige accompagné de syncope; c'est donc bien une névrose spéciale et d'un genre tout à fait à part, occasionnée par l'anémie du cerveau fatigué, émotionné et ayant absolument besoin de se reposer pendant un espace variant depuis quelques minutes, jusqu'à plusieurs heures, suivant l'idiosyncrasie, c'est-à-dire l'état particulier à chaque sujet.

Traitement. — Comme toutes les névroses, la narcolepsie est une affection rebelle aux traitements, et c'est aux symptômes que le médecin doit s'attaquer. — Ainsi, pour empêcher le spasme et le resserrement des vaisseaux cérébraux entraînant l'anémie, je conseille l'hyosciamine.

D'autre part, pour combattre la lourdeur des facultés intellectuelles, l'embarras de la pensée, la tendance au sommeil survenant à chaque instant chez le narcoleptique, je conseille la caféine ; l'usage du café excelle, en effet, à dissiper ces mêmes malaises céphaliques chez les personnes qui viennent de manger copieusement.

D'après les expériences de M. Leven et de M. Burggraeve, la caféine excite fortement les centres nerveux et le système musculaire, elle accélère les battements du cœur et prévient, par conséquent, le spasme vasculaire des vaisseaux. Son emploi est donc ici formellement indiqué.

D'autre part, pour fortifier sans l'exciter, la masse cérébrale, j'insisterai sur l'emploi de l'acide phosphorique, qui est l'agent nutritif et tonique par excellence des centres nerveux.

Je conseille encore la vie à la campagne, des occupations régulières, non émotives, l'hydrothérapie.

Quand la narcolepsie se relie à un état maladif, en dépend ou le remplace, il est évident que c'est en attaquant l'affection mère, en combattant la diathèse et en atténuant ses manifestations par une médication appropriée qu'on en peut triompher à la longue.

Il me reste, en terminant, à présenter quelques réflexions sur cette maladie considérée au point de vue médico légal, réflexions que m'a suggérées l'observation d'un confrère qui, atteint de cette maladie, était subitement terrassé par elle, et me fit les réflexions suivantes :

« Que serais-je devenu si, au lieu d'être un pacifique médecin n'ayant pas de devoirs à remplir à heure fixe, j'avais été un officier chargé d'un commandement aux avant-postes, la veille d'une bataille ou une simple sentinelle placée en face de l'ennemi ? L'idée de la responsabilité qui pesait sur moi, le cours des pensées anxieuses qui m'auraient sans doute assailli en cette circonstance, la seule préoccupation de me tenir éveillé auraient probablement suffi pour rendre mon besoin de dormir plus fréquent et plus irrésistible. — Je me serais endormi, et on m'eût inévitablement condamné à mort dans un conseil de guerre. — Et cependant je n'aurais pas été coupable en réalité, car la maladie seule m'aurait fait m'affaisser. »

Il n'est pas impossible que quelques militaires aient été condamnés ainsi, sans qu'on ait reconnu leur état maladif, et peut-être à l'avenir devra-t-on en tenir quelque compte dans les conseils de guerre[1] !

Catalepsie. — M. le Dr Puel la définit ainsi : « Une névrose intermittente dans laquelle le malade, insensible, ne peut remuer, tandis qu'une personne étrangère peut à son gré faire passer successivement tous les muscles de la vie animale par tous les degrés intermédiaires entre les limites extrêmes de la contraction et de l'extension. Le malade, saisi, pétrifié, figé, reste dans la situation qu'il avait au moment où l'accès l'a atteint, et il garde cette posture pendant quel-

1. Pour détails plus amples, voyez ma brochure *La Narcolepsie*. O. Doin, éditeur, Paris.

ques minutes et, d'autres fois, pendant plusieurs heures et même des mois.

Ainsi, une fille de cinq ans, vivement contrariée de voir que sa sœur a pris à table un mets qu'elle désirait, devient raide tout à coup et reste une heure la main étendue vers le plat (Tissot). Un magistrat, insulté en pleine séance, reste muet, les yeux largement ouverts, la bouche béante, le poing dirigé vers son insulteur (Fehr). Une femme est prise de catalepsie extatique chaque fois qu'elle entend un psaume ou un passage retraçant l'amour du Christ (Hoffmann). Un capucin, extatique pendant ses crises, reste à genoux, immobile, la main droite élevée en l'air et le regard au ciel (Sagar). Une dame pieuse tombe toujours raide à l'élévation (Joly). Très souvent, l'extase accompagne la catalepsie.

La catalepsie peut être complète ou incomplète, c'est-à-dire que le malade, presque toujours sans voix et sans parole, est plus ou moins insensible.

Cette maladie est le plus souvent occasionnée par de vives émotions, par la frayeur, par la foudre, le chagrin, l'amour contrarié, la peur ; mais souvent on ne lui trouve aucune cause appréciable. Elle peut aussi accompagner d'autres affections, mais surtout les maladies nerveuses, et c'est ainsi qu'on a pu dire avec raison qu'elle était fille de l'hystérie.

On l'a observée à l'état épidémique, au couvent d'Uvertet dans le comté de Hoor, où les religieuses, de 1550 à 1553, tombaient en extase et restaient étendues sur le sol comme mortes. Il en a été de même des religieuses de Sainte-Brigitte, de Sainte-Ursule d'Aix, des Ursulines de Loudun, et des religieuses du monastère de Sainte-Elisabeth de Louviers.

On peut être certain que l'état cataleptique existe lorsque, le bras ou la jambe étant levés ou pliés, ces membres gardent la position qu'on leur donne.

Cette affection n'est point grave, mais réclame cependant le même traitement énergique que l'hystérie. Eau froide, aspirations d'éther ou de chloroforme, application de courants galvaniques, antispasmodiques, hypnotisation, bains froids prolongés. Le Dr Puel conseille, en outre, particulièrement, des frictions sèches pratiquées énergiquement sur les membres contracturés.

Comme pour l'hystérie, il faut enfin écarter les causes qui l'ont déterminée, si on parvient à les distinguer.

Léthargie. — C'était en 1865, j'étais alors médecin à Aigrefeuille d'Aunis. Un beau matin, de fort bonne heure, la sonnette de ma grille, cet éternel cauchemar des nuits du médecin de campagne, s'agita énergiquement sous la pression d'une main ferme et vigoureuse. Le sonneur était pressé sans doute, car, sans songer qu'il faut un temps honnête à un malheureux praticien, fatigué par les travaux de la veille (sans compter les *veilles* au pluriel) pour sortir de son lit, passer une robe de chambre et couvrir son chef vénérable de manière à le préserver des perfides névralgies, un second coup tintinnabula, plus impérieux encore et prolongé pendant une minute au moins... « Encore un, me dis-je *in petto*, qui plus tard sera moins pressé, lorsqu'il s'agira de me payer et fera plus que moi la sourde oreille à mes appels... » Tout en grommelant ainsi, j'ouvris ma croisée... Une forme noire, se dessinant vaguement dans la lumière indécise d'une aurore en retard, m'apparut plus grande que nature... immense!... C'était un cavalier, sans doute. « Qui va là, m'écriai-je, et que désirez-vous? — C'est vous, Docteur? — Sans doute, » répondis-je, pendant que mon domestique, peu soucieux de se déranger, se tenait coi et chaud dans son lit, attendant sans impatience les événements. — « Je suis le curé de Saint-Christophe... Ma vieille servante est fort malade et je vous prie de venir tout de suite; — C'est pressé? C'est donc grave? — Très grave; obligez-moi, je vous prie... — C'est entendu, je vais partir... *Très pressé, tout de suite*, voilà l'éternel refrain que sait par cœur l'infortuné médecin de campagne, et on le lui répète si souvent que ces mots lui portent sur les nerfs.

Le curé de Saint-Christophe, un vieillard sec comme une allumette, alerte comme un lapin de garenne, demeurait à 3 kilomètres de chez moi, tout auprès d'une belle et grande propriété très boisée (chose rare en Aunis), appartenant à M. de Nagle, qui y séjournait fort rarement. En revanche, le curé en jouissait comme s'il en eût été le propriétaire, passant sa vie à y chercher, du matin au soir, des cèpes et des morilles dans la saison favorable, à guetter, à l'automne et en avril sous les grands chênes ombreux, les pigeons ramiers et les tourterelles avides de cueillir les glands pour leur compte particulier. Dans les mois de juin et de juillet, embusqué dans une cabane voisine de merisiers bien garnis, le brave pasteur guettait patiemment les jeunes merles et les grives folâtres de l'année qui venaient innocemment ou étourdiment se repaître de ce fruit délicat.

Ce qui ne l'empêchait pas, s'il rencontrait à l'aller et au retour un lièvre ou un lapin, de le rouler très bien au déboulé, et de l'engouffrer dans une vaste poche qu'il avait fait faire exprès par derrière sa soutane. En revenant, il démontait son fusil, qui devenait une canne de propriétaire paisible et rentrait tranquillement au presbytère par une porte de derrière. Le digne homme était vraiment doublé d'un braconnier et avait dû, sans doute, dans un monde antérieur, exercer cette honorable industrie, passée aujourd'hui à l'état de profession. — Mais qui de nous ne l'excusera pas?... Le budget d'un curé de campagne est si maigre, ses paroissiens si durs à la détente, pour se laisser mourir surtout, et les enterrements (ce qui rapporte le plus quand on paye) sont si rares! On me dira : Oui... mais les noces, les baptêmes? — Sans doute les noces... c'est agréable, et d'ailleurs le curé est toujours le premier invité au repas; mais, sous prétexte de cette politesse faite, on oublie de payer M. le Curé. Quant aux baptêmes, ils deviennent de moins en moins fréquents et rapportent si peu étant laissés à la générosité du public. Et, là-bas, le paysan ouvrait si difficilement sa bourse ! Quand il vient un enfant... ce n'est pas gros, un môme, mais ça coûte toujours : la sage-femme, le repas, le berceau... Après avoir payé tout cela, il ne restait plus rien pour le curé. Il lui fallait donc bien chercher des ressources ailleurs. Et puis, un lièvre braconné, une gibelote de Jeannot lapin, un rôti de pigeons ramiers sont si bons, si succulents... ornent si bien une table !... J'allais oublier les brochettes de grives et de merles de l'année !...

Quelle ingratitude !... car j'en ai goûté du rôti de cette provenance et plus d'une fois avec plaisir... Bref, excusons-le, car cela ne l'empêchait pas de secourir de tout cœur ses paroissiens qui lui reconnaissaient, entre plusieurs autres, une grande qualité, celle de ne pas traîner les cérémonies en longueur et d'expédier vivement ses pénitentes au confessionnal. — En un temps et deux mouvements, c'était fait... Allez en paix !... et moi aussi... Le brave curé songeait sans doute, pendant ce temps-là, au gîte moelleux et frais d'un vieux lièvre qu'il avait découvert la veille au fond d'un fossé... Il fallait se hâter pour tuer le capucin. Chasser, cultiver son jardin, monter à cheval comme un centaure (il y eût passé sa vie), c'était là son existence. Ah ! quel bon aumônier de régiment de cavalerie, il eût fait, mon vieux curé de Saint-Christophe, et avec cela gai, indulgent, bon enfant ; à force de fabriquer (aux jours de pluie seulement) des liqueurs dont la moitié passait chez ses malades, il avait puisé dans cet aimable voisinage, un tantinet de l'esprit gaulois du vieux curé de Meudon. Du reste, cela lui a porté bonheur et a aidé à le conserver sans doute, car, il y a trois ou quatre ans, il a célébré à Genouillé, sa paroisse actuelle, ses noces de diamant. Aimant fort ses vieux serviteurs (je me rappelle que sa vieille jument blanche s'étant, après dix-huit ans de service, cassé la jambe, il se refusa énergiquement à ce qu'on l'abattît, et eut l'idée de la traiter à sa façon en la suspendant sur des sangles et en enveloppant sa patte malade d'un bloc de plâtre, ce qui réussit à merveille), il ne pouvait laisser sans soins son antique gouvernante, faite à ses habitudes, et montrant au besoin aux bohémiens de passage deux canines respectables, que dis-je, deux crocs aussi aigus que ceux d'un chat en colère.

L'absence de dents dans tout le voisinage les grandissait en effet démesurément et donnait, quand elle se fâchait, à la physionomie de Brigitte un aspect tout à fait terrifiant. Bref, la jugeant très malade, il était accouru dès l'aube.

Pendant que monsieur le curé de Saint-Christophe s'en retourne au galop du côté de sa paroisse, j'appelle, pour me consoler de ne pas être seul dans mon infortune, mon domestique : « Alfred ? — M'sieu ! — Pansez les chevaux ;

une avoine à Cocotte et attelez. » Vingt minutes après nous étions au presbytère. Dans une chambre du haut, Brigitte était étendue sur son lit, pâle comme une morte, sans souffle, sans voix, sans chaleur, les yeux clos, la pupille immobile ; je l'appelle, lui secoue les bras... Aucun réveil de la sensibilité, la main retombe inerte. J'écoute les poumons : aucune bulle d'air n'y pénètre ; un miroir placé sur les lèvres n'est couvert d'aucune buée. J'ausculte le cœur, j'y entends avec peine un frémissement léger remplaçant le jeu des valvules ; n'importe, c'était assez pour me prononcer... Brigitte n'était pas morte ; elle n'était qu'en léthargie et j'exprimai mon sentiment à son digne maître pour le rassurer. Tout en m'expliquant mal et même pas du tout, cet accident névrosique dont son âge avancé eût dû la préserver, je conseillai l'application de sinapismes aux pieds et aux mains, je chatouillai les narines avec une barbe de plume, j'introduisis de force quelques cuillerées de café en tirant en dehors la langue saisie à son extrémité avec mes pinces à pansement. Je fis garnir l'extrémité du lit de bouteilles à bière remplies d'eau chaude, et je dis d'attendre. Le soir, le lendemain matin, même état, c'était désespérant. Pour tout le monde des curieux et des visiteurs du voisinage accourus au presbytère, la pauvre vieille était morte ; on parlait de l'ensevelir. Je m'y opposai énergiquement jusqu'à ce que la rigidité cadavérique eût remplacé la souplesse actuelle des membres, et bien je fis, car à ma visite vespérale du second jour, après avoir pratiqué avec acharnement la respiration artificielle. Brigitte revint lentement à la vie pour la plus grande satisfaction de son maître et de ses invités. Elle vécut encore près d'un an, me témoignant chaque fois une reconnaissance bien sentie de l'avoir défendue des approches de la bière dont on l'avait menacée. Elle se rappelait fort bien en effet les conversations à voix basse, mais menaçantes des commères du voisinage, toujours empressées, dans les campagnes, à ensevelir les morts, et parfois, comme dans ce cas, les vivants. Combien de pauvres gens ont dû être ainsi enterrés à la hâte dans les campagnes sans attendre l'apparition des signes assurés de la mort (car nous ne pouvons guère avoir à cet égard qu'une somme de probabilités équivalant cependant à la certitude). Ces malheurs ont dû être fréquents, autrefois surtout, où aucun médecin n'était appelé pour constater les décès.

Je n'ai pas besoin de dire qu'après ces deux jours de sommeil, Brigitte, maigre d'habitude, était devenue diaphane; elle n'en était pas plus belle pour cela, mais cela lui était bien égal, j'imagine.

Qu'est-ce que la léthargie? Quelles sont ses causes? son degré de fréquence? Quelle différence la sépare d'avec le sommeil comateux et la narcolepsie, autre genre de sommeil saisissant brusquement le sujet? C'est ce que nous allons examiner.

Tout le monde s'accorde à considérer la léthargie comme une névrose. Maladie passagère, sans lésion concomitante ou consécutive, disparaissant avec la même rapidité qu'elle est venue, n'altérant point la vie, elle a, en effet, les principaux et indéniables caractères des névroses.

L'obscurité de ses causes, l'absence de précision à cet égard sont un nouveau point de similitude qui confirme encore sa nature. On dit bien que la léthargie est occasionnée par la chorée, le tétanos ou l'hystérie, mais elle se montre aussi chez des personnes qui n'ont jamais eu le moindre stigmate névropathique. Ce qu'il y a de certain, c'est que, dans l'état actuel de la science, il est impossible de rattacher cette névrose à un état pathologique, tout en reconnaissant que, par certaines manœuvres, on peut la faire naître instantanément chez beaucoup d'hystériques, mais toujours dans un ordre déterminé à l'avance, ainsi que l'ont démontré les leçons de Charcot à la Salpêtrière.

La léthargie a été connue et désignée comme telle dès l'antiquité. L'illustre Galien, qui exerçait à Rome, au deuxième siècle de Jésus-Christ, a décrit cet état, et Paul d'Egine s'appesantit sur les différences existant entre elle et l'état comateux accompagnant certaines affections cérébrales.

Van Swieten fait remarquer combien il y a loin, entre le sommeil ordinaire ne dépassant guère dix ou douze heures et la léthargie, qui peut durer plusieurs jours, plusieurs semaines et même plusieurs mois.

Cette névrose n'est pas très fréquente ; il y a des médecins qui dans le cours de leur carrière n'en ont pas observé un seul exemple ; cependant, on remplirait un volume avec le récit de tous les cas qui sont connus. Citons-en quelques-uns parmi les plus notables.

André Vésale, anatomiste de grand renom, disséquant un cadavre devant ses élèves, eut la douleur de le voir se réveiller brusquement quand il eut enfoncé son scalpel dans cette poitrine qu'il croyait inanimée. — Ce qu'il avait pris pour un mort n'était qu'un léthargique !

On sait qu'à la cour de Charles IX a vécu un gentilhomme qui dans les actes publics signait ainsi : « Civille, trois fois mort, trois fois enterré et trois fois ressuscité par la grâce de Dieu. » La trompette du jugement dernier trouvera facilement celui-là, debout à l'appel !

D'autre part, un autre médecin, Winslow, fut enseveli deux fois avant de s'éteindre pour de bon en 1760.

Quelques années auparavant, en 1713, M. Imbert communiqua à l'Académie des sciences l'observation d'un homme de quarante-cinq ans qui, à la suite d'une forte impression, s'endormit et resta pendant quatre mois en léthargie à l'hôpital de Rouen. Pendant les deux premiers, il était insensible à tout mouvement, à tous les stimulants, et on voyait à peine un léger frémissement des paupières ; cependant on parvenait de temps à autre à lui faire prendre une cuillerée de vin ou de bouillon.

Dans les deux mois suivants, il était moins profondément endormi, on peut même dire qu'il semblait se réveiller successivement. En sortant de cet état, il était d'une maigreur excessive. On le serait à moins !

Van Swieten rapporte l'histoire d'un homme qui tout à coup s'endort pendant un mois sans que rien puisse l'éveiller, puis sort spontanément de cet état. Deux ans après, il tombe dans un nouveau sommeil léthargique qui dure cette fois quatre mois. Enfin, l'année suivante, nouvel accès qui se prolonge encore plus que le précédent.

L'observation la plus curieuse est celle d'un nommé René Bellanger qui fut soigné en 1766 à l'Hôtel-Dieu. Cet homme, pendant six ans, tomba dans un sommeil léthargique du mardi au samedi de quinze jours en quinze jours. Il présentait du reste certains troubles des fonctions cérébrales, et se livrait à quelques excentricités ; c'est ainsi qu'on le voyait parcourant les campagnes, couronné de fleurs. Un certain jour, de mauvais plaisants le plongèrent dans un bain glacé ; il n'y fut pas plus tôt qu'il demeura immobile comme un terme et s'endormit.

En vain, pendant ses accès, on le remuait, on le pinçait. Les moyens les mieux appropriés parurent toujours prolonger son sommeil. Entre ses accès, il dormait comme les autres hommes et s'éveillait aussi facilement ; des douches froides sur la tête le guérirent.

A ces divers exemples cités par le Dr R. Le Haudouin, nous ajouterons le compte rendu d'une séance du Sénat où Mgr Donnet, archevêque de Bordeaux, mort en 1884, accourut quoique souffrant péniblement de la goutte, et prit la parole : « *Mais il s'agissait*, répondit-il à deux de ses amis, maréchaux de l'Empire, lui reprochant son imprudence, *de les empêcher d'être enterrés vivants !* »

« J'ai empêché, a-t-il dit, pour ma part, deux inhumations d'êtres vivants dans le village que j'ai desservi, au début de ma carrière pastorale. Le premier était un vieillard qui vécut douze heures de plus que ne l'indiquait le permis d'enterrer délivré par la mairie; le second revint tout à fait à la vie. »

Plus tard, à Bordeaux, le cardinal Donnet visitait sur son lit de mort une jeune fille unique portant un nom des plus connus. On avait éloigné le père et la mère de ce spectacle déchirant, et la garde, n'entendant plus respirer la malade, s'apprêtait à couvrir son visage, quand le bon cardinal dit à la malade d'espérer, qu'il allait prier pour elle et la guérir. Ces paroles d'espérance opérèrent une révolution heureuse, et la rappelèrent à la vie.

Le cardinal ajouta que, dans sa conviction, les hôtels ou auberges étaient souvent le théâtre d'erreurs de ce genre, leurs maîtres sacrifiant, sans qu'on s'en rende compte, la vie de quelques voyageurs au désir de se débarraser, le plus vite possible, de la présence incommode d'un cadavre [1].

1. Dr Piéchaud, *Misères nerveuses*, p. 46. Marpon et Flammarion, Paris.

Beneyton, un philosophe cynique de Saint-Étienne, qui passait sa vie à mendier, ne recevant jamais plus d'un sou de ses compatriotes, et distribuant le soir à d'autres pauvres ce qu'il ne dépensait pas, fut un jour ramassé dans une rue de Saint-Étienne, ne donnant aucun signe de vie. Il était tombé en léthargie. Transporté au dépôt, il ne tarda pas à être conduit au cimetière dans le tombeau des morts. Beneyton fut jeté dans la fosse, sans être dépouillé de ses vêtements (ils n'étaient faits qu'avec des lisières qu'il cousait lui-même). Comme la nuit approchait quand le tombereau était arrivé au cimetière, le fossoyeur n'avait jeté sur lui qu'un peu de terre, remettant au lendemain les soins de sépulture qu'il devait aux morts du dépôt arrivés ce soir-là. Mais, pendant la nuit, Beneyton recouvra ses sens et revint à la vie. Il se débarrassa facilement de la légère couche de terre où il était gisant, et, reconnaissant le lieu funèbre où on l'avait conduit, il fit tant de bruit à la porte du cimetière qu'on vint lui ouvrir, et qu'on le rendit à la vie vagabonde, où il recueillit plus de sous que jamais, en sa double qualité de mort et de vivant.

Mais voici un exemple plus récent cette année :

A Vaugneray, près de Lyon, on procédait un matin aux obsèques de M. Gros, dont le décès avait été déclaré la veille.

Déjà le prêtre était devant la maison mortuaire ainsi qu'une foule d'assistants ; la jeune fille du défunt voulut embrasser encore une fois son père, et elle crut s'apercevoir que son corps était chaud.

Elle lui prit une main, et sentit qu'on lui rendait son étreinte.

On accourut à ses cris ; on s'empressa autour du pseudo-mort qui, bientôt, ouvrit les yeux et prononça quelques paroles.

L'état de Gros était assez grave, mais non désespéré.

Les exemples s'accumulent sous ma plume, citons-en un de Pfendler relaté encore par le Dr Piedchaud.

C'était en 1820. — Une jeune fille de quinze ans, après des crises de chorée, de catalepsie, de tétanos avec forte raideur musculaire, fut comme foudroyée par la mort. — Qu'était-ce ? — Un sommeil léthargique dont ne parvinrent pas à la réveiller, avec les excitants les plus énergiques, les premiers médecins de Venise, accourus en grand nombre. Frank la jugea morte, tout en conseillant de surseoir à l'inhumation. Pendant vingt-quatre heures, aucun changement.

Déjà la cloche des morts était sonnée ; on venait d'habiller en blanc la jeune fille et de parer sa tête d'une couronne de fleurs lorsque son fidèle gardien, le Dr Frank, crut apercevoir un léger mouvement. Plus de doute, elle vit encore! Il se précipite vers elle, lui insuffle de l'air dans les poumons, la frictionne avec rage ; au bout d'une heure et demie, la malade respire enfin, ouvre les yeux et, se voyant environnée de cet appareil de mort, dit en riant : « Je suis trop jeune pour mourir! »

La crainte d'être enterré vivant avait fait écrire à Michelet dans son testament qu'il voulait qu'on gardât son corps le visage découvert pendant plusieurs jours, à moins qu'un docteur ne fît son autopsie.

Un personnage aussi singulier qu'estimable, le marquis d'Ourches, mort il y a quelques années, ayant eu un oncle qui avait été enterré vivant, était hanté par la crainte que le même sort lui fût réservé. Aussi avait-il fondé plusieurs prix pour récompenser ceux qui découvriraient un moyen scientifique et un moyen pratique usuel de reconnaître la mort réelle

Un être singulier, ai-je dit plus haut, le marquis l'était en effet, car, après avoir dépensé sa fortune en vrai marquis de l'ancien régime, il s'établit comme ouvrier aux Batignolles, travailla pour gagner sa vie, et, quand il eut recouvré la richesse, il ne voulut jamais renoncer à sa blouse de manœuvre.

L'Académie assaillie, à la suite de ce legs, de procédés plus ou moins dangereux, ne décerna ni prix ni encouragement, n'admettant pas qu'il y eût d'autre signe de la mort que la putréfaction. C'est cette crainte d'enterrer un léthargique au lieu d'un mort qui faisait garder aux Romains pendant sept jours les cadavres de leurs défunts en poussant des hurlements de temps en temps, et en l'appelant à grands cris, pratique qui s'était conservée en Picardie, en Languedoc et en Corse où on va même jusqu'à fustiger le mort, afin de le réveiller au cas où il ne serait qu'endormi.

Un exemple qu'il faut citer encore est celui de la femme léthargique de Beaujon qui a fait tant de bruit dans la presse il y a trois ou quatre ans, et qui, comme presque tous les cas de léthargie, s'est terminé par un retour complet à la santé, ce qui, en général, est la règle. Le réveil se fait doucement, sans secousse; seulement les malades sont affaiblis et amaigris; ils ont perdu leur poids et leurs forces, puisqu'ils ont, pendant cette période pâle de leur existence, vécu aux dépens de leur propre substance; en un mot, ils sont devenus autophages, comme ces jeûneurs, Succi, Merlatti *e tutti quanti*, compromettant à plaisir leur existence, pour donner un exemple absurde, inutile, que personne n'est tenté de suivre, encore moins les boulangers, bouchers et épiciers, que les autres.

On a vu cependant la léthargie, en se prolongeant pendant trop de temps, entraîner la mort par l'interruption, le ralentissement et l'extinction successive des fonctions de nos divers organes; mais cela est rare.

Quant au diagnostic différentiel entre le coma et la léthargie, il est facile à faire, la dernière affection survenant brusquement sans symptôme prémonitoire, tandis que la première s'accompagne toujours d'un état grave : apoplexie, fièvre typhoïde, méningite ou empoisonnement par les narcotiques.

La léthargie se distingue de la narcolepsie, qui, comme elle, atteint brusquement les sujets en ce qu'elle dure plus longtemps, que le malade a conscience de ce qui se passe autour de lui, entend ce qu'on dit, tandis que le narcoleptique, abîmé par un profond besoin de sommeil, n'entend ni ne comprend rien de ce qui se dit ou se passe autour de lui ; enfin, pour que ce dernier s'endorme, il faut qu'une impression vive, une émotion subite, une passion exagérée le saisisse et l'affaisse ; rien de semblable pour le léthargique.

En présence d'un cas de léthargie prolongée, il est des devoirs qui s'imposent à l'entourage du malade d'une part, au médecin de l'autre. Le premier ne doit pas songer à l'inhumation avant que la décomposition du cadavre et des taches verdâtres apparaissant sur le ventre aient démontré qu'il n'y a plus à redouter une inhumation précipitée. Le second doit s'attacher à percevoir, à différentes heures, le moindre frémissement du cœur et le plus léger soulèvement des poumons, et les provoquer par l'application des courants continus. J'ajoute qu'on peut, ce me semble, provoquer le réveil des fonctions organiques plus activement qu'autrefois en faisant à diverses reprises des injections sous-cutanées d'incitants vitaux tels que : éther, caféine et arséniate de strychnine. On n'y a pas songé jusqu'à présent, et cependant cette médication me paraît la plus sûre et la plus prompte à mettre en œuvre dans ces cas embarrassants.

Mentionnons encore les moyens employés par M. Lhuys, dans le cas suivant :

Le 19 février 1892, Pierre B... âgé de dix-huit ans, employé, après une course, rentrait chez lui quand, dans la rue du Louvre, il est atteint de léthargie à sept heures du matin. Il tombe à terre sans connaissance et transporté à la Charité. L'attaque présentait tous les symptômes classiques, et on fit en vain le possible pour le réveiller : les membres restaient en résolution, l'insensibilité était absolue.

L'interne du Dr Lhuys employa la suggestion et le souffle pour ramener le mouvement des membres : en ouvrant les yeux, on obtint la catalepsie, puis le somnambulisme ; le malade put enfin dire quelques mots. On lui *ordonna* alors de se réveiller complètement dans une demi-heure et d'avoir faim Ce qu'il fit ; après quoi, il s'en retourna chez lui.

CHAPITRE IV

DES TREMBLEMENTS. — PARALYSIE AGITANTE. — CHORÉE. — CRAMPE DES ÉCRIVAINS, DES MUSICIENS ET DES MAITRES D'ARMES

Tremblements et maladie de Parkinson. — Tout le monde connaît le tremblement sénile, c'est-à-dire celui qui est occasionné par la vieillesse; il affecte surtout la tête et le cou et disparaît quand la tête repose sur un oreiller; on le rencontre chez des personnes relativement jeunes soumises à un froid humide, ayant éprouvé une violente émotion ou une vive frayeur (Van Swieten l'a observé chez un sujet terrifié par un éclat de tonnerre). Combien de personnes ayant ressenti une joie vive conservent pendant quelque temps du tremblement dans leurs membres! Les ouvriers doreurs, chapeliers, miroitiers, les ouvriers des mines d'Almaden et d'Istria y sont sujets, parce qu'ils manient le mercure. Il en est de même pour les peintres, les ouvriers typographes, les plombiers et les broyeurs qui touchent le plomb ou la céruse. On reconnaît également un tremblement alcoolique, résultat de l'abus des boissons et surtout du vin blanc ; les buveurs à l'excès de thé et de café, les fumeurs ou mangeurs d'opium, de hachish, ceux qui ont été empoisonnés par les champignons et l'arsenic y sont également sujets. Les fumeurs endurcis tremblent aussi, surtout quand ils fument à jeun (Guéneau de Mussy).

Enfin le tremblement accompagne d'autres maladies, par exemple : l'ataxie, l'hémiplégie, l'épilepsie, l'hystérie, la paralysie générale dont les débuts s'annoncent par un tremblement des lèvres, de la face et de la langue.

Cette affection est héréditaire; j'en ai eu un exemple dans ma famille : un de mes oncles était affecté du tremblement dit *négatif* (la tête oscille horizontalement, tandis que dans le tremblement *affirmatif*, elle s'incline de haut en bas). Son fils, médecin, en fut atteint à cinquante ans.

Quand les tremblements sont passés à l'état chronique et s'accompagnent de rigidité musculaire, ils constituent la paralysie agitante, dite aussi maladie de Parkinson, du nom du médecin qui le premier l'a décrite. Il y a une chose qui frappe aussitôt qu'on voit un malade de ce genre, c'est l'immobilité de sa figure : on dirait quelqu'un parlant derrière un masque; sa voix elle-même se débite monotone et lente sans aucune inflexion : c'est habituellement dans les membres supérieurs, l'avant-bras, le bras que le mal débute par des oscillations que le sujet, avec un peu d'attention ou de volonté, peut dominer quelque temps. Plus tard, le mal s'étend et gagne tout le corps ; les malades ne peuvent plus s'habiller, manger, leurs doigts se soudent, leurs corps aussi, ils s'asseoient et se relèvent d'une seule pièce, la tête empalée dans les épaules ; — si on veut faire marcher le sujet, il penche son corps en avant et trottine tout d'une pièce ; l'intelligence s'obscurcit après un temps plus ou moins long et le coma est le dernier acte du drame.

Cette maladie, qui met un temps assez long à évoluer, dix, quinze, trente ans parfois, défie les ressources de l'art ; et on peut dire d'elle comme de quelques autres, mais avec plus d'exactitude encore, *opprobrium artis*. Aussi une communication faite sur cette maladie, il y a trois ans, à la Société médicale des Hôpitaux, par MM. Lhuys et Gaucher, a-t-elle intéressé vivement le corps médical ; ils ont amené devant elle un garçon de magasin atteint depuis quatre ans de paralysie agitante, qui, après avoir inutilement subi plusieurs traitements, a été guéri en regardant les étincelles lumineuses émergeant d'un miroir à alouettes mis en rotation devant lui. Il est probable que ce miroir agit favorablement, par une sorte d'hypnotisme amenant le sommeil. Mais qui se serait douté qu'un miroir aux alouettes pouvait guérir une affection aussi opiniâtre ? Et en a-t-on guéri d'autres depuis ?

Chorée. — La chorée ou danse de Saint-Guy

est une névrose caractérisée par des secousses involontaires et désordonnées des membres et, plus tard, de tout le corps. Elle est plus particulièrement l'apanage du sexe féminin et de la jeunesse, et a pour causes ordinaires la frayeur, une croissance trop prompte, de la fatigue intellectuelle. des habitudes solitaires et le rhumatisme. Il est rare qu'elle survienne brusquement; elle débute d'habitude par un membre et surtout par le côté gauche (hémichorée), de là s'étend au reste du corps, affecté de mouvements désordonnés accompagnés de grimaces, de claquements de langue, de roulements d'yeux et de chutes. Le malade lance, par exemple, ses bras pour saisir un objet, mais la main dépasse le but, ou bien il le renverse ; s'il l'a saisi, c'est pour le laisser tomber. Plus tard, le malade a peine à parler; incapable de marcher, étendu sur son lit, il en use les draps, et s'écorche la peau à force de remuer sans cesse. Au bout de quelque temps, il devient emporté, plaignard, rit ou pleure sans motif et perd la mémoire; enfin, dans quelques cas rares, la mort survient par épuisement nerveux.

J'ai eu pour camarade de chasse un monsieur affecté de chorée aboyante ; il poussait, surtout quand il était préoccupé, attendant les lapins et les lièvres rejetés sur nous par les rabatteurs, de véritables aboiements qui eurent le don de nous horripiler d'abord et qui faisaient, par leur violence extrême, filer le gibier par la tangente. La chorée *Saltatoria* des anciens était pour eux une chorée particulière, s'accompagnant des symptômes ordinaires à la danse de Saint-Guy, c'est-à-dire d'incoordination générale des mouvements et de folie musculaire, parfois même de dansomanie, mais surtout d'un besoin irrésistible de sauter; quand les pieds touchent à terre, le sujet se redresse brusquement comme un diable noir au fond de sa boîte, et s'élance en avant ou en arrière. A ce même genre de chorée on peut logiquement, je crois, rattacher la *chorée grimpante* caractérisée par le besoin de monter sur les chaises, les meubles, un arbre ou les épaules de quelqu'un. Un jeune enfant, que j'ai eu à soigner, cherchait malgré lui à grimper sur tous les meubles; tombait-il, il recommençait d'instinct, sans écouter les réprimandes, sautant constamment en l'air et s'efforçant toujours de *crocher* quelque chose.

Il existe encore, ainsi que l'a prouvé M. Sée, une chorée *électrique* très bizarre. « Des secousses semblables à des décharges d'électricité se manifestent successivement dans un doigt, un membre, une moitié de la face, surtout la moitié droite, pour envahir en peu de jours la moitié correspondante du corps. » C'est à cette catégorie de malades qu'appartiennent les femmes-torpilles, qu'on ne peut toucher sans ressentir une secousse électrique (sirènes des théâtres forains).

Ainsi que l'a dit le Dr Olivier dans une de ses leçons cliniques sur les maladies des enfants, la chorée est une maladie cyclique, c'est-à-dire évoluant dans un cercle déterminé, susceptible de guérir seule et sans remèdes ; seulement, elle laisse souvent des tics persistants et fort déplaisants surtout pour les jeunes filles.

Cette névrose est héréditaire. Le Dr Bidon, de Marseille, parle d'une femme de trente-cinq ans, chez qui la chorée a commencé à vingt-sept ans, sous l'aspect d'une forme moyennement grave de chorée de Sydenham. La mère avait été prise à trente-cinq ans de la même maladie, qui l'avait tuée à quarante-six ans. Deux frères de la mère ont la même maladie, tandis que ses quatre sœurs restèrent en bonne santé. La malade a deux sœurs bien portantes jusqu'ici (âgées de vingt-cinq et trente ans), et deux filles dont l'aînée (vingt et un ans) est choréique depuis deux ans, tandis que la cadette dix ans) est saine.

Quant au traitement, nous devons avouer qu'il est peu de maladies qui aient à leur actif autant de médicaments soi-disant héroïques..... dans les mains de leurs inventeurs. Au résumé, la chorée étant un trouble de la coordination des mouvements, il est rationnel de les régulariser et de les calmer, tout en fortifiant les malades par tous les moyens possibles : fer, quinquina, amers, hydrothérapie. Eh bien, les meilleurs calmants sont d'abord : le bromure de potassium qui est le médicament préféré par M. Dujardin-Beaumetz, et le chloral recommandé par M. Cadet de Gassicourt. D'autre part, MM. Aran, Guersan, Olivier préconisent l'emploi de l'arsenic. M. Planat s'est bien trouvé de son côté de la picrotoxine qui est douée de propriétés anticonvulsivantes.

Quant à nous, nous recommandons dans cette maladie, en nous appuyant sur l'opinion des auteurs précités, l'usage des dragées Gélineau composées de bromure de potassium, d'arsenic et de picrotoxine, prises en petit nombre, une, puis deux par jour et données, dissoutes, aux repas. Nous y joignons, le soir, une, deux ou trois cuillerées à café de sirop sédatif, à base de bromure de potassium et de chloral mêlé avec du sirop de groseille étendu d'eau, ou à la tisane de pommes sucrées. Nous conseillons encore, suivant la méthode du Dr Dresch, de Foix, le salicylate de soude (1 à 4 grammes par jour) en plusieurs fois et l'enveloppement du corps dans un drap humide. Cette application se fait deux fois par jour. On trempe le drap dans de l'eau froide à 10 ou 12 degrés centigrades ; on le jette sur les épaules du malade, et on l'y laisse deux ou trois minutes, pendant lesquelles le malade est frictionné énergiquement et fouetté avec le plat de la main sur le corps et les membres.

Dès que le malade se réchauffe, on jette pardessus le drap mouillé une couverture de laine, et il reste ainsi une demi-heure dans cette espèce de bain de vapeur.

Cette application détermine du calme, apaise l'agitation des membres et favorise le sommeil.

Ce que nous avons dit précédemment sur la nécessité du séjour à la campagne, au grand air, des distractions, des promenades, de l'absence d'émotions et du repos intellectuel, s'applique merveilleusement aux choréiques ; si la maladie résiste et s'aggrave, le repos au lit, l'obscurité et le silence seront imposés.

Le régime doit être tonique et la nourriture fortifiante et animalisée, la chorée étant une maladie dépressive. Enfin, la gymnastique, disent MM. Axenfeld et Huchard, dans leur traité des névroses, seule ou associée aux autres méthodes de traitement, est certainement un des meilleurs moyens qu'on puisse opposer à la chorée ; outre son action générale, elle paraît en exercer une toute particulière sur le système musculaire dont elle corrige les habitudes vicieuses, régularise les contractions désordonnées, en les soumettant à une sorte de discipline. Elle en augmente, enfin, la puissance réelle en y activant la nutrition. Dès 1827, Louvet-Lamare publiait une observation où il démontrait le bon effet des mouvements cadencés (action de sauter à la corde) sur la chorée. Récamier insistait sur cette gymnastique raisonnée ou méthodique, *jussa et ordinata*, qui consiste à faire prédominer chez les malades les mouvements volontaires sur les mouvements involontaires ; c'est ainsi qu'il imposait la danse, les exercices rythmés, qu'il envoyait les enfants suivre au pas les tambours battant la retraite.

Plus tard, Trousseau[1] faisait exécuter aux

1. Trousseau, Clinique médicale de l'Hôtel-Dieu.

choréiques des mouvements rythmiques en les plaçant devant l'instrument appelé métronome ou devant le balancier d'une grande pendule de campagne, ou d'un coucou faisant entendre un tic-tac régulier. Il les forçait à mettre leurs mouvements en mesure avec les oscillations de ce balancier : « On commence par faire exécuter au commandement des mouvements partiels, puis des mouvements d'ensemble, en permettant d'abord d'aller rapidement, ce qui est facile, et ensuite plus lentement. » Par ces moyens, Trousseau dit avoir réussi à modifier non seulement les accidents de la danse de Saint-Guy, mais encore d'autres chorées et les tics en particulier.

Il croit que dans cette méthode de traitement une volonté étrangère se substitue peu à peu à la volonté du malade, impuissant à coordonner les mouvements.

MM. Blache, père et fils[1], ont aussi conseillé la gymnastique proprement dite, dans le but de fortifier le système nerveux et de régulariser les mouvements musculaires. On conseille d'abord les mouvements simples en mettant les malades dans une position verticale, en face du gymnasiarque qui les commande et exécute les mêmes mouvements qu'eux ; ils fléchissent les bras, les genoux, le corps en mesure ; ils frappent du pied la terre, allongent les bras, les ramènent en chantant et en mesure. Après cette série

1. *Traitement de la chorée par la gymnastique* (*Bulletin de l'Académie de Médecine*, 1853-54, Blache fils), Chorée grave. Guérison par le massage et la gymnastique (*Gazette hebdomadaire*, 1884).

d'exercices, ils marchent, sautent et courent toujours en cadence sur un rythme régulier. Plus tard, ils font l'exercice du trapèze; et, chaque jour, les enfants répètent ces mêmes exercices, à la condition toutefois de ne pas se fatiguer.

La gymnastique est recommandée par M. Blache fils, dans toutes les chorées, légères ou sérieuses, et surtout dans les chorées invétérées. Au début, l'application est difficile et les membres des enfants font de fréquentes échappées, mais, avec un peu de patience, on obtient une certaine régularité dans les mouvements qui peu à peu finissent par s'exécuter avec ensemble.

Je me suis bien trouvé dans cet ordre d'idées de suspendre au cou des enfants un petit tambour et de les faire frapper dessus, en mesure, pendant que la mère ou le père chante une chanson populaire, à rythme accentué dans la mesure de 2/4 ou de 6/8. Quand le piano accompagne la voix, la mesure est mieux scandée ou marquée, et cette symphonie d'un nouveau genre paraît plus facile.

Les bains frais, la natation, quand l'état du sujet s'est un peu amélioré, l'enveloppement dans le drap mouillé, tel que je l'ai décrit peuvent avec avantage être adjoints à ce traitement quand il n'existe pas de douleurs rhumatismales. Quand le malade s'aguerrit et ne ressent plus l'impression salutaire du froid, et qu'il ne tremble plus sous le drap mouillé, il faut répandre sur le sommet de la tête un ou deux arrosoirs, munis de leurs pommes, d'eau bien froide, par-dessus le drap.

« Cette médication, dit Trousseau, agit tout à la fois par les propriétés sédatives et toniques du froid, et aussi par la perturbation momentanée qu'elle occasionne dans le système nerveux; si elle n'enraye pas les accidents, si elle n'abrège pas sensiblement la durée du mal, elle en modère l'intensité, et, par l'influence favorable qu'elle exerce sur l'ensemble des fonctions de l'organisme, elle met les individus dans de bonnes conditions pour supporter des attaques. »

On a employé également les bains d'immersion avec succès dans le traitement de la chorée, mais comme, en général, on a affaire à des enfants nerveux, délicats et impressionnables, beaucoup en sont péniblement impressionnés; aussi ne conseillé-je point d'y recourir, au premier abord; mieux vaut débuter par l'emmaillottement humide, en employant d'abord de l'eau attiédie, puis de plus en plus froide.

Il est évident que des bains de rivière et de mer agiront aussi favorablement. On a même cherché dans certains établissements d'eaux minérales à donner des bains de lame aux choréiques en les attachant sur le siège d'une escarpolette qui, dans sa période de descente, traverse la surface de l'eau d'une piscine. L'idée est bonne et mérite d'être mise en pratique.

Dans les cas rebelles, ces moyens sont insuffisants, et il faut recourir à une hydrothérapie sagement dirigée par un médecin et dans un établissement recommandable.

Quand le mal n'a pas été enrayé et que les malades constamment couchés ont des mouvements incessants et désordonnés, qu'ils s'élancent involontairement de leurs lits, on peut les placer dans ce que les marins appellent un cadre — c'est-à-dire un lit composé à la partie inférieure d'un fond assez large en bois de 1^{m},25 à 1^{m},50, et d'une longueur proportionnée à la taille du sujet; — sur les côtés de ce fond on cloue une toile assez forte qui forme les parois du lit et a 1 mètre ou 1^{m},25 de hauteur. Ces quatre coins sont suspendus par une corde qu'on attache aux murs de la chambre ou au plafond. On a de cette façon un lit mobile profond, muni d'un ou deux matelas, d'un oreiller, et dont les malades ne peuvent sortir dans leurs mouvements involontaires.

Si leur agitation est extrême, on peut le garnir en dessus d'un filet en petite corde qu'on attache au-dessous du cadre, et de cette manière le malade est à l'abri de toute chute sans qu'on ait besoin d'employer, comme on le fait trop souvent, la camisole de force qui les exaspère au plus haut degré, et dont les liens excorient leur corps sans cesse en mouvement.

Les parois de ce lit mobile empêchent les meurtrissures des membres qui surviennent infailliblement quand le lit est en bois, et quand on ne le matelasse pas. Enfin ce procédé est simple, commode, peu coûteux et assez chaud pour qu'on n'ait pas besoin d'empiler maintes couvertures ; rien n'est plus facile, du reste, que d'y mettre des bouteilles d'eau chaude dans la saison froide.

Les mouvements des enfants dans les chorées graves sont tellement fréquents qu'il arrive que les draps s'usent avec un frottement continuel et sont réduits en peluche. Cet inconvénient serait peu de chose si le mal se bornait là, mais il arrive aussi que la peau rougit et bientôt s'excorie ; — de là des escarres ou des plaies tendant sans cesse à s'agrandir et occasionnant des douleurs et des cris des plus aigus. — C'est un supplice intolérable pour les sujets et leurs parents ; on ne peut calmer les souffrances des malheureux patients qu'à force de chloral et de bromure de potassium à hautes doses ; cependant, il est un pansement local que j'emploie avec succès dans ces cas désespérants, et que je dois citer ici, malgré sa vulgarité. On place sous les fesses du choréique une couenne épaisse de lard frais, non salé, qu'on renouvelle tous les deux ou trois jours.

Si tout cela ne réussissait pas encore, on emploierait enfin l'emmaillottement à la façon de Trousseau ; c'est-à-dire qu'on matelasse de plusieurs couches de coton, les membres et le corps du malade ; on les assujettit avec des bandes de toile ; cela fait, on étend les bras, le long du corps et on matelasse à nouveau, puis on en fait autant aux jambes, de manière à immobiliser le sujet sans gêner sa respiration ; l'appareil est renouvelé toutes les vingt-quatre heures, et, le plus souvent, cette méthode, qui détermine un repos forcé des muscles, calme aussi leurs mouvements désordonnés et leur perpétuelle jactitation.

Nous demandons pardon à nos lecteurs de les avoir si longuement entretenus de l'hygiène du choréique, mais, il n'est guère de maladie où elle joue un rôle aussi important que dans celle-là.

Crampes des écrivains, des musiciens et des maîtres d'armes. — C'est une sorte de chorée partielle dépendant d'une fatigue professionnelle de la main. Heyfelder, à qui nous devons la première étude complète sur cette maladie, la définit : un tremblement convulsif des trois premiers doigts de la main droite qui fait divaguer la plume sur le papier et, dans un égarement involontaire de ces mêmes doigts, leur fait lâcher la plume. Hors l'action d'écrire, ils jouissent de la même force, de la même adresse, de la même santé et de la même promptitude de mouvements.

On l'observe surtout chez les employés, les commis aux écritures, les expéditionnaires, les copistes, en un mot, chez ceux contraints à faire courir leur plume alerte, pendant de longues heures ; voilà pourquoi on ne l'observe pas chez les enfants.

Sa cause est surtout une fatigue des muscles qui entrent en jeu dans cet acte si simple, l'écriture, ou du moins qui nous semble si facile, tandis qu'en réalité il met en mouvement une infinité de muscles et d'articulations, depuis le bout des doigts jusqu'à l'épaule elle-même. Tout d'abord, on ressent de temps en temps, surtout après avoir écrit pendant des heures, une sorte de tension ou de pesanteur dans la main qu'on est forcé de laisser immobile. Mais cette fatigue est passagère. Si on ne lui obéit pas, les caractères sont moins nettement tracés, les pleins et les déliés ne se reconnaissent pas les uns des autres ; plus tard, le mal se traduit par des crampes des muscles fléchisseurs, des extenseurs, qui remontent jusqu'aux muscles de l'épaule et de la poitrine.

D'autres fois le pouce ou l'index sont agités par des secousses fréquentes.

Mais la fatigue, l'effort excessif de la main ou des doigts ne suffit pas à elle seule pour déterminer cette maladie, il faut qu'il s'y joigne en même temps une prédisposition spéciale à la personne. Que de gens, en effet, qui écrivent du matin au soir et qui en sont exempts, tandis que d'autres en sont atteints après deux ou trois heures seulement d'application. Ce sont les personnes très impressionnables, ayant des palpitations nerveuses, souvent des hystériques qui ont à en souffrir. D'autres ont eu antérieurement des rhumatismes, ce qui n'a rien d'étonnant en raison de l'affinité existant entre cette maladie et les névroses.

« L'influence héréditaire ne saurait être niée. M. Gallard cite un malade atteint de crampe des écrivains, dont la mère et la sœur présentaient la même affection. C'est le plus souvent donc chez des gens prédisposés, à manifestations névropathiques multiples, que se montre cette névrose. Quelquefois même, on retrouve chez ces malades des affections du même genre dans d'autres régions, et on a vu un véritable spasme de la glotte coïncider avec une crampe des écrivains [1].

« L'influence de la tension intellectuelle, du travail cérébral, s'ajoutant à l'acte tout manuel d'écrire, a été notée spécialement par M. Gallard, comme une des causes déterminantes de la crampe des écrivains. Alors médecin en chef de la compagnie du chemin de fer d'Orléans, il avait observé cette affection surtout chez les employés supérieurs qui, tout en écrivant moins que les expéditionnaires, fournissent une somme de travail cérébral supérieur.

« On a prétendu que l'habitude prise par certaines gens d'écrire dans des attitudes vicieuses et des positions gênantes favorisait et même pouvait amener le développement de la crampe des écrivains.

« Fœlton avait attribué aux plumes métalliques l'origine de cette affection, mais l'explication qu'il en donnait était au moins bizarre. Pour lui, l'électricité du corps se perdait dans le sol par l'intermédiaire de la plume, et cette déperdition de fluide amenait les désordres spéciaux et l'affaiblissement du bras.

« Il se pourrait, et nous le croyons, que l'usage

1. *De la crampe des Écrivains*, thèse pour le doctorat, par E. Lallemand. Paris, H. Jouve, 1887.

des plumes métalliques ait contribué à rendre la crampe des écrivains beaucoup plus fréquente. Quand on se servait autrefois de la plume d'oie, la pression qu'on exerçait sur le papier avec le bec était très légère, et la plume glissait en quelque sorte en écrivant.

« Il n'en est plus de même avec les plumes métalliques qui exigent une pression bien plus forte, et par suite une contraction musculaire plus énergique. On comprend facilement que, dans ces conditions, la fatigue musculaire survienne plus rapidement et continue ainsi à produire la névrose[1].

« Cette névrose n'est pas spéciale aux écrivains, ainsi que nous le disions tout à l'heure, et on l'a observée chez les pianistes, chez les fleuristes, chez les cordonniers (Clémens, 1856), chez les couturières (Locher Baller), chez les cigarettières. On l'a observée aussi chez les joueurs de violon ou de harpe, les graveurs, les compositeurs d'imprimerie, les trayeurs de vaches; M. Onimus a observé chez les employés du télégraphe des troubles tout à fait analogues à ceux de la crampe des écrivains qu'il appelle *Mal télégraphique*[2]. L'usage du télégraphe Morse en est la cause la plus fréquente, en raison de la difficulté de coordonner les mouvements qui doivent

1. Sainte-Beuve faisant des cours à Liège, en 1849, fut atteint, écrivant constamment, de ce mal, et avait les muscles du bras droit à demi paralysés; aussi n'écrivait-il plus que des billets et était-il obligé de dicter toutes ses lettres un peu longues (*Journal des Goncourt*).

2. *Société de Biologie*, 9 mars 1878.

alternativement former les points et les traits; mais cela n'arrive que chez ceux qui sont le plus nerveux et le plus impressionnables. »

Les plieuses de journaux, les maîtres d'armes sont également sujets à ces troubles de la motivité qui ont pour caractère générique l'*excès de fonctionnement*. On sait que l'adversaire malheureux de M. de Morès, le capitaine Meyer, qui faisait constamment des armes, était sujet à ces crampes, et le ministère public a même cherché, mais vainement, à faire condamner ce dernier, en invoquant des conditions d'infériorité pour M. Meyer.

On devrait, à l'exemple du docteur Huchard, englober toutes ces affections sous le nom collectif de *spasmes fonctionnels*. Ces symptômes, bornés d'abord aux doigts, envahissent l'avant-bras et le bras lui-même. Cet état peut même réagir sur tout l'organisme et occasionner des palpitations, de l'insomnie, des vertiges, des points douloureux à la colonne vertébrale. Le sujet perd peu à peu ses facultés intellectuelles, sa mémoire, son activité. On a vu même l'aliénation mentale survenir comme si (ce qui est vrai) une lésion nerveuse locale se transmettait peu à peu jusqu'au cerveau et le faisait éclater comme une mince traînée de poudre aboutissant à un magasin.

Nous avons dit plus haut que ce n'était qu'en 1835 qu'Heyfelder a fait connaître cette maladie comme névrose à part, mais elle était connue des Romains, et le docteur Jacoby, dans son livre

De la sélection, nous dit que Suétone était saisi de temps en temps d'un engourdissement de l'index et de la main droite. Cet engourdissement était accompagné de contracture des muscles avec tremblements, en sorte qu'il était forcé de faire usage d'un anneau de corne pour écrire. L'habitude qu'avaient les Romains d'écrire avec un stylet en métal sur des tablettes couvertes de cire devait, en effet, fatiguer singulièrement leur main et l'avant-bras.

Quant à la nature du mal, on comprend aisément, d'après ce que nous avons dit, que ce n'est pas seulement un mal local, mais bien plutôt la manifestation d'un désordre cérébral, d'une paralysie, ou un affaiblissement des centres modérateurs de l'action réflexe dans le cerveau. Rosenthal compare la crampe des écrivains aux troubles de coordination de la parole qui constituent le bégayement.

Traitement médical et hygiénique. — Cette affection, une fois qu'elle est bien confirmée, fait le désespoir des médecins. Tous les médicaments essayés contre elle n'ont encore guère donné de résultat ; le repos absolu est la condition essentielle pour guérir.

Après les succès obtenus par la ténotomie, Stromeyer eut l'idée de l'appliquer à la crampe des écrivains et, en coupant le muscle contracteur, il obtint une guérison ; mais tous ceux qui l'ont imité n'ont recueilli que des insuccès ; aussi, avant ces dernières années, les malades, à l'exemple (sans le savoir) de Suétone, corrigeaient-ils, en partie, leur infirmité en donnant à leur porte-plume un gros volume, ils en réunissaient cinq ou six en un seul faisceau, ou bien le plongeaient dans un gros bouchon, une pomme de terre, une carotte ou un roseau.

Cazenave, un des premiers, mit cette vulgaire idée en pratique, et proposa un certain nombre d'appareils, dont les malades pouvaient se servir avec quelque avantage. Nous citerons, entre autres appareils, la simple balle de caoutchouc que M. Constantin Paul fait placer dans la main des malades atteints de la crampe des écrivains.

M. le docteur Bouchut rapporte aussi (1880) qu'un certain nombre de malades se guérissent avec une plume à manche métallique de cuivre, seul ou entouré d'un fil de zinc, ou avec une plume d'aluminium, ou bien encore avec une plume d'or et d'argent.

Nüssbaum (Munich, 1883) a imaginé un nouvel appareil qui permet d'écrire en mettant en jeu les muscles antagonistes de ceux qui sont atteints de la crampe des écrivains. « En quelques heures, dit Nüssbaum, les malades apprennent à écrire avec ces extenseurs. La crampe ne reparaît plus. Les malades peuvent même assez promptement revenir au mode habituel d'écrire, mais il est prudent de leur faire continuer pendant un certain temps l'usage du bracelet. »

Cependant tous ces appareils ne sont que des moyens palliatifs qui souvent ne réussissent pas et, en outre, tous ces « procédés mécaniques » n'ont pas d'action durable.

Burq relate dans la *Gazette des hôpitaux* (1879) une observation de crampe des écrivains, guérie par l'emploi de l'*or* intus et extra. Le malade prenait matin et soir, dans un peu d'eau, quatre à cinq gouttes d'une solution de chlorure d'or à 1 pour 20; on lui appliqua ensuite sur le bras droit quelques pièces d'or cousues sur un ruban qu'il garda jour et nuit.

Après un mois de ce traitement, son état s'était tellement amélioré qu'il put entrer dans une maison de banque où il tenait la plume depuis huit heures du matin jusqu'à sept heures du soir.

J'ai réussi à guérir cette névrose chez un contrebassiste de l'Opéra-Comique en le soumettant à l'usage des dragées antinerveuses (2 par jour) et d'une cuillerée à bouche, le soir, du sirop sédatif. Il prenait, en outre, matin et soir, dans un peu de tilleul sucré, 10 à 20 gouttes de teinture de gelsémium.

Roslander, voyant dans la crampe des écrivains une sorte d'affaiblissement, de parésie musculaire, conseille contre elle les injections sous-cutanées de strychnine dans l'avant-bras, les excitants et le massage. Celui-ci consistait en frictions prolongées des muscles de la main et de l'avant-bras, et on les tapotait ensuite avec un petit marteau de bois.

De notre temps, on n'a guère confiance que dans le massage et dans l'électricité. Nous devons ajouter cependant que le Dr Bianchi a guéri un malade en lui faisant six injections de strychnine. Aussi recommandons-nous, tout en ayant recours au massage, de pratiquer tous les jours, au haut de l'épaule, à sa partie antérieure, l'injection d'une demi-seringue de Pravaz, de la solution d'arséniate de strychnine de Roussel; après la quatrième, on injecte la seringue entière, à moins que le malade ne se plaigne de raideurs dans les mollets et les mâchoires.

Quant au massage, il demande à être dirigé par une main experte. N'est pas bon masseur qui veut ; trois préceptes à noter à ce sujet : 1° le massage ne doit jamais aller jusqu'à la contusion, il doit rester bien en dessous; 2° les frictions doivent être centripètes et non centrifuges; 3° on ne doit faire qu'une séance par jour.

Quand l'amélioration commence à se montrer, il ne faut pas pour cela interrompre le traitement parce qu'on rechuterait. Le malade amélioré ne doit pas reprendre de suite son ouvrage accoutumé, il faut qu'il recommence à écrire avec un morceau de craie, puis avec un gros crayon, et enfin avec une grosse plume qu'il ne gardera pas longtemps en main, sans se reposer.

Quant à l'électrisation, Duchenne de Boulogne avouait avec découragement n'en avoir obtenu aucun résultat, et cependant Neftel de New-York la regarde comme le seul et le meilleur traitement de la crampe des écrivains en même temps que de la crampe des pianistes. « Il produit [1] à

1. Dr Lallemand, ouvrage cité, p. 47.

l'aide de courants d'induction, dont il augmente très rapidement l'intensité dans la même séance, des contractions tétaniques des groupes musculaires de la région ou du voisinage du nerf affecté. Il obtient ainsi pendant quelques secondes une flexion et une extension forcées des articulations carpienne et radio-cubitale et des doigts, et cela à plusieurs reprises. Il constate que chaque séance se termine par une sensation de soulagement considérable, voire même par une disparition temporaire de la douleur. On répète chaque jour cette tétanisation, et l'on voit graduellement disparaître la douleur. L'élément inflammatoire se dissipe à jamais, et selon le cas on observe un retour partiel ou total de la fonction. Neftel attribue cet heureux résultat à l'élongation des rameaux nerveux produite par des mouvements physiologiques forcés. Il fait également la part de l'action sur les vaisseaux sanguins et lymphatiques qui entraîne une suractivité dans la nutrition des tissus ralentie probablement jusque-là par l'agent nocif. »

Si tous ces traitements ne réussissent pas, il reste au malade une dernière ressource, celle d'essayer d'écrire avec la main gauche ; — cela semble très difficile au début, mais on finit par s'y habituer, et, à la longue, on réussit à se faire lire par tout le monde. Malheureusement le tremblement reparaît à la main gauche, ainsi que cela est arrivé à un malade de Neftel dont nous citons en terminant l'observation reproduite dans la thèse du Dr Lallemand.

Un teneur de livres, âgé de quarante ans, bien constitué, mais prédisposé aux syncopes, souffrait depuis dix ans d'une crampe des écrivains, et avait appris à se servir de la main gauche, quand le mal envahit aussi cette dernière. Il en était réduit à ne plus pouvoir, à table, se servir de ses mains; il lui était impossible de couper son pain, sa viande, de tenir fourchette, couteau et cuiller, ou il les tenait à poings fermés. Aussitôt qu'un objet était placé entre son index et le pouce de l'une et l'autre main, la crampe survenait, et il le laissait tomber.

Neftel, après douze séances d'électricité, le mit en état de pouvoir tenir sa fourchette et son couteau; après la quinzième séance, il tenait sa plume quelques instants; — après vingt, il pouvait écrire de la main gauche; — l'amélioration était donc incontestable. Nos moyens d'action sont si minimes dans cette maladie que j'ai été entraîné à m'étendre assez longuement sur le massage et l'électricité, les deux bases fondamentales du traitement de cette petite, mais tenace névrose.

CHAPITRE V

TICS DOULOUREUX. — NÉVRALGIE FACIALE

Des Tics. — Il en existe de deux sortes, les douloureux et les non douloureux.

Le tic douloureux, d'après Trousseau, est une sorte de chorée partielle. Il consiste en contractions instantanées, rapides, involontaires, généralement limitées à un petit nombre de muscles et le plus souvent aux muscles de la face, mais susceptibles d'en affecter d'autres, ceux du cou, du tronc ou des membres. C'est tantôt un clignotement des paupières, tantôt un tressaillement convulsif de la joue, parfois un mouvement de l'aile du nez; d'autres fois un tremblement de la commissure des lèvres; chez les uns, c'est un hochement de tête, une conversion brusque et passagère du cou, se répétant à chaque instant; chez les autres, c'est un soulèvement d'épaules, une agitation convulsive des muscles abdominaux ou du diaphragme. En un mot, c'est une variété infinie de mouvements bizarres qui échappent à toute description.

« Affection chimérique par excellence, dit

Trousseau, faisant pour ainsi dire partie de la constitution de celui qui en est atteint et qui souvent est le seul à ne point s'en apercevoir. »

Elle guérit difficilement ; mais, chose singulière, elle est susceptible de changer de place. En effet, quand, par une médication appropriée et une gymnastique spéciale aux muscles qui en sont le siège, on est parvenu à faire cesser un tic, il est rare qu'il ne reparaisse pas à bref délai, en un autre point du corps.

Ces tics s'accompagnent souvent d'une sorte de cri rauque, de jappement de la voix qui sont produits par la contraction subite des muscles du larynx (chorée laryngée), et il n'est pas rare que, le tic primitif disparu, la maladie persiste seulement en ce point, ce qui constitue la maladie dite vulgairement *chorée aboyante*, dont j'ai parlé.

Le plus souvent, ce jappement s'accompagne d'une secousse brusque dans les bras ou d'un mouvement saccadé de la tête ou du cou.

Comme dans la chorée ordinaire, les émotions et les peines jouent un grand rôle étiologique dans l'apparition de cette maladie, et la volonté est impuissante, en l'état ordinaire, pour maîtriser ou retarder longtemps la grimace qui l'accompagne.

Comme autre analogie avec la chorée, ajoutons que, pendant le sommeil, toute contraction disparaît.

L'imitation, l'habitude prise par certains enfants de se moquer d'un camarade choréique en simulant ses grimaces peuvent occasionner également ce mal.

D'autres fois, on l'attribue à l'impression d'un courant d'air froid sur le corps en sueur, à des plaies ou lésions nerveuses, à des opérations sur la face ou au cou, à la diathèse arthritique ou hystérique, en un mot à des impressions réflexes diverses ; mais bien souvent, nous devons le dire, on ne reconnaît au tic non douloureux aucune cause appréciable.

L'hérédité, ici comme dans la majeure partie des névroses, joue un rôle incontestable.

On trouve fort souvent chez les ascendants ou les collatéraux des affections du même genre ou d'une nature équivalente.

Trousseau cite un enfant de quatorze ans, intelligent du reste, atteint de tics extrêmement violents, accompagné, chaque fois qu'il agitait son cou, de cris féroces. Son frère avait un tic non douloureux de la face, le père était ataxique, leur grand-père maternel s'était suicidé dans un accès de monomanie ; enfin la ligne maternelle comptait plusieurs aliénés. Bref, on en pouvait dire : « La jolie famille ! »

Gintrac observa cette maladie chez deux frères ; Delasiauve, chez le frère et la sœur ; Blache, chez trois enfants de la même famille, et Piedagnel chez la mère et la fille ; — et cela se comprend en raison de la prédisposition de tous les membres d'une famille à la même diathèse et aussi en raison du penchant inné en nous à l'imitation.

Si le sujet s'émotionne, rit ou cause avec animation, les mouvements deviennent plus fréquents sans que le malade en ait conscience ; concentre-t-il au contraire son attention, le tic cesse. J'ai connu un avocat de talent qui, lorsqu'il parlait, clignait de l'œil gauche à chaque instant, et abaissait ou relevait les muscles de son front ; se taisait-il pour vous écouter, sa figure restait immobile.

Tic douloureux de la face. — Les mêmes causes appréciables, qui provoquent l'apparition du tic non douloureux, déterminent celle du tic douloureux, une des affections les plus cruelles et les plus opiniâtres connues et occupant toujours le même siège, la figure et la tête.

Le tic douloureux peut encore être occasionné par un traumatisme ayant intéressé un point déterminé des centres moteurs corticaux de l'encéphale. Ainsi, M. Féré rapporte qu'un homme, après une chute sur la tête, au niveau du pariétal droit, fut affecté d'un tic convulsif du côté gauche, intéressant les muscles des paupières et de la joue et consécutif probablement à une lésion de la partie postérieure du pli courbe, c'est-à-dire de la partie du cerveau qui renferme, d'après Terrier, les centres moteurs de l'œil et de la paupière [1].

Des tumeurs, des gommes syphilitiques de la fosse cérébrale moyenne et de la base du cer-

1. Huchard, *Traité des névroses.*

veau, dit Rosenthal, des foyers de suppuration, des néoplasmes de la protubérance, des anévrismes de la carotide au niveau de son entrée dans le crâne, la périostite des orifices osseux traversés par le nerf facial peuvent aussi lui donner naissance. Nous faisons cette longue énumération pour faire comprendre combien, dans la plupart de ces cas, le soulagement des malades est rendu difficile, ou impossible, et pour prouver que, lorsque ce n'est point le nerf lui-même qui est malade, mais les portions de l'encéphale qui l'avoisinent à son origine, la névrotomie, c'est-à-dire la section des nerfs, faite par la main la plus habile ne peut donner aucun résultat satisfaisant.

Une douleur excessive, soudaine, éclatant le plus souvent avec toute sa fulgurante intensité, accompagnée souvent de gonflement, de rougeur, de crampes dans la nuque et les épaules, voilà la caractéristique du tic douloureux. Cette douleur s'exaspère en certains points plus douloureux signalés par Valleix sur le trajet du nerf.

Souvent, en effet, il survient une hyperesthésie générale, une mélancolie invincible, un état de désespérance qui conduit au suicide beaucoup de ces infortunés.

Le tic douloureux n'est, en général, fatal que de cette façon, car les malades résistent le plus souvent aux souffrances et à l'insomnie qui les accablent.

Les jeunes gens guérissent plus facilement

que les personnes âgées ; le tic douloureux récent, mieux que celui qui est ancien ; celui de cause périphérique, mieux que celui qui a une origine centrale ; celui qui a des points douloureux superficiels et circonscrits, mieux que celui qui n'en a point. Au résumé, affection tenace et de longue durée, réclamant souvent en première ligne, comme traitement, un changement de climat, de la chaleur et surtout l'habitation dans un climat très doux et non humide (Pau, Argelès, Ajaccio).

En premier lieu, il faut s'adresser à la cause quand on peut la découvrir ; si elle dépend d'un refroidissement ou d'un rhumatisme, on a recours aux sudorifiques, aux bains de vapeurs, aux pilules de colchicine cristallisée de Dardel (2 à 3 aux repas). S'il y a lieu de craindre une périostite ou une affection vénérienne, on emploie l'iodure de potassium. Si le mal se rattache à une chloro-anémie, ou bien en est accompagné, le fer et l'arsenic trouvent leur indication ; s'il y a des exacerbations périodiques, le sulfate de quinine et le quinium procurent du soulagement. L'aconitine, qu'ont expérimentée avec succès Laborde et Gubler, est un sédatif excellent, surtout quand le mal s'accompagne d'un état congestif. Il en est de même de l'extrait de gelsémium, qui, en Amérique, rend de très grands services dans le traitement des névralgies anciennes des parties supérieures du corps.

L'administration de deux ou trois dragées

antinerveuses Gélineau, par jour, une à chaque repas, et d'une à deux cuillerées du sirop sédatif, le soir, au moment de se coucher, est presque indispensable pour rompre l'habitude de la souffrance maladive et assurer le repos de la nuit, chose essentielle, car avec de bonnes nuits les forces et l'espérance renaissent promptement. Retarder autant que possible l'emploi de la morphine.

Les doses des remèdes seront augmentées quand le calme n'apparaît pas ; on a vu des malades en supporter des doses énormes dans cette maladie.

Ce genre de névralgies est si fréquent que nous citerons quelques observations à l'appui de ce dernier traitement.

NÉVRALGIE FACIALE INTOLÉRABLE (*guérison*)

Roullet (Eugène), vingt-sept ans, charron à Aigre (Charente), tempérament nerveux, est atteint de névralgie faciale, côté droit. Douleurs aiguës, horribles aux dents, à l'oreille et à la langue ; il ne peut ni parler, ni mâcher, ni manger. Avaler un liquide froid ou chaud occasionne des élancements qui s'exacerbent à l'entrée de la nuit et vers minuit. Ce n'est qu'accablé par la fatigue qu'il dort une heure ou deux vers le matin. Il n'y a ni gonflement ni inflammation, mais il souffre comme un désespéré. Traité par la teinture de gelsémium, à la dose de 15 à 20 gouttes matin et soir, d'une part, par les dragées antinerveuses à la dose de 4 par jour, et par le sirop sédatif d'autre part, deux cuillerées à bouche par jour ; il nous écrit quinze jours après le début de ce traitement que toutes ses souffrances ont disparu et qu'il est bien guéri.

NÉVRALGIE INVÉTÉRÉE DATANT DE QUARANTE-NEUF ANS
(*guérison*)

Nous laissons la parole au mari de la malade :

A la suite d'une couche laborieuse, ma femme présentement âgée de soixante-treize ans, mais d'une santé générale excellente, fut mise sans précaution dans un lit froid étant en sueur; elle ne put se réchauffer et, au bout de quelques instants, elle se plaignit d'un grand froid à la tête; depuis lors (elle avait vingt-quatre ans) elle a été sujette à des douleurs de tête atroces qui lui ont fait perdre toutes ses dents; plusieurs médecins ont été consultés qui lui prescrivirent des calmants en déclarant qu'il était impossible de la guérir, son mal étant une névralgie chronique et invétérée.

A la suite de plusieurs attaques qui furent traitées avec la teinture éthérée d'aconit, ce qui parvenait à la soulager un peu, notre médecin de campagne lui ordonna de prendre des dragées antinerveuses Gélineau.

Depuis quatre ans qu'elle a commencé ce traitement, elle n'a jamais eu de crise violente quoiqu'elle n'ait jamais pu en prendre plus de trois par jour sans éprouver un grand poids et une douleur dans l'estomac [1]. Elle a donc réduit l'emploi des dragées à une seule par jour et, depuis, elle n'a plus eu d'accès, sa position s'est sensiblement améliorée quoiqu'elle ne soit pas entièrement débarrassée de tout malaise.

Je dois vous dire aussi qu'elle a éprouvé des douleurs dans les épaules et dans les mains, où elle ressentait des fourmillements, et que parfois, elle a peine à les ouvrir et à les fermer. Les douleurs du dos se déplacent tantôt dans une épaule, tantôt dans l'autre, et sont calmées par des frictions avec de l'alcool camphré.

1. Pour éviter ces crampes de l'estomac, on fait dissoudre les dragées dans de l'eau ou bien on les écrase.

Il y a un an environ, notre médecin, désirant faire un essai comparatif, conseilla de cesser les dragées et d'employer des pilules antinévralgiques spécialisées.

Ce changement de médication eut un résultat négatif; au bout de quelques jours, les douleurs reparurent avec violence, et la malade se remit à l'usage de vos dragées antinerveuses en forçant la dose, c'est-à-dire en en prenant deux par jour. Puis, les douleurs calmées, elle s'est remise à l'emploi d'une seule. Elle continue, et cette petite quantité l'a, depuis, maintenue dans un état satisfaisant; cependant, les crampes dans les mains, les douleurs dans le dos, les épaules et dans les diverses articulations des doigts continuent à l'incommoder quelquefois encore, mais rarement.

X..., à Cambe (Gironde).

30 mai.

Persuadé que, dans ce cas particulier, il y avait un fond d'arthritisme entretenant ces divers malaises, et que la névralgie elle-même était d'origine rhumatismale, j'ai conseillé d'ajouter à ce traitement l'usage du vin antirhumatismal du Dr d'Anduran, à très faible dose, eu égard à la susceptibilité extrême de l'estomac, et l'emploi de l'eau de Vals Perle 3 qui ont combattu avec efficacité la diathèse, mère de tous ces désordres.

NÉVRALGIE FACIALE INVÉTÉRÉE (*guérison*)

C'est encore la malade qui s'exprime ainsi :

Pendant plus de cinq ans j'ai souffert de névralgies faciales qui m'ont rendue véritablement martyre. A la suite d'une crise des plus violentes ressentie le 14 janvier 1879, je me déterminai, dans l'espoir d'enrayer ces souffrances intolérables, à employer vos dragées antinerveuses à la dose de trois par jour, ce qui m'a complètement débarrassée de mon mal. Maintenant, je puis marcher, parler, manger, me moucher, ce qui m'arrachait autrefois les cris les plus aigus.

Bien qu'allant mieux et m'en trouvant fort heureuse, j'ai toujours continué à prendre deux dragées par jour, et une ou deux cuillerées à café de sirop, le soir; mais voilà que, depuis quelques jours, je ressens sur la langue et dans l'oreille quelques élancements qui, jusqu'à présent, sont supportables ; néanmoins, j'ai tellement peur que mes souffrances passées me reviennent que je viens vous prier de me dire s'il n'y a pas d'inconvénient à ce que j'augmente la dose des dragées et du sirop sédatif Gélineau.

Mme V. M. (Rambouillet).

L'addition d'une cuillerée à bouche de sirop sédatif et les dragées portées à la dose de trois par jour ont complètement dissipé les symptômes éprouvés par Mme V. M.

TIC DOULOUREUX DE LA FACE EXISTANT DEPUIS QUINZE ANS

Mme X..., cinquante-quatre ans, religieuse de l'Ordre des Dominicaines, habite le Midi ; elle souffre depuis quinze ans d'un tic douloureux de la face dont les accès, devenus de plus en plus fréquents, lui rendent la vie intolérable.

Le mal part toujours de la gencive supérieure du côté gauche et se communique instantanément à l'œil gauche et à la tête; alors le moindre frôlement, l'action de boire, le moindre souffle d'air provoquent des douleurs atroces.

Les crises ont ordinairement une durée de quinze jours environ, et sont accompagnées de fièvre intense. Dans l'intervalle des crises, le mal ne disparaît pas complètement, mais il est supportable.

Pendant la crise, il lui est impossible de prendre quoi que ce soit, car le moindre mouvement pour avaler ou remuer la langue redoublent ses souffrances. Le neveu de cette dame, M. L..., qui habite Cette, soumet, sur mes conseils, sa tante au traitement suivant :

1° Teinture d'aconit et de gelsémium par parties égales, 12 à 15 gouttes matin et soir;

2° 2 à 3 dragées antinerveuses par jour et aux repas;

3° Tous les soirs et en même temps que les gouttes antinévralgiques, une ou deux cuillerées à bouche de sirop sédatif;

4° Toniques et amers.

« Depuis six mois que ma tante suit votre traitement pour le tic douloureux dont elle souffre depuis quinze ans, elle se trouve on ne peut mieux ; elle peut manger et dormir, et ses terribles douleurs de tête ont disparu.

Seule, une douleur légère dans les gencives persiste encore, ne croyez-vous pas que, si en cet endroit on pratiquait quelques cautérisations, ce dernier symptôme pourrait disparaître? La malade continue du reste son traitement. Permettez-moi de vous féliciter du résultat obtenu par vos dragées et votre sirop, et recevez mes salutations distinguées.

(L..., à Cette.)

CHAPITRE VI

ANGINE DE POITRINE

Angine de poitrine. — Cette névrose du cœur n'est guère connue que depuis cent cinquante ans comme entité maladive, mais elle n'en a pas moins moissonné Sénèque qui l'a bien décrite, le maréchal de Schomberg, Louvois et bien d'autres. Rougnon, médecin de Besançon, est le premier qui la signala à l'occasion de la mort subite d'un officier de la garnison, M. Charles. Mieux connue depuis, cette maladie a été l'objet d'un grand nombre de monographies et d'études minutieuses. Elle est caractérisée par une douleur angoissante, terrible, à gauche du sternum, douleur si aiguë que le malade s'arrête subitement, immobile, attendant avec anxiété la fin de l'accès et assailli par la crainte d'une mort prochaine.

L'état ecclésiastique y prédispose beaucoup. Les gens de lettres, les savants, les artistes, *genus irritabile*, comme les appelle M. le Pr Péter, y sont fort exposés ainsi que les politiciens. Citons, parmi eux, l'écrivain russe Tourgueneff et le ministre Ricard mort d'un accès d'angine de poitrine dans sa voiture, remontant contre le vent les Champs-Élysées.

Une des professions les plus émotives que nous connaissions, la profession médicale, y est fort sujette en raison des tristesses et des fatigues qu'elle occasionne. Parmi les médecins qui en sont morts, nous citerons Hunter et Jurine, qui tous les deux l'avaient parfaitement décrite ; et, plus récemment, les Drs Chauffard, Broca, Delpech, Peisse, Lorain, Maurice Raynaud, Hillairet et Gosselin.

Les obèses, dont le cœur se charge d'une graisse épaisse qui rend les mouvements du cœur moins énergiques, succombent fréquemment sous les atteintes de cette maladie ; ils sont du reste, voués à une mort prématurée s'ils ne se débarrassent pas de leur excès d'embonpoint.

On l'observe plus souvent dans les climats humides, en Hollande, en Angleterre, en Allemagne, qu'en Espagne, en France et en Italie. L'usage qu'on fait du thé, dans les premiers pays, y contribue sans doute pour beaucoup, car son abus peut faire naître l'*angor pectoris*.

L'usage habituel de l'alcool, en faisant de ses sectateurs, des vieillards prématurés, et en rendant leurs artères friables comme des tuyaux de pipe y prédispose également, car cette incrustation envahit les artères coronaires qui sont les vaisseaux nourriciers du cœur. Or, si elles cessent d'être perméables, le cœur cesse de battre et de vivre.

L'hystérie se complique assez souvent, chez la

femme, d'attaques d'angine de poitrine d'allure tapageuse, habituellement très douloureuses et se répétant jusqu'à cent et deux cents fois dans les vingt-quatre heures, mais n'occasionnant jamais ou presque jamais la mort. En sorte qu'on peut dire d'elles, en ce cas, ainsi que de beaucoup de manifestations hystériques : *Beaucoup de bruit pour rien !*

Les sympathies étroites qui existent entre les maladies de l'estomac et celles du cœur, organes animés tous les deux par des branches nerveuses venant du même nerf, le pneumo-gastrique, font aisément comprendre que des accès d'angor soient occasionnés par la plénitude et l'inflammation de l'estomac. J'en ai recueilli un exemple à l'époque où j'exerçais dans la Charente-Inférieure.

Je fus appelé nuitamment chez un de mes clients, qui, à l'occasion de la fête de son village, avait invité un de ses amis de Rochefort. On avait déjeuné gaiement et dîné plus largement encore en portant de nombreuses santés et en ingurgitant force jambon, pâtés, volailles, arrosés d'innombrables verres de vins et d'eau-de-vie.

Vers minuit, notre citadin, peu accoutumé à de pareilles frairies et dont l'estomac n'avait pas l'aplomb de celui de nos paysans charentais, se plaignit d'une douleur atroce au creux épigastrique, devint blême, eut bientôt les extrémités glacées, la peau baignée de sueurs froides et ressentit enfin au côté gauche de la poitrine et au bras du même côté des élancements si aigus que, craignant de mourir, il se mit à geindre d'une terrible façon. On vint en hâte me chercher, et je trouvai mon homme dans un état d'angoisse extrême ; il ne put me parler que par signes, la douleur s'exaspérant quand il parlait ou qu'il remuait. Avec cela, une douleur au sternum si poignante qu'il se croyait près de trépasser à chaque instant.

Une heure après, quand je l'eus fait vomir pour le débarrasser de son trop-plein et quand il eut pris un peu d'éther et de laudanum, notre citadin reprit courage; le lendemain, il était guéri et partait le soir, jurant bien, comme le rat de ville invité chez le rat des champs, qu'on ne le reprendrait plus à imiter nos campagnards, dont un des plus grands plaisirs, il faut bien l'avouer, est de griser sournoisement leurs hôtes.

L'angine de poitrine est une des formes de la goutte et surtout de celle qu'on appelle la *goutte fleurie*, qu'on observe chez les sujets gros mangeurs, au teint écarlate comme un coquelicot, et doués d'un grand embonpoint, ce qui a fait dire de cette goutte qu'on ne la rencontrait pas sous le chaume. L'angor accompagne aussi le rhumatisme articulaire aigu où, si souvent, la membrane interne du cœur, l'endocarde, est atteinte.

Les rapports entre l'arthritisme et le diabète sont trop étroits pour que les diabétiques ne soient pas également exposés à souffrir de cette maladie. D'autre part, le diabète a trop souvent une origine nerveuse pour qu'en leur qualité de névropathes ce genre de souffrance les épargne.

L'abus du tabac finit par intoxiquer à la longue l'organisme, et exercer sur lui une action délétère qui occasionne des accès d'angine de poitrine. Ce sont surtout les fumeurs de cigarettes qui y sont exposés parce que leurs lèvres s'entr'ouvrent moins que celles de ceux qui fument la pipe ou le cigare et qu'ils aspirent la fumée en même temps que l'air. Ce danger a été signalé par de nombreux auteurs ; Graves, Beau, Eulenburg, Morel, Péter, et surtout le Dr Decaisne, sont unanimes à reconnaître que l'abus du tabac pâlit et amaigrit les jeunes fumeurs, rend les membres inférieurs lourds, faibles et incertains, détermine du côté du cœur des lipothymies (faiblesses), de l'irrégularité dans ses battements, des digestions pénibles et enfin de l'angine de poitrine, quand l'économie est saturée par la nicotine.

« La fumée de tabac, a dit M. Rochard, membre de l'Académie de médecine, dispose à l'angine de poitrine. C'est une des accusations les plus graves qu'on porte aujourd'hui contre elle, et je la crois fondée. Il y a, je crois, peu de fumeurs qui n'aient senti quelquefois cette angoisse d'une seconde, cette douleur rétro-sternale rapide comme l'éclair, qui évoque immédiatement chez le médecin la pensée de cette terrible maladie, qui atteint surtout les fumeurs de cigarettes parce qu'ils fument d'une manière presque incessante et qu'ils respirent la fumée. »

Le plomb, le mercure ont une action lente, occulte pour ainsi dire, mais certaine sur le cœur. Ils en altèrent les battements ; sous leur influence, les valvules, c'est-à-dire les clapets du cœur, ferment mal les ouvertures ; de là, un état de dyshémie, c'est-à-dire de diminution du sang reçu par le cœur, favorisant les accès d'angor. M. le Dr Huchard m'a assuré que plusieurs peintres de notre époque l'avaient consulté pour des accès d'angor, qu'il attribue chez eux à l'absorption des émanations du blanc de plomb, dit d'argent, qu'ils emploient constamment.

On a accusé l'abus de la morphine en injections hypodermiques de provoquer l'*angor pectoris*. Mais on n'en a recueilli qu'un seul exemple dans la science, bien que le nombre des morphinomanes soit en quelque sorte illimité. Citons cependant l'observation de Sénac : elle est saisissante, et, si sa courte lecture pouvait corriger un fanatique de ce poison protéiforme, je n'aurais pas perdu mon temps !

Buvant un nombre presque illimité de verres de punch, cet homme, dit le Dr Sénac, devint angoreux, et, comprenant un peu tard la pente fatale où son existence allait s'effondrer, il chercha à se corriger en substituant une nouvelle passion à son ancienne. Il se mit donc à prendre de l'opium ; mais, allant un peu trop vite dans ce chemin séduisant, une pinte de laudanum par semaine lui devint bientôt nécessaire, si bien qu'un matin on le trouva mort dans son lit d'un accès d'angine de poitrine.

Enfin, des maladies organiques comme les inflammations de l'aorte, l'oblitération des artères coronaires, la péricardite, la dégénérescence graisseuse du cœur et sa rupture peuvent encore la faire naître.

Pendant plus d'un siècle et jusqu'à ces derniers temps, la maladie qui nous occupe était considérée comme devant déterminer infailliblement la mort ; aussi son nom semblait-il le synonyme de l'incurabilité.

Aujourd'hui et surtout depuis les études si remarquables du Dr Huchard sur cette maladie, la plupart des médecins s'accordent à la regarder comme guérissable, et nous avons nous-même écrit dans le *Traité de l'angine de poitrine*, que nous avons publié il y a trois ans [1], des pages bien consolantes, avec nombre de guérisons à l'appui. Seulement, le médecin doit agir au plus vite, car, sans être, dans ce cas, tout à fait l'arbitre de la vie et de la mort, comme dans certaines maladies à évolution rapide, le médecin peut, avec les ressources nouvelles de la thérapeutique, soulager presque immédiatement son malade et diminuer tout au moins la violence et la durée des accès. Examinons rapidement ces ressources.

Pendant l'accès, on peut, pour l'abréger, verser sur un mouchoir quatre et, plus tard, cinq à dix gouttes de nitrite d'amyle qu'on donne à respirer au malade. Ou bien encore on lui donne à l'intérieur une ou deux capsules de tribromure d'allyle, qui arrêtent net la douleur.

Après l'accès et pour en prévenir les retours, le médecin a recours au chloral, seul ou combiné au bromure de potassium et à l'iodure de potassium ou de sodium.

Quant au traitement hygiénique, nous tenons à l'exposer longuement, car il s'applique en même temps à presque tous les cardiaques.

Les malades angoreux et tous ceux qui se plaignent du cœur ne doivent pas fumer, *a fortiori* ceux qui reconnaissent l'abus du tabac comme la seule cause de leur mal. Plus de tabac

1. Dr Gélineau, *Traité de l'angine de poitrine*, chez Delahaye et Crosnier, Paris.

à priser, plus de chique, plus de cigares, de cigarettes, ni de pipe. Ils doivent en outre s'abstenir de vivre avec des fumeurs, ce qui suffirait pour entretenir leurs accès. Cet abandon, si le mal n'est pas trop considérable, si la nicotine n'a pas encore déterminé d'altération du cœur ou des vaisseaux, suffit en général pour écarter indéfiniment les accès. Au résumé, fuir le séjour dans les cafés et restaurants, où l'atmosphère est empoisonnée, est un devoir rigoureux.

La même nécessité, le renoncement au thé, à ces réunions de l'après-midi, à ce *five o'clock* qui devient de plus en plus cher aux Parisiens, s'impose aux personnes que l'abus de cette boisson a rendues tributaires de l'angor ou d'une autre affection du cœur. Qu'on n'oublie pas que, pour ceux qui souffrent de cet organe, l'usage du thé est plus fatal que celui du café lui-même, quoique, en général, le cardiaque doive renoncer à cette liqueur aux poètes si chère.

L'angoreux doit renoncer avec la même énergie à l'usage du vin pur, surtout du vin blanc, des liqueurs et de l'eau-de-vie. Nous ne redirons jamais assez haut, ni assez souvent, les dangers de l'eau-de-vie ou de ce qu'on boit actuellement sous ce nom. L'alcool de vin, le moins nuisible de tous, n'existe plus aujourd'hui, la matière première faisant défaut, et, malheureusement, la chimie, une grande coupable en cette matière, a inventé, pour combler ce vide, des alcools qui ne sont pas autre chose que des poisons mortels.

Aujourd'hui que nos vins, nos bières, nos cidres sont frelatés avec ces alcools, il faut, redisons-le bien haut, que tout cardiaque s'observe et s'abstienne de ces liquides d'origine suspecte. A plus forte raison, doit-il éviter comme la peste tous ces prétendus apéritifs, poisons déguisés sous une étiquette flamboyante.

Oui, nous n'en buvons que trop, de ces alcools que nous retrouvons, parés d'un nom trompeur, dans tout ce que nous mangeons et buvons (conserves de fruits, vins de diverses sortes, eaux dentifrices, eau de menthe, eau des Carmes, eau des Jacobins, élixirs, etc. etc.). On dira peut-être que l'alcool n'y existe qu'à faible dose : c'est une erreur. D'ailleurs, c'est précisément de ces doses prétendues infinitésimales d'alcools, reconnues ou non, qu'il faut nous défier le plus, car, répétées ou, pour mieux dire, absorbées chaque jour, elles font naître, au bout de quelques années, la sclérose et les autres maladies du cœur.

A hautes doses, les alcools les moins toxiques agissent au grand jour, ouvertement pour ainsi dire, et, de l'effet, on remonte vite à la cause quand on observe des symptômes avertisseurs tels que le délire, les hallucinations, le tremblement des mains, des lèvres, visibles pour tout le monde et pour le malade lui-même ; il n'en est pas de même pour ceux qu'on absorbe chaque jour sans soupçonner leur toxicité. La plupart de ceux qui boivent de l'eau de mélisse des Carmes deviennent, sans s'en douter, des alcooliques bien caractérisés.

Toutes les causes exagérant l'action du cœur: fatigues, veilles prolongées, excès d'aliments ou de boissons, représentations théâtrales, les dramatiques surtout, émotions vives, doivent être évitées par tous les cardiaques, car le cœur vieillit plus vite que tous les autres organes, ainsi que l'a dit M. Bucquoy, et, une fois touché, il conserve l'empreinte du mal pour toujours.

Toutes les professions réclamant le mouvement actif du bras gauche doivent être évitées ou abandonnées par le cardiaque : ainsi les bateliers, les rameurs, les charpentiers, les maçons, les ardoisiers, les boulangers atteints d'angor ou d'affections cardiaques ne font que hâter leur fin en continuant leur métier. Les avocats, les avoués, les magistrats, les prêtres, les politiciens parlant au public, les chanteurs et les chanteuses, les musiciens jouant d'un instrument à vent sont dans le même cas, et il en est de même des professions exposant aux vapeurs de charbon, telles que blanchisseuses, cuisiniers, forgerons, charrons, pâtissiers, boulangers, serruriers, fondeurs. Il est bien reconnu, en effet, aujourd'hui que ces émanations créent à la longue une anémie toxique d'un genre tout spécial, caractérisée par une diminution des globules rouges. L'éloignement des foyers d'où se dégagent des vapeurs de charbon est donc de règle pour les cardiaques. Parmi les professions à éviter encore, rappelons celle de peintre, dont nous avons déjà parlé.

Ce genre de malades ne doit pas monter à

cheval, car, dans cet exercice, tout conspire pour favoriser la manifestation des accès. Le corps, courbé en deux, se raidit vers la poitrine ; la circulation est gênée, les muscles du thorax se resserrent, la respiration cesse d'être libre; on marche souvent contre le vent et, même en allant au pas, on en ressent l'influence ; si on galope ou si on trotte, la respiration se précipite, le bras gauche est forcé de déployer une force extrême pour retenir les rênes, maîtriser ou guider l'animal ; du bras, la fatigue gagne la poitrine, et l'accès d'angor ou les palpitations ne tardent pas à se montrer.

Les ascensions sur de hautes montagnes, pouvant provoquer de l'oppression et de la dyspnée, doivent également être interdites.

Les cardiaques doivent avoir des vêtements flottants, mais assez chauds pour que le froid ne refoule pas le sang de l'extérieur à l'intérieur et des extrémités au centre. Ainsi pour la femme, point de corset ; pour l'homme, point de pantalon ni de ceintures serrés à la taille, point de col comprimant le bas de la gorge. Rien, en un mot, ne doit gêner la circulation dans les poumons, le cœur et les gros vaisseaux.

Le séjour à la campagne est plus favorable que celui des villes. On doit rechercher un climat tempéré, où l'air ne soit point humide. L'appartement doit être exposé au midi et bien aéré, au rez-de-chaussée autant que possible, afin que le malade n'ait point à monter des escaliers.

Les cardiaques doivent éviter de manger avec

excès et se garder des farineux, car la réplétion de l'estomac par les aliments ou par les gaz refoule en haut le diaphragme, qui comprime à son tour le cœur et en augmente le malaise. Si l'obésité les menace, on la combattra par l'usage, à tous les repas, de l'eau iodurée de Bondonneau. Le régime lacté, et même exclusivement lacté, est celui qui convient le mieux aux cardiaques, et il suffit souvent à lui seul pour les guérir.

Ils renonceront aux veilles prononcées, aux travaux intellectuels ou manuels trop soutenus, aux réunions nombreuses, où les odeurs et la chaleur incommodent; les fleurs et tous les parfums seront bannis de leurs chambres. Le repos de l'esprit, le calme le plus grand, des distractions agréables, l'absence de toute impression pénible, l'ignorance de toute nouvelle fâcheuse seront impérieusement recommandés au malade, et son entourage doit y veiller avec soin.

Les cardiaques ne doivent pas jouer. M. le Dr Fournier rappelle à cet égard qu'il y a deux catégories de joueurs: les joueurs de jour et les joueurs de nuit. Les premiers opèrent à la Bourse; les seconds, dans les cercles, dans les tripots. Ceux-là ont sur ceux-ci cet avantage de dormir la nuit, à moins qu'ils ne cumulent; les uns et les autres ont ceci de commun que leur existence est faite d'inquiétudes, de surprises, de désespoirs, en échange de quelques rares moments de joie. Avec une pareille vie, qui est souvent un enfer, le système nerveux est sans cesse surmené, et les névroses ou les maladies du cœur ne tardent pas à éclore ou à s'aggraver.

On ne saurait donc trop recommander à ces malades de se tenir à l'écart de ce danger et d'éviter toute sorte de jeux, même le simple écarté ou le whist, aux allures silencieuses. Le plus innocent de tous occasionne en effet des émotions, excite de l'intérêt, demande un travail de l'esprit, de l'attention. Il fait passer par des alternatives de déception ou d'espérance, qui, pour un cardiaque, se transforment en sensations profondes qu'il faut éviter à tout prix.

J'en dirai autant pour les paris faits aux courses, qui, à notre époque, excitent un intérêt de plus en plus vif. Non seulement les cardiaques ne doivent pas parier, mais il faut leur défendre de paraître sur le turf. C'est, en effet, un spectacle entraînant, passionnant que celui-là. Même en y assistant comme spectateur désintéressé, on s'enthousiasme pour tel ou tel cheval, on le dévore des yeux, on lutte, on triomphe avec lui ou on souffre de sa défaite : il est donc sage d'interdire aux cardiaques ce spectacle émouvant. Il en sera de même des réunions publiques, des luttes électorales, malheureusement trop acharnées de notre temps.

Les cardiaques ne doivent jamais recourir aux bains sulfureux, qui ne feraient qu'augmenter les battements du cœur et multiplier ses poussées orageuses.

N'oublions pas, d'ailleurs, qu'en dehors de nous, aussi bien qu'au-dedans de nous-mêmes, il n'est point d'aussi grand travailleur, de rouage aussi mouvementé que le cœur.

N'ayant jamais de repos, son premier frémissement a annoncé le commencement de notre existence, et, depuis cette époque, il a sans cesse marché, allant toujours en avant. Sans doute, pendant notre sommeil, ses battements se ralentissent; mais, que l'homme se réveille, qu'il pense, marche, agisse, s'amuse ou s'anime, et aussitôt le cœur bondit et accélère ses impulsions. Que la passion l'envahisse, et, aussitôt, comme le battant d'une cloche, il ébranlera la poitrine. Voilà pour la vie ordinaire en l'état de bonne santé !

Mais qu'un orage maladif se déclare . névralgies, névroses, diathèses, empoisonnements, blessures, et, aussitôt il devient fiévreux, il multiplie ses palpitations, répercutant au centuple le coup qui l'a frappé et se ressentant, le premier, du malaise qui a envahi l'économie.

Nous avons entendu, à Sainte-Eugénie, M. le Dr Bouchut déclarer que, sur deux cents autopsies d'enfants morts des maladies les plus variées, les neuf dixièmes des cadavres présentaient des traces évidentes d'affections cardiaques. C'est bien pire à l'âge adulte, où les passions, la lutte pour la vie, les ambitions déçues, les déceptions de l'âge mûr, les influences arthritiques, l'abus des boissons ne tardent pas à porter au cœur de nouvelles atteintes.

Enfin, quand sonne l'heure de la vieillesse, le cœur, comme les autres organes, se dégrade en participant à la période du déclin de l'existence. Alors ses fonctions se ralentissent, son tissu subit une dégénérescence graisseuse ou scléreuse (induration) qui accélère et précipite la fin.

Malheureusement, cet état de sénilité du cœur n'est pas seulement l'apanage des années; avec les folies de la jeunesse, avec ses excès, l'abus de toute chose et le genre de vie auquel elle s'adonne, le monde est peuplé de *jeunes vieillards*, appelés à disparaître prématurément, comme l'a écrit le professeur Peter!

Et si encore ils disparaissaient seuls et sans laisser de traces, sans provoquer d'autres souvenirs que celui d'un être inutile, ennuyeux et fatigant; mais, hélas! dans sa courte existence, il a procréé d'autres êtres chétifs, innocents, ceux-là, des fautes de leur père et destinés cependant à les expier encore plus sévèrement en traînant leurs jours souffreteux et étiolés!

Les maladies du cœur sont en effet héréditaires, et, quand elles n'assaillent pas les fils de cardiaques, elles sont remplacées par des névroses, qui sont des hôtes tout aussi incommodes.

CHAPITRE VII

GASTRALGIE

Gastralgie. — On pourrait appliquer à ce symptôme douloureux les vers célèbres avec lesquels M. de La Rochefoucauld définissait l'amour :

> « Qui que tu sois, voici ton maître ;
> « Il l'est, le fut ou le doit être !... »

Qui de nous, en effet, n'a pas une fois dans sa vie ressenti les souffrances aiguës de la gastralgie ? véritable orage, le plus souvent soudain, éclatant au moment où on s'y attend le moins, s'accompagnant parfois de grondements lointains et se terminant par une véritable éruption de l'extrémité supérieure ou inférieure du volcan, éruption qui met fin à cette perturbation maladive.

Pas n'est donc besoin ici d'une définition détaillée. Bornons-nous à quelques notions élémentaires. Tout le monde sait que les aliments triturés, broyés par les dents, reçoivent une certaine quantité de salive qui rend leur absorption ultérieure plus facile en leur faisant subir une première fermentation. C'est là le premier acte de la digestion, son prologue en quelque sorte, et, si le sujet n'a pas des dents solides, remplissant bien leur office d'agents masticateurs, si la personne avale gloutonnement des morceaux trop gros ou insuffisamment écrasés, si enfin nos glandes salivaires n'ont pas fourni de salive en suffisante quantité, les aliments en descendant par l'œsophage dans cette cavité en forme de cornemuse qu'on appelle l'estomac, le fatigueront, lui deviendront odieux et feront naître les douleurs gastralgiques que nous nous proposons d'étudier.

Cette première cause maladive est d'une explication facile. Quand une de nos bouchées arrive dans l'estomac, à l'état demi-liquide sous l'influence de la boisson ou de la salive qui l'accompagnent, l'estomac s'ouvre pour la recevoir. Et, à l'instant, il se met à l'œuvre pour triturer, promener dans sa capacité, rouler en boule, fluidifier en quelque sorte, le bol alimentaire qu'il a reçu. Cela ne se fait point sans que la muqueuse veloutée de l'organe rougisse et sécrète en grande quantité le liquide nécessaire pour convertir à la longue en bouillie grisâtre toute la nourriture qui a passé par la bouche. Or ce liquide indispensable au second acte de la digestion n'est autre que le suc gastrique. Ce suc est de nature acide, c'est-à-dire un peu corrosif afin de mieux attaquer, de mieux dissoudre la nourriture ingérée,

Quand il ne l'est pas trop et qu'il est fourni par la muqueuse et les glandes qui la tapissent intérieurement en quantité proportionnelle aux besoins de la digestion, celle-ci s'opère toute seule, silencieusement sans provoquer la moindre souffrance ou fatigue intérieures; en un mot, le sujet, après avoir mangé, digère le jour comme il le fait la nuit, sans s'en apercevoir, sans en avoir conscience.

La quantité de suc gastrique est-elle insuffisamment sécrétée, il survient une gastralgie atonique (c'est-à-dire par faiblesse) mais non douloureuse ; il y a un état de paresse relative de l'estomac ; il est lent à se contracter, à se débarrasser ; c'est un roi fainéant à nourrir, et un roi qui devient bouffi plutôt que gras, car, dans ce cas, l'organe creux, dont nous expliquons ici la tâche, se gonfle, se distend, et cette *dilatation* intermittente au début et n'existant qu'après certains repas, finit à la longue par devenir définitive et s'étendre peu à peu jusqu'à l'intestin. Alors, devenu plus lourd, ce dernier se distend à son tour et finit par s'abaisser en quittant sa place accoutumée. C'est ce qu'on appelle l'entéroptose ou chute des intestins, infirmité grave qui réagit bientôt sur l'esprit et les dispositions morales du sujet et le jettent dans la mélancolie ou l'hypocondrie, en lui inspirant un véritable dégoût de la vie !

La sécrétion du suc gastrique est-elle, au contraire, excessive, il y a dyspepsie douloureuse et gastralgique. Pourquoi ? Parce qu'alors l'estomac renfermant un excès d'acide chlorhydrique, ce dernier, après avoir attaqué les aliments d'abord, se répand sur la muqueuse de l'estomac, la corrode et la brûle, n'étant pas absorbé complètement par les aliments.

Alors se produit le symptôme dominateur et caractéristique de la maladie, la douleur au creux de l'estomac. Partant de là, elle s'irradie, s'étend, intermittente au début, et plus tard continuelle, ne se produisant point dès que l'on mange, mais seulement au moment de la digestion stomacale, c'est-à-dire une heure et demie après le repas, au moment précis où le suc gastrique surabondant irrite la muqueuse, après avoir attaqué les aliments.

Cette douleur ressemble à une brûlure; « c'est du feu, un fer rouge que j'ai dans l'estomac, dit le malade »; la pression est intolérable; on cherche à la calmer en buvant de l'eau fraîche et on l'apaise ainsi, ou bien on mange de nouveau, ce qui soulage, parce que les aliments en excès absorbent le trop-plein d'acide, et qu'enfin l'estomac, redoublant d'efforts, termine sa digestion. On sait qu'un clou en chasse un autre.

C'est là ce qui se produit pendant les premiers temps — une heure et demie après les repas, le malade souffre et se plaint; — puis, ce mauvais moment passé, il respire, il est à l'aise et ne songe plus à son mal. Mais, s'il mange de la charcuterie, de l'oignon, de l'échalotte, des choux, des pommes de terre en trop grande quantité, des radis, des haricots, de l'oseille, la scène morbide dure plus longtemps; des renvois, nidoreux ou sulfureux, surviennent, l'estomac se ballonne, exige qu'on le mette à l'aise et que corset, pantalon et gilet soient largement déboutonnés.

Cet orage passé, le gastralgique recommence à manger avec plaisir, car son appétit n'a pas diminué, et, s'il mange moins, si, instruit par l'expérience, il évite certains aliments, c'est parce qu'il a la peur salutaire de voir réapparaître son ancien mal.

S'il ne se corrige pas ou si, par une disposition particulière de son tempérament, l'hyperchlorhydrie de son estomac continue, c'est-à-dire si le suc gastrique est sécrété en excès, des vomissements surviennent parce que l'organe se révolte à la fin et se contracte pour le rejeter au dehors par la voie la plus brève, par le plus court chemin; d'abord ce sont des vomissements muqueux, d'une salive filante, glaireuse; plus tard, une partie des aliments suit le même chemin; enfin, par la suite, la muqueuse se corrode, les glaires deviennent sanguinolentes, et c'est alors le commencement d'un état des plus graves, l'*ulcère de l'estomac*, bien plus difficile à guérir que la gastralgie simple et la gastrite ordinaire.

Normalement, le suc gastrique doit contenir deux millièmes d'acide chlorhydrique et on peut, en en retirant de l'estomac par la sonde ou par le lavage, s'assurer par l'analyse chimique de la quantité réelle qu'il en renferme. Au-dessus de ce chiffre, il y a *hyperchlorhydrie* ou, comme le dit

M. le professeur Péter, polygastrie. Au dessous, c'est l'*hypochlorhydrie* ou quantité insuffisante d'acide.

Comment se produit la douleur? Quel élément affecte-t-elle?... Elle a son siège dans les filets nerveux d'un des nerfs les plus importants de notre organisme, le pneumo-gastrique, qui fournit des rameaux à l'estomac, aux poumons, au cœur, au foie et à l'intestin. On comprend qu'avec cette vaste distribution, ceux qui souffrent originairement de l'estomac aient souvent à se plaindre tantôt de la tête, d'où le nerf prend son origine (migraines), tantôt du cœur (palpitations), tantôt des poumons (oppression, étouffements), car aucun filet nerveux n'est absolument isolé dans notre économie, chacun d'eux se relie avec les filets voisins, comme les mailles d'un vaste filet embrassant tout notre corps.

M. le Dr Lancereaux, à l'exemple de nos anciens auteurs, a divisé les gastralgies en trois groupes principaux qui les renferment à peu près toutes :

1° Les *gastralgies ab ingestis*, c'est-à-dire reconnaissant pour cause l'excès ou le défaut d'alimentation. Ce groupe comprend la gastralgie des alcooliques, celle des gros mangeurs et celle des inanitiés.

Un mot sur chacune de ces espèces : la dyspepsie alcoolique, la plus commune des trois, est le résultat de l'abus du vin pur ou des boissons alcooliques, si général aujourd'hui dans les grandes villes et les campagnes, où domine le culte du petit verre, de l'absinthe, du vermouth et de la série innombrable des amers. Le principe spiritueux contenu dans le vin, l'aldéhyde, finit aussi, quand l'eau ne vient pas le mitiger, par occasionner une gastralgie qui s'annonce par les symptômes suivants: pituite et sentiment de chaleur insolite, désagréable à la gorge, surtout le matin, besoin d'expectorer une salive gluante, épaisse, sécrétée par le pharynx, rejet de glaires venant de l'estomac, besoin fréquent dans la journée de renâcler comme les chevaux vieux ou poussifs. — En un mot le début de acte morbide a lieu dans la gorge; c'est la mise en scène; bientôt l'action se corse, l'estomac se prend à son tour et le mal bat son plein. Plus tard, l'organe sans cesse hypérémié et congestionné, devient brûlant, douloureux, corrodé; il a de moins en moins d'appétence pour la nourriture; les buveurs mangent de moins en moins, et les ravages augmentent de plus en plus, l'acide chlorhydrique sécrété en excès, trouvant de jour en jour moins d'aliments à attaquer; l'organe se dilate, cesse d'avoir la force de se contracter sur lui-même; voilà pourquoi presque tous les buveurs ont la panse rebondie, pourquoi, du haut de la poitrine au bas du ventre, leur profil dessine cette courbe majestueuse qu'ignorait l'Apollon du Belvédère et qui est due, d'une part, à cette ampliation démesurée de l'estomac, de l'autre, à l'accumulation de la graisse dans la cavité péritonéale.

Les gros mangeurs, ceux qui ont la déplorable habitude d'engouffrer une grande quantité de nourriture, présentent les mêmes symptômes déjà décrits : dilatation, pyrosis, brûlure, accumulation de gaz, douleurs vives, etc.

Les personnes qui ne mangent pas suffisamment, les inanitiés, ne tardent pas également à devenir gastralgiques. Leur estomac n'ayant pas à utiliser le suc gastrique qui l'encombre et qui est une sécrétion naturelle de sa muqueuse, cette dernière s'irrite, s'enflamme à son contact et devient le siège des désordres successifs précédemment énumérés, tant il est vrai que pour les maladies, aussi bien que pour toutes les choses de ce monde, les extrêmes se touchent.

Jusqu'à présent nous avons à dessein confondu la gastralgie et la dyspepsie pour donner à notre étude plus de clarté, bien qu'en médecine, la gastralgie indique plus spécialement une douleur nerveuse essentielle, et la dyspepsie une douleur occasionnée par une lésion matérielle de l'organe ; mais le public ne tient pas à ces différences quintessenciées, et c'est pour lui que nous écrivons et que nous dirons : « Soignons notre estomac, occupons-nous de ses souffrances, et sachons y remédier, car, si la Providence nous a dotés d'un cerveau bien pensant et bien équilibré, nous ne le conserverons tel qu'à la condition d'avoir et de garder un estomac remplissant, sans trouble et sans défaillances, sa tâche essentielle à la bonne harmonie de la santé. C'est le bon estomac qui prépare le bon sang, et, si ce principe de vie est insuffisant comme quantité et médiocre ou laisse à désirer comme qualité, nos pensées ne sont ni aussi saines, ni aussi nombreuses, ni aussi élevées qu'autrefois ; qu'alors survienne le moindre incident (veillées trop longues, excès, surmenage, âge critique), et aussitôt l'équilibre nécessaire à l'état de santé entre le corps et le système nerveux se rompt de plus en plus, et le dyspeptique devient neurasthénique, mélancolique, hypocondriaque et d'humeur revêche, insupportable à lui-même comme aux siens. Il entre, en un mot, dans ce cercle vicieux où les symptômes maladifs, devenant à leur tour des causes morbides, brisent les ressorts de l'intelligence comme ceux du corps, et conduisent insensiblement aux frontières de la folie aussi bien qu'aux frontières de la mort naturelle ou volontaire, car ces malheureux finissent par chercher dans le suicide la fin de leurs souffrances !

« Je dirai encore :

« Mâchez bien et longtemps vos aliments, afin que la salive les humecte et qu'ils arrivent en pâte dans l'estomac. Humectez-les de liquide si vos glandes salivaires fonctionnent d'une manière insuffisante.

« Si la viande rôtie la plus tendre ne passe pas et fatigue l'estomac, donnez-lui de la viande crue et râpée, c'est-à-dire débarrassée de toutes les parties réfractaires à la digestion comme la graisse, les tendons, les aponévroses ; réduites ainsi en pulpe, en bouillie assimilable, le malade n'en souffre pas et il se nourrit, ce qui est essentiel.

« Restez un temps raisonnable à table ; c'est le moment du repos du corps et de l'esprit, et cette heure utilement passée vous permettra de travailler avec plus d'énergie et de rectitude. Prenez sur cette heure, après être sorti de table, quelques instants que vous consacrerez à la promenade ou à la déambulation dans votre chambre. Chomel disait qu'on digérait avec les jambes, et il avait raison. A un certain âge, il n'est pas bon de se mettre au travail ou dans son lit aussitôt après le repas ; en s'y prenant ainsi, on va au-devant des apoplexies foudroyantes, ou plutôt on y court. La chose en vaut la peine et est bonne à noter.

« Si des selles liquides, trop rapides après le repas, alternent avec de la constipation, prenez le matin, au lever, pendant quelques jours, un verre à bordeaux de Royale Hongroise ; elle fera l'affaire d'un balai nettoyant l'estomac, et, après quatre ou cinq jours, vous n'aurez plus besoin de ce lavage si utile pour prévenir et combattre l'anorexie, c'est-à-dire le dégoût de toute nourriture.

« Evitez, avec une égale sollicitude, et une nourriture insuffisante et une alimentation indigeste ; je dois faire remarquer, à propos de cette dernière recommandation, que ce qui est indigeste pour l'un est très bien digéré par l'autre ; ce principe (à chacun son estomac) est tout aussi vrai que le proverbe latin, si bref et si énergique : *Suum cuique*, à chacun le sien. Le malade devra donc faire une étude particulière de sa place d'armes, — et signaler les côtés forts et les côtés faibles de cette place à son médecin, afin de lui éviter des écoles dont il payerait les frais de toutes façons.

« Rien de plus bizarre en effet que les caprices de l'estomac, — cette sorte d'animal volontaire, que nous gardons en cage et qui est réellement notre maître taciturne et muet. Je vous en citerai comme exemple bizarre un souvenir de ma vie médicale maritime.

C'était en 1858, — j'étais sous les ordres du commandant Gizolme, depuis contre-amiral et qui commandait à cette époque l'*Embuscade*. Arthritique et migraineux, il était devenu, en outre, dyspeptique par suite de notre longue croisière dans l'océan Pacifique. L'air salin, qui provoque l'appétit, prédispose en même temps à la constipation, conséquence naturelle, du reste, du genre de vie et de la nourriture du bord (viandes fortes, conserves salées, fumées, non mitigées par des légumes et des fruits dont on ne goûte que temporairement). Après huit, douze, et quelquefois quinze jours de constipation, la nature, lasse d'ingurgiter toujours sans jamais expulser, provoquait parfois, chez mon commandant, une dyspepsie aiguë suivie d'une débâcle générale, mais qui laissait un tel état d'excitation et d'ombrageuse susceptibilité de la muqueuse gastrique que la glace artificielle seule était tolérée.

Eh bien, au beau milieu de la première période de cette dyspepsie qui durait huit jours, savez-vous la demande d'aliment que m'adressa mon malade ? Il désira manger du *coireau*, espèce de gâteau sec qu'on fait dans la Saintonge, avec de la farine sans levain, du jaune d'œuf et du sucre, — gâteau non travaillé, dur comme du bois, sec comme de l'amadou et lourd comme du plomb ; là le mets léger rêvé par mon commandant. Je fis un haut-le-corps et le regardai d'un œil inquiet probablement, car il s'en aperçut.

« Oh ! je n'ai pas le délire, fit-il ; rassurez-vous, docteur, et accordez-moi du coireau, vous verrez qu'il passera bien. »

Prompt aux impatiences comme il était, je me fis cette réflexion que la contrariété, si je refusais, ferait reparaître les vomissements, et j'autorisai le coireau susdit, qu'il n'aurait pas manqué du reste, autoritaire comme tous les marins, de se faire préparer en cachette par son maître-chef. De cette façon l'honneur et la dignité médicale étaient saufs.

Seulement je surveillai de l'œil cette opération... Eh bien, je dois le dire, elle réussit à merveille et mon malade qui, en bon état de santé, avait des hauts-le-corps à la vue d'un lapin écorché, revint à bien en mangeant son coireau, le mets de son choix, en vrai fils de la Saintonge qu'il était.

« Laissons donc nos malades, instruits par leurs expériences de chaque jour, nous indiquer le genre de nourriture qui les séduit le plus et qui les fatigue le moins. Recommandons-leur, en même temps, d'éviter tout excès, toute émotion qui se répercute et se double au centuple sur l'estomac, surtout chez les névropathes. Que leurs repas soient réguliers, — qu'ils ne fument pas à l'excès ; beaucoup de gastralgies ne reconnaissent pas d'autres causes que la fumée du tabac ou l'usage abusif de la chique.

« Quand nous quittons notre pays pour aller dans un autre, sachons nous conformer aux usages, au genre de vie et surtout de nourriture que l'expérience des siècles a consacrés. Les races du Nord ingurgitent des quantités si considérables de viandes, de boissons fortes, pale-ale, porter, gin, brandy qu'elles nous stupéfient ; cela tient à l'influence du climat froid ou humide. Le tiers de l'existence de l'Anglais se passe dans les tavernes ou à table. Les blessés russes de 1814 et 1815 absorbaient très bien un litre d'eau-de-vie en ration par jour à la grande stupéfaction des chirurgiens français de cette époque. Nos provinces du Nord et de l'Est ne connaissent que trop la voracité des Prussiens ; — nous, Français, nous ne sommes que de petits mangeurs, et les prouesses gastronomiques de nos voisins nous rendent rêveurs ! Eh bien ! les Espagnols, les Portugais sont également surpris de nous voir manger autant, et les Arabes à leur tour se nourrissent encore moins que leurs voisins. Dans l'Inde une poignée de riz suffit pour nourrir un homme ; un Mexicain vit d'un morceau de pain de maïs et d'un doigt de tayo (sorte de lanière de viande de bœuf desséché). A l'île Maurice et à la Réunion, on déjeune avec une assiette de riz imbibé de bouillon de brèdes, c'est-à-dire d'un mélange de joutes, d'épinards et d'une sorte de morelle ; au début, nous faisions, je me le rappelle, la grimace à la vue d'un si piètre festin, et, six mois après, nous adorions, à notre tour, ce déjeuner léger et rafraîchissant, tandis que l'idée d'un beefsteak ou d'un gigot nous dégoûtait invinciblement. Conformons-nous donc au genre de nourriture des contrées que nous visitons, ce sera le plus sûr et c'est souvent l'unique moyen pour l'Européen d'éviter les maladies de l'estomac et celles du pays. »

J'ai recommandé tout à l'heure l'exercice à la fin du repas : il est utile pour tout le monde, mais absolument nécessaire pour le dyspeptique ; si nécessaire même que tout dernièrement des médecins distingués ont fondé à Paris une nouvelle branche de l'art de guérir, la kinésithérapie (de *kinésis*, mouvement, et *thérapia*, traitement). Nous en avions cependant assez de vieilles branches comme cela ; mais il y a tant de novateurs, même en médecine, à la piste d'une idée neuve !

Avec cette nouvelle méthode, on traite les dyspepsies et la constipation par la gymnastique dite *abdominale*, de même qu'on traite les maladies de poitrine par une gymnastique spéciale dite *respiratoire*. Ce sont des médecins suédois qui, sachant combien les Français sont riches et amis des nouveautés, ont importé en notre pays cette kinésithérapie qui ressort plus du massage que de la gymnastique, car ce sont des pressions, des tapotements, des glissements, des refoulements, en un mot une danse de l'estomac et du ventre pratiquée avec les mains, un exercice javanais mis à la portée de tout le monde, quoi !

M. Dujardin-Beaumetz recommande, pour hâter la digestion, pour combattre la constipation et l'obésité, de placer le malade sur une chaise, les pieds arc-boutés contre une tablette fixe. Il saisit avec ses deux mains les manettes tenues aux boudins élastiques et, les bras étant étendus, le sujet exécute des séries de tractions et de relâchement qui compriment l'abdomen. Il conseille, en outre l'exercice du mur de Dally, qui consiste à placer le patient le dos contre un mur et à lui faire élever les deux bras en l'air jusqu'à ce qu'ils viennent s'appuyer contre le mur. Quand le sujet est fatigué, il ramène les bras en bas et recommence en ayant soin de faire de fortes inspirations.

Après ces considérations générales sur l'hygiène des dyspeptiques, passons au traitement particulier de quelques-unes de leurs souffrances, qui sont les éructations, le pyrosis ou sensation de fer chaud, la flatulence ou tympanite, les spasmes, la dilatation de l'estomac et le vertige stomacal. Il est bien entendu que nous ne faisons pas ici un cours de thérapeutique destiné à supprimer le médecin, seul juge en la matière — ce serait d'abord prêcher contre ma paroisse. — D'autre part, comment un malheureux malade pourrait-il savoir si sa souffrance vient d'un excès ou d'un défaut d'acide chlorhydrique, d'une absence ou d'une diminution du suc pancréatique, de bile, de mucine, d'une faiblesse ou pauvreté de son sang. Laissons donc le docteur maître dans sa maison, et bornons-nous à être son fidèle auxiliaire.

Contre le pyrosis et la flatulence, je conseille de prendre, au début de chaque repas, une petite cuiller à café du mélange suivant :

Poudre de charbon.
Béthol.
Carbonate de magnésie

(à parties égales) et au début des repas.

Boire de l'eau de la Perle de Vals, n° 3, et du n° 5 si la maladie est ancienne.

A la fin du repas, prendre deux à trois dragées de pancréatine.

Voilà une indication générale s'appliquant à la plupart des dyspepsies et dont on se trouvera bien. Si, malgré son emploi, la flatulence augmente ainsi que la tympanite ou ballonnement du ventre, et les vertiges, on prendra, en outre, dix gouttes de la teinture suivante, prises dans un peu d'eau, au début des repas :

Teinture de Badiane............	āā 5 grammes
-- de Colombo........ ...	
— de noix vomique.......	

Passons à la boisson; la plus digestive, c'est le thé léger que M. G. Sée dit remplacer avec avantage le vin ; — en prendre trois tasses, soit un demi-litre par repas.

Si le malade tient au vin, mieux vaut le vin blanc que le vin rouge trop riche en tannin. Dans ce cas, on l'étendra de beaucoup d'eau de la Perle 3 ou 5. Ces boissons doivent être à la température ordinaire ; la sécrétion gastrique est, en effet, activée par la chaleur, et les peptones se font mieux ou se produisent en plus grande quantité à chaud qu'à froid.

Il est évident que le traitement de ce premier groupe de dyspepsies *ab ingestis*, consiste dans l'éloignement ou plutôt la disparition de la cause qui lui a donné naissance. Éviter le vin pur, remplacer l'eau calcaire, si commune dans la plus grande partie de la France, par une eau minérale gazeuse, fuir l'usage des alcools, même ceux décorés de ce titre alléchant de fine champagne, renoncer au tue-ver matutinal, au gloria, au pousse-café et à la rincette, en se persuadant bien que l'alcool n'est et ne sera jamais un digestif pour l'estomac plein, et surtout pour l'estomac vide ; manger lentement, mâcher soigneusement, de manière à ne pas avaler de bouchée non humectée de salive, ne pas ingurgiter trop de nourriture et en prendre cependant assez pour entretenir les forces d'un organisme qui dépense toujours, voilà les moyens simples et cependant tout-puissants d'éviter ce premier genre de gastralgie, qui ne menacera et n'atteindra point les personnes qui s'observent, et ne font pas, comme on le dit vulgairement, un dieu de leur ventre, en attendant que ce ventre les fasse périr un jour, pour l'avoir soigné avec trop de sollicitude.

Ne quid nimis ! dirons-nous à chaque pas dans nos études hygiéniques.

Le second groupe de gastralgies établi par le Dr Lancereaux comprend les *dyspepsies toxiques*, c'est-à-dire celles qui sont dues à l'absorption de médicaments dangereux à certaines doses ou de véritables poisons ; sous ce rapport, beaucoup des remèdes que nous employons dans la thérapeutique sont réfractaires à l'estomac, et, étant impatiemment supportés par lui, provoquent des nausées et des vomissements. C'est que la bonne nature est une mère avisée d'instinct (et encore l'est-elle moins chez l'homme occupé et distrait par les milliers de pensées qui bouillonnent dans son cerveau que chez l'animal, plus expert et plus habile à pressentir ou flairer les herbes ou les mets qui lui sont nuisibles !). Supposons, par exemple, une prise d'ipéca ingérée dans l'estomac. A peine est-elle avalée qu'à son contact il se fronce, se recourbe, se rétracte, ressentant, tout aussi bien que la bouche, une sorte de dégoût, qui augmente rapidement de minute en minute jusqu'à ce que cet hôte nidoreux ait vidé la place. Ce voisinage est, en effet, aussi désagréable pour Messire Gaster qu'une râpe de maçon promenée sur la pierre pour l'oreille, qu'une odeur putréfiante pour le nez, qu'un éclair éblouissant pour la vue. Dans tous ces cas, nos organes protestent à leur manière, et se débarrassent plus ou moins promptement de la cause agaçante qui porte véritablement sur les nerfs de chacune de ces personnalités distinctes qu'on appelle les cinq sens.

Supposons encore une dose d'émétique absorbée ; ici l'action n'est plus la même ; ce n'est plus le contact qui met en révolte l'estomac. Pendant une heure ou deux, en réalité, le médicament est supporté, mais, au bout de ce temps, une partie de l'émétique absorbée circule dans le sang, et provoque indirectement, par action réflexe, des efforts de l'organe voulant à tout prix se débarrasser d'un ennemi nuisible ; tandis qu'une autre partie, restée en contact avec la muqueuse, la congestionne, l'irrite, la transperce de ses mille flèches aiguës (car l'émétique vu au microscope se présente sous la forme d'aiguilles acérées), et l'oblige bientôt, mais cette fois directement, ainsi que l'intestin, à se contracter pour se débarrasser enfin de cet aiguillonnement incessant.

Quant aux poisons, les uns impatiemment tolérés sont rejetés de suite, parce que, par leur violence ou par la trop grande quantité prise, ils enflamment et irritent l'estomac; les autres, l'opium, la belladone par exemple, sont malheureusement tolérés et ne décèlent leur présence que par les effets généraux consécutifs à leur absorption. Mais je ne veux pas insister davantage sur ce genre de dyspepsies purement accidentelles.

Le troisième groupe comprend les *gastralgies nerveuses*. — Elles sont de beaucoup les plus fréquentes, et on en rencontre à chaque pas. — Les maladies qui leur donnent naissance sont, par ordre de fréquence, l'herpétisme, la névropathie, l'ataxie, l'hystérie et les troubles cérébraux.

Rien n'est plus commun que de voir l'herpétisme s'accompagner de dyspepsie, et on doit, avant toutes choses, soupçonner et rechercher sa présence chez un dyspeptique, car cette diathèse ne se montre pas toujours avec la clarté du soleil, et un examen attentif est parfois nécessaire pour la reconnaître. Ainsi, on se rendra compte si le sujet n'a pas de pellicules dans les cheveux, dans les ourlets des oreilles, si sa langue n'est pas gercée ou rouge à la pointe, si sa peau n'est pas sèche ou eczémateuse, s'il n'a pas eu de migraines dans son enfance ? — Présente-t-il des vomissements le matin, et plus tard, après ses repas, a-t-il des vertiges, quelques raideurs aux articulations, votre siège est fait, et le malade est bel et bien affecté de dyspepsie herpétique. Bientôt ces vomissements, éloignés au début, se rapprocheront et deviendront quotidiens ; dans l'intervalle, il y aura des renvois acides, des borborygmes, et après ce premier acte apparaîtra le second, la dilatation stomacale, que malade et médecin auraient tant d'intérêt à prévenir.

Les neurasthéniques (et j'entends par là ces personnes à organisation de sensitive, qu'un rien révolutionne et fait blémir ou tressaillir) sont presque tous dyspeptiques. Gens fantasques, de caractères et de goûts étranges, vivant dans des abîmes incommensurables de tristesses, d'ennuis et de craintes maladives, les neurasthéniques (qui, la plupart du temps, sont des rhumatisants sans le savoir, parce que, chez eux, les douleurs changent de place) ont tous l'estomac détraqué, nouvel élément d'affliction ajouté à tous ceux qu'ils nourrissent avec sollicitude. Car ils tiennent, pour être mieux plaints sans doute, à leur état maladif ; c'est un dada à leur égoïsme, et le « moi » étant chez eux la dominante, ils ne rencontrent aucun de leurs parents ou de leurs voisins sans leur raconter leur interminable odyssée de souffrances. C'est auprès de ce genre de malades que le médecin, qui les voudrait souvent au diable vert, gagne vaillamment le Paradis. Chez eux, de même que chez les hystériques ou les ataxiques, le mal marche avec une grande lenteur ; au début, ils ressentent, après le repas, des pesanteurs et de la chaleur à l'estomac ; le travail de tête devient de plus en plus difficile, en attendant qu'il inspire un dégoût insurmontable ; de la migraine, des hémorroïdes ou des douleurs ne tardent pas à compliquer la scène, et bientôt apparaissent les vomissements survenant quatre ou cinq heures après les repas ; puis arrivent les vertiges, les défaillances, les spasmes localisés au pharynx ou au larynx, mais parfois généralisés, et enfin des convulsions ; quant à l'estomac, perdant de jour en jour de sa force contractile, il finit par se dilater, et, alors la neurasthénie bat son plein ; l'entourage d'un malade, aussi désagréable, aussi désolé et aussi contredisant que possible, reçoit, à chaque instant, le contre-coup de ses désirs fantasques, de ses volontés impérieuses et de ses lamentations désespérées.

Dans ces cas si graves, nous nous occupons de soigner l'estomac avant les rhumatismes. Quand il est capable de supporter les remèdes, cet état maladif, désolation réelle de toute la famille, se dissipe alors comme ces nuages noirs et gros de menaces, qu'un vent violent disperse au loin, en laissant la voûte céleste bleuir à l'horizon.

Laisse-t-on, au contraire, le mal tranquille dans son repaire, sans chercher à l'en déloger, il ne borne pas ses ravages à l'estomac ; bientôt apparaissent des orages dans l'intestin, des alternatives de diarrhée et de constipation, surtout chez la femme. Les arthritiques-hommes sont souvent sollicités, dès le repas, à aller à la garde-robe ; ils ont mangé avec plaisir, et, tout d'un coup, ils ont un besoin irrésistible d'aller à la garde-robe. S'ils essayent de se retenir, ils ressentent des douleurs vives au rectum, parfois intolérables. J'ai parlé tout à l'heure de vertiges, je n'insiste pas, ayant déjà parlé du vertige stomacal. Je dirai seulement qu'à ce groupe morbide déjà trop considérable viennent s'ajouter encore des palpitations de cœur assez violentes pour que le sujet les compare à une cloche mise en branle, désordres faciles à expliquer, puisque le même tronc nerveux anime la tête, le cœur et l'estomac à la fois. Tant il est vrai que cet organe invisible et muet, l'estomac, joue un rôle essentiel dans notre économie, que, lorsque ses fonctions ne sont pas remplies, tout souffre, tout languit en nous. La fable de l'estomac et du reste du corps désireux de secouer sa domination sera toujours d'une vérité saisissante ; le génie de Richelieu, sa volonté énergique, son audace froide et réfléchie, son coup d'œil prescient de l'avenir contrastent sans doute au premier abord avec son corps débile et languissant ; mais, chez lui surtout, la lame avait usé le fourreau ; car il avait été dans ses premières années et dans son âge mûr un brillant cavalier. Le fondateur de l'Académie française portait aussi souvent, à cette époque, la casaque étoilée du mousquetaire que la robe rouge du cardinal ; et c'est alors qu'il avait conçu et mené à bien ses gigantesques desseins ; tandis que sa tête seule survivait encore, quand il suivait de son regard aigu, comme le glaive impatient du bourreau, la barque emportant sur le Rhône et vers l'échafaud ses derniers ennemis. Certes, il n'ignorait pas qu'il allait les suivre dans leur tombe quelques jours après, mais la raison d'État fermait son cœur à toute pitié.

Mens sana in corpore sano.

Voilà une loi inéluctable que le souvenir du vieil empereur Guillaume et du Chancelier de fer, triomphants de Napoléon III maladif et déjà mortellement atteint au début de la campagne de 1870 [1], rend encore plus vrai. N'est-ce pas grâce encore à la solidité de l'estomac et à la vaillante attitude de M. Pouyer-Quertier, discutant, à table et toujours le verre à la main, en tête-à-tête avec le prince de Bismarck, que nous devons une rectification moins odieuse de nos frontières et la conservation de Mars-la-Tour, où Mgr Turinaz de Nancy a fait entendre le plus émouvant et le plus patriotique discours que le souvenir de nos malheurs ait jamais inspiré à une âme française ?

1. Napoléon III avait trois pierres dans la vessie et devait souffrir horriblement pour monter à cheval.

CHAPITRE VIII

TABÈS OU ATAXIE LOCOMOTRICE

L'Ataxie. — Encore un mot français tiré du grec, *Ataxia* (qui veut dire désordre ou irrégularité), et appliqué à une maladie ! — Malheureusement, ce mot, d'un sens aussi général que possible, s'applique à une affection assez nettement délimitée, et il eût été bien plus facile, plus juste et plus patriotique de lui donner le nom du médecin français qui, le premier, l'a décrite et approfondie, et de la désigner sous le nom de maladie de Duchenne (de Boulogne).

Sans aucun doute, l'ataxie locomotrice, la seule dont nous ayons à nous occuper ici (car ce mot Ataxie s'applique en médecine à une foule d'états pathologiques), l'ataxie locomotrice, dis-je, existait avant ce distingué praticien, mais on la confondait avec la paraplégie ou la paralysie, et c'est lui qui, s'appuyant sur son symptôme essentiel, l'incoordination des mouvements, en fit une maladie à part, bien connue à présent, mais qui n'a jamais été mieux décrite que par Duchenne lui-même en 1858.

On lui donne encore le nom de *tabes dorsalis*,

et aux malheureuses victimes de ce mal, celui de tabétiques dont nous nous servirons quelquefois dans le cours de cette étude. Nous diviserons ce genre de malades en quatre classes, à l'exemple de M. le Dr Cros de Lamalou.

1° *Ataxiques incoordonnés.* — Chacun de nous a rencontré, à Paris, surtout, ville où la proportion des névrosiques est très considérable, ces individus à la démarche incertaine et décousue, jetant leurs pieds non seulement en avant, mais en l'air par un mouvement brusque, se donnant une peine infinie et décrivant de grands mouvements pour avancer très peu; leur corps se penche en avant et oscille surtout au départ, leurs membres supérieurs se balancent comme les bras d'un danseur sur la corde. — Une fois parti cependant, l'ataxique marche et même assez longtemps au début de son mal surtout; ainsi, il fera volontiers une lieue, deux lieues; mais, si on l'arrête, et qu'il lui faille reprendre sa course, il chancellera au moment où il la recommence, il lui faut l'aide de quelqu'un, une canne ou un bâton pour se remettre en mouvement. La difficulté est encore plus grande s'il veut se retourner; oh! alors, c'est une véritable évolution pareille à celle d'un navire tournant sur lui-même; il oscille à droite et à gauche, fouette l'air de ses bras comme un vieux télégraphe, et, finalement quémande à un passant, à un ami, à un mur ou à un objet solide, un appui nécessaire. On peut donner à ce genre d'ataxiques le nom d'incohérents de la marche!

Le malade est-il dans une obscurité profonde ou ferme-t-il les yeux? Aussitôt il chancelle, cherche à agrandir sa base de substentation, s'accroche à ce qu'il rencontre, et souvent se laisse tomber, privé tout à coup de l'appui moral et de la rectification que lui procure, en temps ordinaire, le sens de la vue!

D'autre part, chose évidente, et qui n'a cependant été découverte, après une longue suite de siècles, bien qu'il y ait eu des ataxiques de toute éternité, que par Duchenne de Boulogne, cet homme si débile que la main d'un enfant le renverserait sans peine, une fois assis ou étendu sur son lit, a une force musculaire intacte; tendez-lui votre main, il la serrera à son gré, progressivement, et si fortement que vous lui demanderez grâce: essayez de fléchir son avant-bras, sa jambe, et vous n'y parviendrez point, s'il lui plaît d'y résister; aussi Duchenne avait-il mis en opposition ce double symptôme : *incoordination des mouvements* et *intégrité de la force musculaire*.

Si l'ataxie continue ses progrès (et il en est souvent malheureusement ainsi), le malade n'apprécie plus la dureté ni la résistance des objets qu'il foule aux pieds; il croit toujours marcher sur un matelas ou sur un tapis; plus tard, il ne peut faire un pas sans le bras d'un aide, frappe violemment le sol avec son talon, porte difficilement un verre ou une cuiller à sa bouche, ne réussit pas à se boutonner et est enfin forcé de ne plus abandonner le lit.

Ce genre d'ataxiques, qu'on peut appeler, avec

M. Cros, les *incoordonnés*, sont les plus communs, et chaque jour nous en rencontrons dans la rue conservant cependant l'intégrité de leurs fonctions intellectuelles, bien que souffrant moralement, et beaucoup, de leur déchéance physique, principalement lorsque le passant ignorant les confond avec les alcooliques, et leur applique des épithètes peu flatteuses.

2° Il est d'autres espèces ou variétés d'ataxiques qu'on rencontre moins souvent, et qui ne sont pas moins fatalement frappés par cette névrose. Les tabétiques *douloureux* sont, en effet, encore plus à plaindre que les frères en infortune dont nous venons de parler. Leur vie se passe à souffrir, à se plaindre, à gémir!

Tantôt c'est un coup d'épée qui traverse leurs membres, leur poitrine ou leur tempe; tantôt, c'est une étincelle électrique, fulgurante, qui leur arrache un cri ; tantôt, c'est un marteau qui les frappe, ce sont les dents d'un chien qui leur arrachent un lambeau de chair, et la même souffrance aiguë se répète dix fois, vingt fois, cent fois dans un jour ! D'autres fois, ces spasmes douloureux reviennent pendant des semaines ou des mois sans trève ni repos, puis disparaissent sans cause connue ! N'est-ce point là quelque chose d'affreux ? D'autant que la peau de ces malheureux, devenue d'une sensibilité exagérée est hypéresthésiée, c'est-à-dire que le moindre contact, l'approche d'un doigt, le contact de la toile la plus fine réveillent la souffrance la plus aiguë.

3° Les *ataxiques organiques* constituent une

troisième classe plus grave encore : — parmi ceux-là, nous trouvons des malades dont les paupières supérieures paralysées retombent d'elles-mêmes et recouvrent le globe de l'œil ; — d'autres sont affectés de strabisme, voient les objets en double, ou bien ne voient plus du tout.

Il en est qui deviennent sourds et inhabiles à toucher les objets, à en deviner la forme, si leur vue n'était pas là pour les en instruire ; ceux-là enfin sont hors d'état d'apprécier la température, ils n'ont plus la sensation du froid ni du chaud !

Ce n'est pas tout ; les organes internes peuvent être atteints à leur tour ; la vessie est inhabile tantôt à retenir, tantôt à expulser l'urine qu'elle renferme ; les ataxiques sont, les uns, impuissants, les autres surexcités ; puis viennent les dérangements de l'intestin caractérisés par de la diarrhée ou de la constipation ; chez ceux-ci, on observe des élancements aigus à l'estomac suivis de vomissements difficiles à arrêter ; chez ceux-là, des douleurs angoreuses du cœur rappellent l'angine de poitrine, ou bien encore des névralgies intercostales d'une acuité singulière arrachent des cris lamentables à l'organisme le mieux trempé et le plus dur au mal !

Notons enfin des paralysies généralement transitoires, celle de la langue par exemple.

4° Une quatrième classe renferme les *ataxiques complets* qui jouissent, eux, du triste privilège de représenter le spécimen de ces diverses variétés, c'est-à-dire qu'ils ont à souffrir à la fois de l'incoordination de leurs mouvements, d'élancements fulgurants et de paralysies variées des organes.

Pas une partie de leur organisme n'est épargnée ; leur vie est un véritable martyre de toutes les minutes !... Comment s'étonner qu'avec une existence pareille, marquée au sceau de la fatalité antique, la morphine qui procure le calme et l'oubli réparateur devienne l'objet d'un culte, d'une idolâtrie ? Si réparant, grâce à Duchenne, l'ignorance des siècles passés et perdus pour la science, nous connaissons bien aujourd'hui les symptômes et la marche de l'ataxie, nous devons avouer cependant que l'étude de ses causes, si faciles à trouver, semblerait-il, n'est guère avancée. Ce qu'on peut affirmer, c'est que les hommes en sont bien plus souvent atteints que les femmes, et qu'elle constitue une des branches de l'héritage qu'apportent les névrosiques dans leur corbeille de noce. Ce qu'on peut dire encore, c'est que ce mal s'observe bien plus fréquemment que jadis. Quel sujet de réflexion, véritablement effrayant pour l'humanité et le médecin que celui-là ! constater l'augmentation toujours croissante, indéfinie... des maladies nouvelles qui nous atteignent, sans que la puissance de nos moyens curatifs suive la même progression !...

J'ai observé le tabès chez deux personnes, atteintes de rhumatisme après avoir enduré les souffrances morales et physiques subies par les défenseurs de Paris en 1870. — En effet, coucher sur la terre froide et humide, *sur la dure*, comme on dit, doit y prédisposer certainement.

D'autre part, la lutte pour la vie, la soif des plaisirs, l'épuisement cérébral, le surmenage de nos forces et de notre intelligence, les liqueurs fortes bues à l'excès, l'abus du tabac, et l'extension indéfinie du virus syphilitique doivent aussi favoriser son développement, mais ce sont là des causes générales qui s'appliquent à toutes les névroses.

Tous les ataxiques confirmés deviennent impuissants et n'ont plus d'appétit sexuel.

Nous croyons utile d'indiquer ici les symptômes qui précèdent et amènent le tabès, symptômes auxquels on ne prend pas garde malheureusement. Ainsi le sujet ne parvient pas à se débarrasser de toute son urine ; il croit avoir fini, et cependant une bonne partie du liquide s'écoule dans son pantalon. Il est, en outre, fatigué pour un rien ; plus tard, il ressent des douleurs intercostales en ceinture, caractéristiques ; ou bien, il accuse de la sensibilité au creux de l'estomac, suivie bientôt après de vomissements ; souvent aussi à ses débuts, le tabétique accuse des troubles oculaires ; sa pupille est d'un blanc nacré, ou bien encore il y a chez lui une paralysie de la paupière supérieure qu'il ne peut relever. Bientôt le malade ne peut plus diriger ses jambes ; sa sensibilité générale est diminuée ou abolie ; l'impuissance survient ; dans une troisième période, le malade ne mange plus, dort mal, perd ses cheveux et sa barbe, voire même les ongles, se plaint constamment du froid, maigrit et finit par s'éteindre gâteux ou paralysé, après avoir souffert pendant dix, quinze ou vingt ans.

Il est bien difficile de définir la nature de l'ataxie locomotrice. Est-ce une névrose ou une maladie de la moelle épinière, affections avec lesquelles on l'a bien longtemps confondue ?... Nous croyons qu'elle participe de l'une et de l'autre ; de la première, sous le rapport des symptômes généraux, des douleurs inexplicables, de la durée et du retentissement du mal sur l'intelligence et la disposition de l'esprit ; de la seconde, sous celui de l'origine du siège et des désordres anatomiques. A notre avis, c'est une affection hybride placée aux confins des Myélites et des Névroses, les reliant ensemble par des traits communs et démontrant une fois de plus que dans les affections du système nerveux, tout se tient, tout s'attire et s'enchaîne ; un coup frappé à l'extrémité de ce clavier merveilleux et sonore va retentir sur les cordes les plus lointaines, et y réveille un écho vibrant !...

Au début, cela n'est point douteux, il existe une irritation, parfois même une congestion de la partie inférieure dite lombaire de la moelle, c'est-à-dire de cet endroit d'où partent les cordons nerveux qui président aux mouvements des membres inferieurs. — Quand ce n'est pas la moelle elle-même qui est tout d'abord altérée, ce sont au moins les membranes qui l'enveloppent, et dans ce cas le mal marche avec plus de lenteur, mais ne tarde pas à affecter également leur contenu. Dans une seconde période, l'organe s'endurcit, se sclérose, comme on dit en médecine, ou bien s'atrophie; — de là, la difficulté des mouvements ordonnés par le cerveau, difficilement transmis à la moelle et plus difficilement encore exécutés par les membres recevant d'une manière incomplète l'impulsion ou la volonté cérébrale, et ne les exécutant que par saccades ou d'une manière incoordonnée.

C'est en quelque sorte une transmission télégraphique imparfaite du fluide neurique ; parfois une décharge électrique plus violente force l'obstacle, mais le jeu régulier facile, automatique des mouvements les plus simples n'existe plus.

Plus tard, l'irritation ou la congestion remontent de leur point initial vers les régions supérieures de l'axe spinal, et alors la partie de la moelle qui préside aux mouvements des bras est envahie, et à leur tour également les membres supérieurs deviennent des serviteurs insubordonnés, difficiles et paresseux. Non seulement le sujet fauche avec ses pieds et a la démarche d'un homme ivre, non seulement il est incapable de se tenir sur un pied, ou sur les deux s'il ferme les yeux, mais ses mains tremblent, il ne peut manger avec elles, et, s'il n'a plus, pendant un instant, ses yeux pour l'aider, il s'efforcera en vain, ses paupières fermées, de saisir son nez ou son oreille.

Enfin, quand le mal envahit le cerveau lui-même, on voit alors éclater les désordres physiques et moraux dont nous avons fait un si triste tableau.

L'ataxique, absolument affaissé de toutes manières, est condamné à rester dans une position horizontale ; ses horribles douleurs fulgurantes ne lui laissent aucun repos le jour et la nuit ; il cesse de manger, perd ses forces et s'éteint dans le marasme et le gâtisme. A la fin de son existence, l'ataxique n'est plus qu'un cadavre souffreteux, une ruine à laquelle chaque jour apporte une décrépitude de plus!...

On pense bien qu'en présence d'une ennemie aussi acharnée, les médecins, depuis Duchenne, se sont ingéniés à employer les médications les plus actives, car plus un mal est menaçant, plus nous avons recours, comme dans l'attaque des places fortes, à une artillerie puissante. On a donc employé le nitrate d'argent (*vulgo* la pierre infernale) par la bouche, et à des doses assez considérables pour donner, à l'intérieur, aux intestins et, à l'extérieur, à la peau une teinte ardoisée désagréable.

On a eu recours encore à l'iodure de potassium, surtout quand des antécédents syphilitiques font pressentir son utilité, à l'électricité, aux pointes de feu promenées (mais quelle désagréable promenade pour le malade!) sur le rachis. On a employé encore, depuis ces dernières années, l'antipyrine, l'arsenic comme reconstituant et l'acétanilide, le bromhydrate de cicutine comme sédatifs de la moelle concurremment avec le sulfate de strychnine afin de la galvaniser et de faire renaître ou développer en elle les courants nerveux. On a eu recours aussi aux eaux sulfureuses, au bromure de potassium dans les cas où il y a de l'insomnie, au phosphore à la dose de 1 à 10 milligrammes par jour. Mais tous ces moyens n'ont pas procuré d'amélioration, tout au plus ont-ils rendu la marche de la maladie moins rapide et moins envahissante.

Je dois noter cependant que les bains de boues de Dax et de Saint-Amand ont rendu quelques services dans cette maladie. Le Dr Raillière m'a montré à son établissement des Baignots, dans la première ville, un ataxique chez lequel il avait pu enrayer le mal.

M. le Dr Isnard, médecin de l'établissement de Saint-Amand, croit que l'immersion prolongée dans une boue chargée de principes minéralisateurs puissants (tels que le soufre, le fer, des chlorures, des matières extractives et végéto-animales), l'emploi de douches filiformes locales et l'eau sulfureuse en boisson peuvent réellement relever un système nerveux profondément atteint.

Et, théoriquement, on comprend que ces boues surtout, éminemment toniques et stimulantes, peuvent, en exerçant une révulsion active sur le rachis et en reconstituant l'organisme, être utiles à l'ataxique.

D'autre part, à bout de ressources, les médecins péniblement affectés par la vue de ces souffrances aiguës, déchirantes, ont cherché à les atténuer momentanément avec des injections sous-cutanées de morphine. Mais l'action calmante de cette médication s'émousse à la longue, et il faut alors doubler, décupler les doses; encore vient-il un moment où leur action sédative s'épuise. Aussi avions-nous, en ces derniers temps, pris l'habitude d'envoyer à l'établissement de Lamalou ceux de nos malades qu'on pouvait y transporter, espérant calmer les souffrances des ataxiques douloureux. Un travail du médecin inspecteur, M. Cros, a prouvé en effet que cette classe d'ataxiques s'en trouvait très bien ; — effets heureux qu'il explique par la double action de ces eaux sédatives du système nerveux et toniques ou reconstituantes de l'état général.

Mais on ne peut résider à Dax, à Lamalou, à Saint-Amand surtout, que pendant un certain nombre de mois, et puis tous les ataxiques ne peuvent s'imposer une semblable dépense à renouveler tous les ans. Il est vrai qu'un de nos collègues de la marine, le Dr Barthe de Sandfort, a eu l'ingénieuse pensée de faire transporter à Paris, dans son établissement de la rue Saint-Denis, des boues de Dax et qu'il a obtenu plusieurs améliorations remarquables, mais point de guérison. En sorte qu'on se demande si ces moyens ont bien réellement l'efficacité qu'on leur attribue? Ne sont-ils pas réellement inefficaces à une certaine période de la maladie, et la proportion des sujets chez qui l'ataxie a été enrayée est-elle assez considérable pour attribuer à ces stations thermales une puissance curative réelle?

Il en est de même de l'hydrothérapie que ses partisans fanatiques, on le sait, présentent comme le remède à tous les maux. Bien rares cependant sont les cas de guérison qu'elle peut revendiquer à son actif. C'est par exception, nous dit, dans la *Médecine contemporaine,* notre ami, le Dr Duval, de Paris, directeur de l'Institut hydrothérapique de l'Arc de Triomphe, qu'on a obtenu la guérison radicale et définitive de l'ataxie et il en cite une obtenue par le Dr Delmas, de Bordeaux, sur un malade qui avait été, on peut le dire, martyrisé sans profit par M. le professeur Nélaton ; mais, redisons-le de nouveau, avec l'hydrothérapie comme avec les stations thermales, comme avec la plupart des remèdes, la guérison est l'exception et la non-réussite est la règle, et cependant malades et médecins souffraient vivement de l'impuissance de l'art et appliquaient à l'ataxie ces tristes paroles que nous répétons parfois au-dedans de nous-même en présence de certaines maladies : *Opprobrium Artis !*...

Les choses en étaient là quand, en 1890, M. Raymond, de Paris, professeur agrégé chargé d'une mission scientifique en Russie, eut l'occasion d'y voir traiter l'ataxie locomotrice par une méthode singulière dont les heureux effets le frappèrent vivement ; aussi, à son retour en France, s'empressa-t-il d'en parler au Dr Charcot qui, dans une maladie où tout est mystère, n'hésita pas à la mettre en usage, bien que cette médication parût empirique et bizarre ; mais, quand on consacre, comme le célèbre professeur de la Salpêtrière, sa vie tout entière au soulagement des maladies les plus désespérées, on accueille avec bienveillance l'empirisme lui-même, s'il donne les moyens de guérir les abandonnés de la science [1].

La première idée du traitement des tabétiques ou ataxiques par la suspension appartient au Dr Motchoutkowski, d'Odessa. Ce médecin avait remarqué que, pendant l'application d'un appareil inventé par Sayre, de New-York, pour placer un corset plâtré destiné à redresser les diverses déviations de la colonne vertébrale, le corps des malades suspendus s'allongeait parfois jusqu'à 3, 4 et même 5 centimètres.

Rapprochant ces résultats des bons effets obtenus dans les névralgies par l'élongation des nerfs et particulièrement de la guérison de la sciatique par le tiraillement et l'allongement du nerf de ce nom, le médecin russe résolut de traiter l'ataxie par la suspension, et il mit dès 1883 son idée à exécution. Il pensait que les

1. D'après le Dr Monin (*Misères nerveuses*), l'emploi de la pendaison ne serait pas chose nouvelle, dans un but thérapeutique ou passionnel. N'existe-t-il pas, en Angleterre, des clubs de pendus pour les gentlemens blasés et usés ? D'après notre confrère, ce moyen était employé depuis longtemps par les rebouteurs. « C'est ainsi, nous dit-il, qu'en mai 1844 l'un de ces guérisseurs par moyens mécaniques comparaissait, pour des actes de ce genre, devant la Cour d'assises de Rouen. Cet aimable industriel s'adressait surtout aux vieillards affaiblis; pendant qu'il les tenait suspendus dans leur domicile, il faisait main basse sur tout ce qui se trouvait à sa portée, histoire probablement d'éviter des recouvrements d'honoraires ? L'un de ses clients, trop entêté dans son traitement, mourut et entraîna ainsi la perte de son guérisseur. »

gaines des nerfs qui sortent de chaque côté de la moelle pour se répandre dans les parties latérales du corps, et que, les nerfs des membres inférieurs eux-mêmes subissant une élongation sensible, cela mettrait peut-être fin aux douleurs fulgurantes qui empoisonnent l'existence des ataxiques.

Mais, avant d'essayer cette méthode sur les vivants, il chercha à savoir si, sur le cadavre, cette élongation des nerfs, probable en théorie, était réelle dans la pratique; et, ayant vu qu'elle se produisait visiblement et que l'allongement de la colonne vertébrale de la deuxième vertèbre cervicale à la quatrième lombaire atteignait près de $0^m,03$ (distance qui devait être dépassée chez le malade en raison de l'élasticité des tissus vivants), il n'hésita pas à traiter ainsi ses tabétiques.

Cette suspension des malades se pratique à l'aide d'un appareil composé d'une bande de fer horizontale, surmontée à sa partie moyenne d'une boucle ou d'un anneau, dans lequel s'accroche une mouffle qui sert à hausser et à élever de dessus terre l'appareil et le patient. Au milieu et au-dessous de cette traverse horizontale ressemblant au fléau d'une balance, s'attache un double collier en cuir rembourré, embrassant en avant le menton, en arrière la nuque.

Deux autres courroies pendent à l'extrémité de chaque bras de la traverse ; on y passe les bras du patient qui est ainsi suspendu à la fois par le menton, l'occiput et les aisselles. S'il n'était élevé de terre que par les deux premiers points, il souffrirait trop vivement pour y rester au-delà de quelques secondes, tandis que le poids du corps et des membres inférieurs se répartissant sur ces quatre points, il n'éprouve en aucun de ces points des douleurs trop vives.

Le malade ainsi disposé, on visite avec soin les diverses parties de l'appareil, afin que la pesanteur ou la pression se répartisse également dans ces quatre points, ainsi que je viens de le dire : ceci s'obtient par tâtonnements, en allongeant ou en raccourcissant, s'il en est besoin, les cordons suspenseurs, munis dans ce but de petites boucles qu'on peut serrer à volonté. Il ne faut pas, en effet, que la pression sur l'occiput soit trop forte, car elle produirait des douleurs intolérables en cet endroit. D'un autre côté, si elle était trop grande sous le menton, elle comprimerait les jugulaires et amènerait la syncope. D'autre part, lorsque les courroies des bras sont trop courtes et que le poids du corps pèse sur les aisselles, il survient en cet endroit des fourmillements et des engourdissements intolérables résultant de la compression du plexus brachial.

Quand l'appareil est bien ajusté, on avertit le malade, et on le soulève doucement au moyen de la poulie du milieu jusqu'à ce que ses pieds ne touchent plus la terre, et, pour augmenter au besoin la traction exercée sur la colonne vertébrale et obtenir son élongation, on recommande au malade de soulever ses bras toutes les douze ou quinze secondes.

M. le Dr Raymond, ayant eu l'occasion d'apprécier en Russie les cures heureuses du médecin d'Odessa, les fit connaître à M. Charcot, qui s'empressa d'essayer, à la Salpêtrière, ce nouveau mode de traitement du tabès, et l'assujettit à certaines règles que nous allons énumérer, d'après une leçon de l'illustre professeur :

« D'une façon générale, la plus longue séance ne doit pas dépasser trois à quatre minutes ; le chiffre de trois minutes doit être pris comme terme moyen. On commence par une demi-minute, et on arrive ainsi progressivement au chiffre supérieur indiqué plus haut, qui est généralement atteint à la sixième ou huitième séance. »

Le poids du patient peut déterminer certaines modifications à ce que nous venons de dire. — Plus le sujet est maigre, plus facilement il supportera la suspension ; il n'est pas rare de voir un ataxique, pesant 60 ou 70 kilogrammes, rester pendu pendant deux minutes, tandis que chez les sujets obèses ou pesant 80 ou 90 kilogrammes la traction qui s'opère sur les muscles de la nuque est très douloureuse sur le moment et dure encore le lendemain et même le surlendemain.

« En général, même chez les sujets n'accusant aucune douleur, aucun malaise, la suspension ne doit pas être prolongée plus de trois minutes, et M. Charcot recommande bien aux médecins de se méfier de ce genre de malades qui, par bravade ou dans l'espoir de se guérir plus vite, prétendent ne rien sentir et cherchent à dissimuler leurs malaises.

« Il est inutile de faire tous les jours une séance de suspension. Une séance tous les deux jours est bien suffisante. Quand les trois minutes sont écoulées, on relâche lentement la corde afin que les pieds du patient touchent doucement le sol sans aucune secousse. Un aide le soutient, le débarrasse de ses lacs, et le fait asseoir dans un fauteuil pendant un quart d'heure. M. Charcot recommande encore de déshabiller le malade, de façon que ses bras soient libres ; enfin son cou ne doit pas être serré par le col de sa chemise, afin d'éviter tout danger de compression.

« Dix-huit tabétiques ont été, dans ces conditions, traités à la Salpêtrière, ils ont fourni environ quatre cents séances de suspension ; au bout de trois séances, quatre malades sur ces dix-huit ont cessé de venir, soit à cause de l'éloignement, soit à cause de la difficulté qu'ils avaient pour se faire conduire à l'hôpital. Les quatorze autres et surtout huit d'entre eux ont été améliorés.

« Au début du traitement, l'amélioration porte presque toujours sur la *marche*, sur l'incoordination lorsqu'elle existe ; elle se fait sentir dès les premières séances. Les malades disent qu'aussitôt après la séance, la marche est plus facile, plus assurée ; cette amélioration ne dure d'abord que deux à trois heures, puis, après huit ou dix séances, elle devient continue.

« Les malades se tiennent beaucoup plus facilement debout; ils peuvent marcher sans aide, faire des courses assez longues, ce qui a été très appréciable chez les malades de la Salpêtrière, obligés de venir de loin pour suivre le traitement, en empruntant les voitures publiques qui, le plus souvent, ne les déposaient pas à la porte de l'hôpital.

« Au bout de vingt à trente séances, le *signe de Romberg* (vacillement dans l'obscurité) disparaît.

« Par ordre chronologique l'amélioration porte ensuite sur les divers *troubles vésicaux* si fréquents chez les tabétiques. La miction se régularise, devient plus facile, l'incontinence disparaît ou s'atténue considérablement ; chez quelques-uns, les fonctions vésicales sont redevenues normales.

« Les *douleurs fulgurantes* semblent également tirer bénéfice du traitement ; elles reviennent à intervalles plus éloignés, s'atténuent considérablement et disparaissent même complètement.

« Enfin, sous l'influence de la suspension, l'impuissance disparaît, les érections reviennent.

« Comme corollaire des phénomènes signalés, nous dirons que la sensation d'engourdissement des pieds s'atténue ou disparaît ; chez deux malades, des plaques d'anesthésie plantaire redevinrent sensibles. Enfin l'état général s'améliore, le sommeil devient meilleur, ce qui ne nous a pas paru devoir être uniquement attribué à la disparition des douleurs fulgurantes.

« En résumé, tous les malades que nous avons

traités ont été améliorés à des degrés divers ; l'amélioration nous ayant paru en rapport avec la durée du traitement.

« Un seul a fait exception, un tabétique jeune de trente-deux ans, à hérédité très chargée, chez lequel en six mois les accidents de la série tabétique avaient presque atteint leur apogée. Pendant le premier mois il y eut une amélioration marquée portant sur la marche et la miction ; puis survint une rechute caractérisée par une crise de douleurs fulgurantes et la chute de la paupière supérieure gauche. Depuis cette crise, toutefois, le traitement semble devoir à nouveau amener une amélioration des phénomènes.

L'amélioration obtenue par ce mode de traitement dans une maladie passant généralement pour incurable devait encourager MM. Motchoutkowski et Charcot à essayer la suspension dans d'autres maladies nerveuses ; mais les résultats, d'après l'un et l'autre, ont été absolument négatifs.

Et maintenant, on peut se demander l'explication de cette amélioration et de quelle manière la suspension agit si heureusement dans le tabès. Nous avons dit que l'on avait constaté, après les séances, un certain tiraillement des racines des nerfs qui naissent de chaque côté de la moelle et se dirigent en bas au lieu d'avoir une direction presque horizontale ; mais il est plus probable que le mieux est principalement dû à l'allongement des nerfs des membres inférieurs pendant la pendaison. Cet allongement fréquemment répété empêcherait leur tassement et calmerait ainsi les douleurs fulgurantes.

Quelques médecins physiologistes expliquent encore l'amélioration obtenue par l'augmentation du liquide céphalo-rachidien, sorte de sérosité dans laquelle baignent le cerveau et la moelle, et destinée à empêcher leur compression.

Or, ce liquide augmentant pendant la suspension, il est probable que la moelle épinière joue plus à l'aise dans son canal osseux et dans les membranes qui tapissent ce dernier.

Mais que nous importent, en ce cas, les *pourquoi* et les *parce que ?*... Voici une maladie fort pénible, conduisant, par un calvaire plus ou moins long, à une fin lente et lamentable, précédée et accompagnée de douleurs horribles, d'affres poignantes pour le sujet, la famille et le médecin *forcé d'avouer* son impuissance ; on découvre un traitement bizarre, c'est vrai, mais facile, inoffensif, qui peut arrêter ce fléau. Honneur donc à celui qui le premier l'a découvert, et a eu l'audace de le mettre en pratique. Honneur aussi à celui qui l'a introduit en France et a essayé publiquement, dans son hospice, *le gibet des pendus*, d'autant que de ce gibet-là on descend plus valide et mieux portant qu'on y avait monté !

Du reste, tout récemment, j'ai eu la preuve que la suspension soulageait les ataxiques. Voyageant dans l'omnibus Odéon-Clichy, je me trouvai placé auprès d'un monsieur de cinquante à cinquante-cinq ans, dont le teint ardoisé m'intrigua beaucoup. Ce n'était point la coloration café au lait d'un Polynésien ou d'un Indien, pas plus que la teinte bistrée d'un mulâtre, c'était une couleur ardoise, claire, bleuâtre, toute spéciale. J'eus un soupçon de la vérité en voyant ses traits fins, réguliers, indiquant une race supérieure et non pas un sang mêlé, et je lui demandai s'il n'avait point été soumis à un traitement par le nitrate d'argent. Il me répondit que si, — et qu'étant affligé par l'ataxie, un des plus célèbres médecins de Paris l'avait traité par cette méthode, ce qui avait à la longue donné à tout son corps cette teinte bleuâtre qui m'avait si fortement intrigué.

Ce traitement, me dit-il, institué au début de la maladie, avait enrayé les progrès du mal, l'avait en un mot maintenu, mais il se rendait en ce moment à la Charité pour s'y soumettre à la pendaison, et il était si satisfait de cette médication qu'il y conduisait deux dames ataxiques comme lui.

Arrivés au coin de la rue Jacob, le conducteur arrêta l'omnibus, et nous assistâmes à la descente de la petite caravane. Le monsieur, en chevalier français, descendit le premier, par élans successifs, et offrit galamment, mais avec un geste saccadé, sa main aux dames, et nous les vîmes tous les trois se diriger, en gesticulant, vers l'hôpital, en lançant leurs jambes en avant et en marchant à la façon de ces pantins de bois que les enfants font manœuvrer tout d'une pièce avec la ficelle qui sort de leur derrière.

Mentionnons, enfin, un nouveau moyen de traitement que nous sommes heureux d'indiquer. C'est celui de Buzzi ; il est destiné à remplacer la suspension, mais il agit en réalité de la même manière, c'est-à-dire par l'allongement forcé de la moelle épinière.

Voici en quoi consiste la méthode : le malade est étendu sur un lit résistant, les jambes étendues, et la tête supportée par un coussin ; — puis, la tête et le corps immobiles, il rapproche ses genoux de sa tête et au besoin se fait aider pour les rapprocher de son front où il les tient appliqués le plus longtemps possible.

D'après Buzzi, ce moyen détermine un allongement de la moelle trois fois supérieur à l'élongation par la pendaison. Le professeur Bénédikt reconnaît qu'il lui a dû un grand nombre de guérisons. — Rappelons cependant à l'actif de la méthode quelques douleurs de la colonne vertébrale, des syncopes et des hémorragies musculaires, qu'on éviterait peut-être en procédant par étapes progressives et non pas brusquement à l'élongation des membres et du corps. — Mais, du reste, tout cela est de peu de gravité en comparaison des avantages obtenus, s'ils sont réels, dans une affection aussi désespérante.

CHAPITRE IX

TÉTANOS. — ORIGINE. — CONTAGIOSITÉ

Tétanos. — On donne le nom de tétanos à une contracture extrêmement douloureuse de tous les muscles du corps et surtout de ceux de la nuque, de la face et des membres.

On peut le diviser en trois classes : le tétanos *Spontané*, naissant sans causes bien appréciables, mais surtout à la suite d'un rhumatisme ou d'un refroidissement prolongé. Cette première variété est rare, et dans une pratique médicale de plus de quarante ans, je n'en ai observé qu'un seul cas chez un laboureur qui, ayant chaud, s'endormit, à même sur la terre nue, sans avoir la précaution d'y étendre, avant, sa limousine ; — 2° le tétanos *Traumatique* survenant après une blessure ; c'est de beaucoup le plus fréquent, sans qu'on sache au juste pourquoi, pendant certaines guerres, on en recueille plus de cas que dans d'autres.

Cette variété est plus commune dans les pays chauds que dans les pays froids, et chez les nègres que chez les blancs. Elle apparaît souvent à l'occasion de blessures ou de contusions très légères et même d'une simple piqûre, surtout celles qui intéressent les pieds et les mains. On cite, même à Cayenne, de nombreux cas de tétanos survenant chez les nouveau-nés à la suite de la simple section du cordon ombilical ;

3° Le tétanos *Toxique* survient après les empoisonnements par la noix vomique, la strychnine et la brucine, car ces alcaloïdes agissent surtout sur la moëlle et la sidèrent atrocement ; des crampes intenses surviennent alors dans les mâchoires, le dos ou les mollets, puis dans le diaphragme et les muscles intercostaux, et le sujet meurt cyanosé et asphyxié.

Le tétanos est une affection de peu de durée, mais très grave, car les deux tiers des sujets atteints succombent sous ses coups ; sa fréquence pendant nos guerres dernières a beaucoup diminué depuis que les blessés sont soumis à une rigoureuse antisepsie.

Jusqu'à ces derniers temps, on regardait cette affection comme une névrose ayant les affinités les plus étroites avec la rage ; mais, depuis deux ans, on tend à en faire une maladie microbienne, à l'instigation des médecins vétérinaires. D'après nos confrères, cette maladie, très commune en effet chez les chevaux, serait transmise par eux à l'homme et sévirait principalement sur ceux qui les soignent, palefreniers, cochers, équarrisseurs ; ou, enfin, ces derniers la transmettraient indirectement aux personnes de leur entourage, sans en être atteints eux-mêmes.

Il existe des faits et des expériences favorables à cette théorie, et d'autres qui lui sont contraires. On a dit, par exemple, pour soutenir la première opinion, que le tétanos ne s'observe pas à Venise où le cheval n'existe pas. D'un autre côté, le Dr Monin [1] dit qu'un savant explorateur de l'Islande et des îles Féroë, M. le Dr Labonne, a rencontré cette maladie chez les nouveau-nés de ces pays, bien que le cheval n'y existe pas. Je ne puis rien dire au sujet des îles Féroë, le cheval peut y manquer, mais je suis sûr qu'il y en a, et en grand nombre, en Islande. L'argument n'est donc pas valable en ce qui concerne ce dernier pays. Dans bien des cas (la plupart), on ne rencontre pas la cause première, le cheval, et le laboureur dont j'ai parlé, et qui en est mort, n'avait de sa vie touché cet animal ; mais on me dira, peut-être, que la terre sur laquelle il s'est étendu recélait les germes du mal. Je répondrai par l'exemple d'A. Paré qui guérissait les tétaniques en les ensevelissant dans du fumier chaud ?...

Gardons, cependant, une sage réserve en ceci, d'autant plus qu'on a récemment découvert et décrit le microbe spécial à cette maladie, et que du pus ou du sang pris sur des tétaniques ont fait mourir du tétanos des lapins, des cochons d'Inde et des rats auxquels on les avait inoculés.

Quant à la médication à apporter à cette redoutable névrose, je dirai qu'il n'en est point d'aussi efficace que l'association du bromure de

1. Dr Monin, *Maladies nerveuses.*

potassium et du chloral, à la condition qu'ils soient donnés à des doses élevées. Leur emploi a permis aux médecins de reléguer à un plan secondaire l'opium, si en faveur autrefois, qui suspendait, en effet, les spasmes et la raideur, mais en les remplaçant par une prostration somnolente, avant-coureur de la mort. Nous conseillons donc, dans le traitement de cette maladie, l'emploi des dragées antinerveuses à la dose d'une toutes les heures en y joignant celui du sirop à doses rapprochées, une cuillerée toutes les heures, au début surtout, jusqu'au calme.

Nous donnons ce conseil d'autant plus volontiers que dragées et sirop contiennent de l'arsenic, et que l'arsenic a été employé en Amérique sous forme de liqueur de Fowler, par le Dr A.-S. Barnes et son élève le Dr Hagden, de Saint-Louis, avec succès dans le tétanos. De son côté, le Dr Bird, de Quincy (Illinois), y a eu recours dans un cas grave où toutes les médications avaient échoué, et a réussi à sauver son malade en donnant, toutes les trois heures, dix gouttes de cette liqueur.

Moi-même, j'ai obtenu avec les dragées et le sirop Gélineau, c'est-à-dire avec la combinaison de ces trois médicaments (bromure, chloral et arsenic), deux succès dans deux cas très graves, d'abord chez un enfant du bourg de Landrais (Charente-Inférieure), habitant une maison basse et humide, et pris de trismus et d'accès de tétanos après une amputation de cuisse, et chez un cordonnier de Surgères dont la main et le poignet avaient été écrasés. Atteint de cette même maladie, on n'osa pas lui faire l'amputation, et j'ai eu le double bonheur de le guérir du tétanos et de lui conserver sa main.

Si on lit, du reste, avec attention dans les journaux de médecine les observations relatives au traitement du tétanos, on reconnaît que, depuis l'application du chloral au traitement du tétanos, essentiel ou traumatique, on sauve beaucoup plus de malades qu'autrefois.

Le Dr Sédan de Coléah et le Dr Désarbres ont guéri des tétanos très graves en donnant toutes les heures du bromure de potassium uni à du chloral, à de l'extrait gommeux d'opium et en faisant quelques injections de morphine. On peut encore, ainsi que l'a fait avec succès le Dr Vaissette, injecter un gramme de chloroforme dans les muscles de la mâchoire et de la nuque tétanisés, et envelopper le malade avec des couvertures chaudes et des bouillottes d'eau chaude ; il est vrai que cette injection est extrêmement douloureuse. Mais qu'importe la douleur quand il s'agit de vivre ?

Peu nous importe le médicament à qui on devra la guérison, pourvu que le malade soit sauvé !

Quant aux moyens de prévenir ce mal, il faut soigner les plaies avec une méticuleuse attention, les tenir propres et antiseptisées, les débarrasser des corps étrangers qu'elles peuvent renfermer, les régulariser et ne les fermer qu'après les avoir couvertes de poudre d'iodoforme ou d'aristol, puis de coton phéniqué. —

Pas d'air, pas de froid, pas d'humidité autour des malades; pas de fatigues, pas d'émotions, pas de mauvaises nouvelles. Si malgré ces sages précautions le mal survient, recourir à la médication indiquée ci-dessus, et mettre entre les dents du malade un morceau de bois mou ou un bouchon entouré de linge de toile afin d'assurer le passage des médicaments et d'aliments toniques semi-liquides.

C'est surtout quand les blessés approchent ou habitent des écuries, que l'on devra redoubler de précautions pour eux, et la première recommandation, la plus importante de toutes, sera de les en éloigner, car l'observation suivante démontre bien que ceux-là surtout sont tributaires du tétanos.

En décembre 1890, après une rixe survenue dans une auberge de village, entre plusieurs jeunes gens du territoire de Padoue, l'un d'eux, frappé d'un coup de gourdin à la tête, tombe et perd du sang en abondance. Un des spectateurs court dans un bâtiment voisin, bas, humide et mal aéré, ramasse en quantité des toiles d'araignée auprès de bœufs et de chevaux, en fait une boule qu'on applique sur la plaie pour arrêter le sang. Ces toiles d'araignée restent en contact pendant vingt heures avec la plaie qui est ensuite pansée aseptiquement.

La cicatrisation se fait rapidement, et néanmoins, quatorze jours après l'accident, le blessé est atteint de tétanos, et meurt dix jours après.

A l'autopsie, on ne trouve aucune lésion du crâne, et seulement un peu de pus entre les lèvres de la plaie. L'expert, interrogé par les magistrats, attribue la mort au tétanos survenu par l'introduction dans la plaie de germes tétaniques, contenus dans la toile d'araignée avec laquelle on a pansé la plaie.

Restait à démontrer que ces germes infectieux étaient bien la cause réelle de l'apparition du tétanos. Eh bien! des plaies faites à la peau du ventre de quatre lapins, avec addition de toiles d'araignée, détermine la maladie sur trois d'entre eux, et dans le pus coulant de la plaie on trouve le bacille caractéristique du tétanos (le bacille de Nicolaïe, du nom de celui qui l'a découvert).

Il résulte de ces faits que l'usage populaire d'appliquer sur les blessures, comme hémostatiques, des toiles d'araignée doit être fortement blâmé, parce que ces toiles recueillent, dans les écuries ou les greniers, les germes du tétanos répandus dans la poussière de l'atmosphère.

CHAPITRE X

CONVULSIONS OU ÉCLAMPSIE ET TERREURS NOCTURNES DES ENFANTS

Convulsions des enfants. — Les convulsions peuvent compliquer presque toutes les maladies des enfants, et présentent toujours un certain degré de gravité si on ne leur oppose pas, dès qu'elles apparaissent, un traitement sérieux.

Ne comportant pas en général de lésions du système nerveux, l'éclampsie est un syndrôme nerveux [1] qui comprend plusieurs variétés.

1° Le *Trismus* ou tétanos des nouveau-nés, qui survient dans les pays chauds et humides surtout (Indes occidentales), et souvent dès les premiers jours de la naissance, mais qui se montre parfois en Europe, quand les enfants sont restés exposés au froid ou à l'humidité. L'enfant ne peut alors prendre le sein, et pousse par moments des cris aigus en restant raide, immobile, le cou tendu, la figure cramoisie ;

2° La convulsion peut être bornée à la gorge.

1. On appelle syndrôme, en médecine, l'agglomération de plusieurs symptômes.

C'est alors le spasme de la glotte, la *Laryngite striduleuse* ou asthme de Millard (accès d'oppression, tête renversée en arrière, lèvres livides, mouvements convulsifs de la face, suffocation, menace de mort).

Mais, quelques secondes après, le spasme cesse, la respiration se fait avec un mouvement long et retentissant; alors le danger s'éloigne pour reparaître quelques instants, quelques heures ou quelques jours après. Les accès s'accompagnent quelquefois de contraction des pieds et des mains;

3e forme : *Terreurs nocturnes.* — Un enfant pendant le travail de la dentition, ou après un ou deux jours de diarrhée, se réveille brusquement en jetant un cri violent; il s'agite, se plaint pendant quelques minutes, puis se rendort pour jeter encore, une heure ou deux après, *mais toujours pendant la nuit*, des cris aigus, et cela se répète cinq ou six fois chaque nuit. C'est là ce qu'on appelle les terreurs nocturnes. Au premier abord, on pourrait confondre cette maladie avec la méningite. Mais au bout de deux ou trois jours la confusion n'est pas possible, les terreurs nocturnes ne s'accompagnant pas, comme la méningite, de vomissements ni de constipation.

Voici, du reste, une observation type que West, l'auteur anglais qui l'a le mieux étudiée, a fait de cette affection :

Il y a quelques années, je voyais un petit garçon de onze mois qui était au début de la dentition; il avait eu pendant dix jours une diarrhée légère avec évacuations forcées et visqueuses. Une nuit, bien que jusqu'à ce moment le sommeil eût paru profond, il s'éveilla en sursaut et en poussant un cri si violent que toutes les personnes de la maison l'entendirent. Après qu'on l'eut pris dans les bras, il continua encore à crier violemment pendant quelques minutes, puis il se calma par degrés et se rendormit dans un état de transpiration profuse. Le sommeil était aussi profond qu'auparavant, bien que les yeux ne fussent pas entièrement fermés; mais, après un temps d'une demi-heure à deux heures, il se réveillait de nouveau en poussant des cris de terreur, puis s'endormait encore après quelques minutes. La première de ces attaques eut lieu six jours avant qu'on m'amena l'enfant; elles avaient augmenté de fréquence, s'étant produites jusqu'à sept où huit fois dans une même nuit, et même dans la journée, pendant son sommeil. Il était gai cependant dans l'intervalle, tétait bien, ne vomissait pas, la tête n'était point chaude, et la fontanelle antérieure plutôt déprimée que proéminente; mais l'abdomen était un peu tendu et sensible; les gencives étaient très gonflées et la langue un peu chargée. On pratiqua l'incision des gencives, et l'enfant prit un bain tiède tous les soirs. Chaque soir également, au moment du coucher, on lui donna une poudre de 5 centigrammes *d'hydragirium cum creta* et autant de poudre de Dower, et, chaque matin, 10 grammes d'huile de ricin. Les attaques cessèrent.

C'est, en effet, la constipation, écrit le Dr Burggraeve, qui est la cause la plus fréquente des terreurs nocturnes. La colonne fécale pesant sur les vaisseaux hypogastriques, il se fait un recul du sang veineux vers la tête, et l'enfant éprouve une espèce de cauchemar qui le réveille en sursaut au milieu d'une profonde terreur. La présence de vers est aussi, dans le midi surtout, une cause de ce mal.

4e forme : L'*Eclampsie* proprement dite ou la

convulsion éclamptique va surtout nous occuper. Les convulsions puériles peuvent être internes ou externes, simples ou compliquées, partielles ou générales, mais, quelles qu'elles soient, elles méritent l'examen le plus attentif, car de l'éclampsie à l'épilepsie vraie la pente est rapide ou plutôt il n'y a qu'un pas.

Rappelons brièvement les causes des convulsions chez les enfants, car, de leur connaissance approfondie, dépend souvent le prompt soulagement du petit malade. Quand une mère allaitant son enfant se nourrit avec excès, boit trop de vin, d'eau-de-vie, de café ou mange des choses indigestes, son nourrisson peut être affecté par des convulsions. Si, comme cela arrive trop souvent, son mari est ivrogne, brutal ou la maltraite, son lait devenu mauvais peut encore occasionner ces accidents. Plus âgé, l'enfant, bourré de friandises ou de nourriture, à certaines époques de l'année, au premier de l'an et aux jours gras, par exemple, peut avoir des convulsions. L'athrepsie ou la lienterie (selles vertes) peut encore leur donner naissance, les maladies du tube digestif exerçant toute la vie une influence fâcheuse sur le système nerveux; mais cela est vrai surtout dans l'enfance.

Comme influence prédisposante, nous dirons que les enfants des névropathes sont, presque toujours, inquiets, mobiles, agacés, nerveux, chargés d'électricité et qu'un rien détermine chez eux une attaque.

Du côté des organes génitaux, la rétention d'urine, un bandage posé sur l'anneau pour contenir une soi-disant hernie, peuvent encore les occasionner.

Des corps étrangers dans l'oreille, une piqûre d'épingle, une brûlure, des vers intestinaux, une dentition difficile, des dents d'homme dans une mâchoire d'enfant, comme disait le Dr Bouchut, un froid excessif, une peur extrême, un cordon mal lié, l'existence d'autres maladies (érysipèles, fièvres éruptives, coqueluche, pneumonie) sont encore des causes déterminantes fréquentes.

Des parents lymphatiques ou névropathes, une alimentation insuffisante ou de mauvaise qualité, les habitudes solitaires plus fréquentes qu'on ne le croit chez les jeunes enfants, y prédisposent aussi.

Parfois l'attaque est subite, mais elle peut être annoncée par des prodromes qui n'échappent pas à une mère attentive. L'enfant a des soubresauts, de l'agitation dans son lit, son regard est étrange, fixe ; sa tête est chaude ; il dort mal et est sujet à de fréquents vomissements.

L'attaque a ses trois périodes caractéristiques :

1° *Période tonique :* l'enfant se raidit, se renverse, le pouce est recouvert par les autres doigts, les muscles sont contractés, les yeux sont convulsés ;

2° *Période clonique :* les membres sont parcourus (le plus souvent d'un seul côté du corps) par des frémissements ou une agitation incessante et démesurée ;

3° *Période comateuse*, où l'enfant s'endort profondément. Ces périodes se succèdent toujours dans cet ordre quand il y a plusieurs reprises. L'urine est tout entière expulsée à la première convulsion.

La durée des attaques varie de quelques secondes à plusieurs jours, et leur fréquence peut être extrême, et constituer à la longue une sorte d'*état de mal* qui épuise l'organisme et emporte l'enfant. En général, si l'on arrive à temps, le malade guérit. Mais, parfois, il lui reste un strabisme persistant (louchage) ou de l'hémiplégie (paralysie de la moitié du corps).

Il est assez difficile chez un enfant au-dessous de dix-huit mois, deux ans, de différencier l'éclampsie d'avec l'épilepsie ; mais on doit toujours craindre que la première ne dégénère en la seconde, et agir préventivement.

Il est peu, bien peu d'épileptiques qui n'aient point eu de convulsions étant jeunes. La porte reste ouverte au mal comitial et, comme l'a dit si pittoresquement M. Legrand du Saulle, l'empreinte s'efface, mais le cliché reste ! Que d'épilepsies on eût pu prévenir par un traitement rationnel continué patiemment pendant les années qui séparent l'enfance de l'adolescence, si parents et médecins y avaient songé !

Constatons encore que, quelle que soit la cause de la convulsion interne ou externe, directe ou reflexe, immédiate ou lointaine, il existe, ou il a existé, chez le petit malade une sensation pénible, une cause excitatrice.

Or, si celle-ci se transmet jusqu'à la protubérance, elle détermine l'apparition des phénomènes convulsifs, tantôt par excès d'hyperesthésie nerveuse, tantôt par anémie ou oligaimie cérébrale, tantôt par une congestion. Si l'excitation, au lieu de remonter jusqu'au petit cerveau, se dirige vers le larynx, la convulsion ne sera que partielle, et c'est le spasme de la glotte qui éclatera alors.

Il serait sans doute intéressant de pouvoir différencier d'une manière certaine les convulsions d'avec l'épilepsie, et de bien reconnaître les caractères particuliers à chacune d'elles ; malheureusement il n'y a guère de différence entre l'attaque éclamptique et l'attaque épileptique. L'absence de récidive seule peut donner la quasi-certitude qu'il ne s'agit pas de mal comitial.

Et encore ?... que d'enfants en bas âge, ayant eu alors des convulsions, se réveillent un jour épileptiques à dix, à quinze ou vingt ans de là ?

L'examen de la cause peut aider à résoudre cette grave question. Si la convulsion se manifeste sous l'influence d'une fièvre éruptive, d'une angine, d'une dent en perce, d'une irritation intestinale, son existence est justifiée sans qu'on ait besoin de faire entrer en ligne un tempérament nerveux exceptionnel, et la convulsion n'est point de nature épileptique.

Si l'enfant a plus de cinq ou six ans, s'il en est atteint pour la première fois, si l'on ne découvre aucune cause irritative, on a à craindre une influence comitiale. Dans les cas d'incertitude, l'absence chez les parents de toute tare névrotique sera un motif pour se rassurer.

Quand, après la convulsion, l'enfant revient complètement à lui, c'est un bon signe, mais quand (ce qui arrive le plus souvent), le regard reste hagard, hébété, qu'il y a de la parésie, c'est-à-dire engourdissement fonctionnel d'un des membres, contracture ou strabisme, on a à redouter l'existence d'une cause cérébrale et la réapparition des convulsions.

De ce que la convulsion n'assiège qu'un membre ou la main seulement, ce n'est pas une raison de croire que le mal sera bénin ou passager, au contraire. Le praticien prudent doit soupçonner dans cette agitation partielle l'existence d'une aura donnant à craindre une épilepsie menaçante.

Le traitement comporte deux indications :

1° Calmer l'excitation du système nerveux ;

2° Prévenir l'attaque en faisant disparaître sa cause.

La manière d'élever les enfants, l'éducation qu'on leur donne exerceront ici une influence considérable.

Ce n'est pas le lieu d'insister sur ce point essentiel, mais signalons rapidement les desiderata à remplir. Dans les premiers mois de sa vie, l'enfant ne doit pas être astreint à un régime alimentaire artificiel. Pas de panades, pas de bouillies ; lui donner journellement des bains de son et de savon. Rafraîchir plus tard les gencives, les tonifier et les préparer à l'évolution des dents, en les frictionnant chaque jour avec du sirop de dentition Mousnier. Mettre autant de soins à éviter la constipation que la diarrhée, car, si l'une affaiblit l'économie, l'autre congestionne le cerveau ; alimentation successivement plus forte, répression de tout penchant à la gloutonnerie... Voilà de bonnes habitudes à inculquer à ces petits êtres!...

La connaissance de la cause est essentielle pour la direction du traitement. Ici surtout, le vieil adage médical, *Sublata causa, tollitur effectus*, est bien vrai ; on devra donc visiter le corps de l'enfant, voir si rien ne le gène ou le pique, le faire vomir s'il y a indigestion, tout cela est élémentaire. Occupons-nous maintenant du traitement de l'attaque elle-même et des moyens d'en prévenir la réapparition.

Au moment de l'attaque, il faut mettre la tête de l'enfant sur un oreiller de balle d'avoine ou de crin, lui faire respirer quelques gouttes de nitrite d'amyle versées sur un mouchoir. Arroser le front ou le sinciput avec un filet d'eau aussi froide que possible ; promener des sinapismes aux extrémités supérieures et inférieures, donner un lavement purgatif et, après avoir desserré les dents, introduire entre les deux mâchoires un petit morceau de bois garni de linge pour maintenir écartées l'une de l'autre les arcades dentaires. Versez dans sa bouche, suivant l'âge, une ou deux cuillerées à café de sirop sédatif Gélineau, en pinçant le nez de l'enfant jusqu'à ce qu'en respirant il ait fait un mouvement de déglutition et avalé le médicament.

Recommencer avec persévérance cette dose tous les quarts d'heure, jusqu'à ce que l'enfant soit calmé. Voilà les premiers soins à donner en attendant l'arrivée du médecin.

Quant au mode d'administration du sirop sédatif, nous ne craignons pas d'insister pour qu'il soit donné largement par une ou deux cuillerées à café tous les quarts d'heure, jusqu'à sédation complète ; il ne restera plus ensuite qu'à entretenir l'accalmie en en donnant de temps en temps.

Rien de précis ne peut être conseillé à cet égard ; *administrer jusqu'à effet calmant*, maintenir la sédation, voilà la règle.

Dans l'intervalle des accès, le sirop sédatif donné à petites doses, surtout à l'entrée de la nuit, moment d'élection des convulsions, sera encore utile comme moyen préventif en éteignant la sensibilité réflexe et en rétablissant l'équilibre dans le système nerveux. Chez nombre d'enfants soignés par cette médication si simple, et en ayant fait un usage journalier, l'habitude convulsive a disparu ainsi que les terreurs nocturnes, malgré la facilité qu'elle a à s'enraciner dans le jeune âge.

Quant à la cinquième forme des convulsions, l'*épilepsie puérile*, elle doit être traitée, aux doses près, comme la véritable épilepsie. C'est-à-dire que les médicaments doivent être donnés pendant deux ou trois ans, à dose décroissante cependant, un an après le dernier accès. Que les parents ne se reposent pas sur les consolations banales que, trop souvent, le médecin de la famille leur prodigue : Cela n'est rien !... C'est un enfant nerveux, cela passera à sept ans, au changement d'âge, leur dit-on, si l'enfant est plus jeune... ou à quatorze ans, s'il est plus âgé ! Si c'est une fille, on leur dit encore : Quand les règles viendront, vous n'aurez plus rien à redouter !... Hélas, la puberté arrive, l'enfant devient femme et le mal redouble... Elle reste stigmatisée... quand il aurait été si simple de la traiter dès le début et de conjurer un orage qui la menacera pendant toute sa vie !

Pour nous, c'est avec une inébranlable conviction que nous écrivons ces paroles, que le médecin d'une famille devrait regarder comme un axiôme, et que toute mère prudente devrait avoir sans cesse présentes à l'esprit : « Tout enfant qui a eu pour une cause quelconque des convulsions est appelé à en avoir d'autres, sous l'influence de la cause la plus légère, et est prédisposé à l'épilepsie ! Enfin, traitez comme nerveux tout enfant affecté d'incontinence d'urine rebelle ! »

CHAPITRE XI

DE L'ASTHME ET DE LA COQUELUCHE

Asthme. — L'asthme est une névrose de l'appareil respiratoire revenant souvent et périodiquement, plutôt la nuit que le jour. Les accès sont plus fréquents par les temps froids, et ils ont cela de particulier, qu'ils ne laissent après eux aucun trouble respiratoire.

Cette maladie frappe spécialement l'adulte et les gens âgés, très rarement l'enfance ; elle est héréditaire de même que beaucoup d'autres névroses. L'accès d'asthme débute tout d'un coup ou augmente progressivement, puis cesse brusquement ou graduellement avec une expectoration muqueuse ou catarrhale ; la respiration est sifflante, saccadée ; la face, pâle tout d'abord, bleuit ; le malade asphyxie jusqu'à ce que la respiration devienne plus facile. Après l'accès, on ressent une grande lassitude, le corps est brisé, et le malade urine beaucoup.

Les premiers accès sont déterminés par les causes les plus diverses : des poussières dans l'air inspiré, des émotions morales, l'air confiné, une odeur désagréable ou même agréable. Il est des personnes qui ont l'odorat tellement excitable qu'en respirant de la poudre d'ipéca, par exemple, elles ont un accès d'asthme ; mais, pour que cela ait lieu, il faut qu'elles en aient eu antérieurement.

« Beaucoup de personnes, dit le Dr Brissaud[1], ont de l'urticaire après avoir mangé des moules, mais cependant tous les gens qui en mangent n'ont pas cet ennui, heureusement. Eh bien, il y a des dames qui, en respirant l'odeur d'une rose, ont un accès d'asthme, mais elles avaient eu à en souffrir anciennement. »

« On raconte comme une histoire vraie, dit le même auteur, qu'une asthmatique fut prise d'une crise d'asthme authentique un jour qu'on lui offrit une rose artificielle. Ici, évidemment, l'appréhension à la vue de la rose a été la vraie cause de la crise. Framery rapporte le fait singulier d'un asthmatique tellement soumis aux périodes lunaires que son asthme se renouvela constamment, pendant vingt et un ans, sans manquer une seule fois, à chaque époque de nouvelle lune.

« Un pareil rythme, dans une névrose où les influences étiologiques sont généralement insaisissables, ne peut encore, à notre avis, s'expliquer que par l'appréhension. La crainte de la crise imminente est la cause même de la crise. Nous avons entendu dire à une vieille dame,

1. Dr Brissaud, *Quelques mots sur l'asthme.*

atteinte depuis longtemps de rhumatisme déformant, qui nous racontait ses antécédents morbides, qu'elle avait eu dans sa vie deux grandes crises d'asthme, à dix ans d'intervalle, survenues toutes les deux, la nuit, dans la même auberge. Elle ajoutait : « Je n'ai couché que deux fois « dans cette maison hospitalière ; s'il me fallait y « passer une troisième nuit, je préférerais coucher « à la belle étoile. » L'anecdote de Van Helmont pris de crises d'asthme chaque fois qu'il traversait Bruxelles est connue de tous. »

Ces accès, qui surviennent d'abord à des époques plus ou moins éloignées, ne tardent pas à augmenter de fréquence, jusqu'à ne plus laisser aucun repos aux malades, qui demandent de l'air, ouvrent les fenêtres, sans se douter que cet air, dont ils sont avides, ne peut entrer dans leurs tuyaux bronchiques resserrés spasmodiquement.

L'asthme, dit-on, ne tue pas, et le peuple a une telle confiance dans l'innocuité de cette maladie qu'il va jusqu'à donner un brevet de longue vie à la personne qui en est atteinte. — Il est de notre devoir de mettre les malades en garde contre cette assurance. Les asthmatiques, en effet, s'ils ne font rien pour atténuer leur mal ou s'en débarrasser, finissent par mourir des complications organiques provoquées par les accès de suffocation.

Ce sont surtout le cœur et les poumons qui

1. Le Dr Brissaud cite dans son *Mémoire* vingt et une observations où l'asthme coïncide ou alterne avec des états névropathiques.

subissent des modifications anatomiques et fonctionnelles. « Lorsque l'asthme a duré longtemps, dit Cullen, il finit souvent par l'hydropisie de poitrine et, communément, il devient mortel en occasionnant quelque anévrisme du cœur ou des gros vaisseaux. Il est donc prudent, et nécessaire même, si l'on tient à la vie, de traiter dès son début cette maladie avant toute altération organique. »

L'asthme peut être *nerveux* ou *essentiel*, c'est-à-dire que sa cause nous échappe. C'est la difficulté nerveuse de respirer, « c'est le spasme, » nous disait notre vénéré maître, le professeur Lefèvre de Rochefort, qui était lui-même un asthmatique renforcé; c'est un produit de la diathèse nerveuse; il se manifeste, en effet, très souvent chez des mélancoliques, des hystériques, des épileptiques, des neurasthéniques, des ovariques, des migraineux, et remplace ces maladies ou leur est consécutif. Il peut être aussi symptomatique et alors il succède à de l'arthritisme (goutte et rhumatisme), à de l'herpétisme, à la folie, à la manie, à l'angine de poitrine, à une maladie du cœur, à l'existence de polypes dans le nez, à un coryza chronique ou à la fièvre de foin[1].

Quand il s'agit de l'asthme nerveux, voici la conduite à tenir au moment de l'accès : recourir aux fumigations avec le papier Fruneau, aux

1. Sorte d'enchifrènement fiévreux qu'on observe chez les faucheurs remuant le foin coupé ou chez des personnes nerveuses couchant au pied des meules de foin nouveau.

cigarettes de datura stramonium, de papier nitré, enfin à l'une de ces spécialités où l'on a mêlé la lobélie, le datura, le nitre, l'acide benzoïque et l'aconit ; mettre des sinapismes aux extrémités, faire asseoir le malade ou le faire tenir debout en l'éventant.

S'agit-il d'un asthme symptomatique, il faut recourir aux lumières d'un médecin, car il s'agit avant tout de combattre la cause locale ou générale qui l'a déterminé. Beaucoup de rhinologistes (médecins s'occupant des maladies du nez) ont guéri des asthmatiques en cautérisant leur cornet moyen ou en extirpant leurs polypes; s'il y a une affection au cœur, de l'arthritisme, il faut la traiter par une préparation excellente, le vin de d'Anduran, une cuillerée à café trois fois par semaine, le matin. S'agit-il d'une affection cutanée dont la disparition ou la guérison subite a occasionné la névrose, on devra la rappeler. Si l'asthme est catharral, c'est-à-dire s'il s'accompagne de toux, d'oppression, de crachats, un vésicatoire au bras entretenu avec soin atténuera la violence des accès.

Dans tous les cas compliqués de palpitations ou de troubles du cœur, on se trouvera bien de prendre, au début de l'accès, trois ou quatre cuillerées à bouche de notre sirop sédatif, une toutes les demi-heures, jusqu'à ce que le calme se produise, et dans l'intervalle des accès, une dragée antinerveuse à chaque repas pendant quinze jours, après quoi je conseille, matin et soir, pendant la même période de temps, une, puis deux cuillerées à bouche de la potion suivante :

Iodure de potassium..................	12 gr.
Eau distillée..........................	300
Teint. lobelia inflata.................	10
Extrait gras de cannabis indica........	0,40

et on continue en alternant ainsi les deux médications.

Occupons-nous maintenant du traitement hygiénique. Il est utile d'étudier auprès du malade les circonstances ayant pu favoriser l'apparition des accès, et si la maladie dépend du mode d'habitation, du climat, de l'orientation du lit, le malade doit en changer.

Un asthmatique ne doit pas souffler dans les instruments à vent, la trompe de chasse, l'ophicléide, la clarinette, le haut-bois. Cependant j'ai connu un asthmatique qui jouait du trombone et sans difficulté. Cette pratique au premier abord paraît singulière, mais elle s'explique par la distension forcée que subissent les bronches sous l'influence d'une aspiration d'air plus considérable.

On a recommandé aussi aux asthmatiques, qui sont goutteux en même temps, la gymnastique des membres supérieurs, de se suspendre, par exemple, à une corde, à une barre d'appui pendant leur accès d'asthme, ce qui s'explique par l'élévation, l'élargissement et l'amplitude plus grande que cette position donne à la cage thoracique. Les asthmatiques doivent éviter les contrées où règnent des brouillards épais, les chambres où les cheminées fument, les salles poussiéreuses ; la profession de marchand de farine, de meunier, de bluteur doit leur être interdite. Les fleurs doivent être bannies des appartements qu'ils habitent. Les asthmatiques sortiront le moins possible le soir, ils éviteront les endroits où l'air est chaud et confiné, parce qu'aussitôt qu'ils en sortent, leurs bronches se contractent spasmodiquement en subissant l'impression de l'air froid.

L'asthmatique doit marcher lentement, surtout à contre-vent et en gravissant une colline ; les refroidissements, les variations brusques de température, les grands repas, les excès de toute sorte et les émotions lui sont préjudiciables. Le soir, il doit se contenter d'aliments légers, de facile digestion, pris en petite quantité. Ceux qui, par leur odeur, leur goût ou leur action défavorable sur l'estomac font reparaître l'accès doivent être évités. Les viandes rôties de bœuf, mouton, veau, volailles et le gibier, s'il n'est point indigeste pour le malade, sont le régime qui lui convient le mieux; tandis que les sauces et le gibier d'eau lui sont nuisibles. Il en est de même des liqueurs fortes et surtout de l'eau-de-vie, tandis que le café et le tabac en petite quantité lui feront du bien.

Les exercices violents, le trapèze, la danse, l'escrime sont interdits ; enfin la constipation sera combattue si elle existe.

J'ai parlé de quelques fumigations utiles. J'en veux mentionner encore une très simple : quelques malades se trouvent bien de verser, le soir, dans leur chambre, 1 ou 2 grammes de fleurs de soufre sur une pelle rougie au feu.

Nous avons mentionné plus haut la propriété qu'ont certaines odeurs de réveiller l'accès d'asthme (ipéca, vératrine); il est sous ce rapport des malades si susceptibles qu'ils sont pris aussitôt qu'on remue devant eux une paillasse ou un oreiller. Trousseau, asthmatique, voyait ses accès revenir si on laissait, la nuit, dans sa chambre un bouquet de violettes, ou si on remuait de l'avoine en sa présence. Combien de marchands de blé et de farine sont devenus malades en respirant l'air poussiéreux de leur magasin?

L'influence du climat sur l'apparition des accès a été démontrée par tous les praticiens; Trousseau, ce grand clinicien, rapporte qu'un jeune homme asthmatique, de Saint-Omer, vint pour le consulter à Paris. Il y resta trois semaines et n'eut pas un seul accès. Une nuit, il va coucher à Versailles et y est pris d'un accès formidable. Il revient à Paris, se trouve mieux, puis retourne à Saint-Omer et y devient horriblement malade. Trousseau lui conseilla alors pour tout traitement de demeurer à Paris puisqu'il s'y trouvait indemne de la névrose.

Trousseau cite encore deux frères jumeaux de Marseille, constamment malades d'un asthme abominable, quand ils habitaient le chef-lieu des

Bouches-du-Rhône, et qui n'en étaient jamais atteints quand ils venaient à Paris.

J'ai un client âgé de vingt-cinq ans, très sujet aux accès d'asthme lorsqu'il habite Bressuire (Deux-Sèvres), et qui n'en ressent aucun accès quand il vient faire ses achats bi-annuels dans la capitale, où il fatigue beaucoup plus. Et cependant, c'est le contraire qui semblerait devoir exister, car l'air de Paris contient en grande quantité des poussières végétales et animales favorables à l'éclosion de la *malaria urbana*. Nous venons néanmoins de citer plusieurs personnes se trouvant mieux de leur séjour dans la capitale que du séjour en province, où l'air est pur et incessamment renouvelé. Par contre, Trousseau parle dans ses cliniques d'un officier supérieur qui, fatigué à Paris par des accès d'asthme, pouvait à Clermont-Ferrand gravir les côtes librement et y galoper à cheval sans aucun malaise.

On voit par ces exemples que le changement de climat et de séjour n'est pas un moyen hygiénique à dédaigner dans le traitement de l'asthme toutes les fois du moins qu'on peut le mettre en pratique ; il appartient au médecin de conseiller ces mutations sans toutefois rien affirmer à l'avance, tant il est vrai que tout est bizarre dans les névroses, dans leur traitement aussi bien que dans leurs manifestations et leurs métamorphoses; telle localité favorable à celui-ci est au contraire défavorable à celui-là.

Nous citerons des particularités bien plus surprenantes; dans le même pays, dans la même ville, les accès prennent le sujet dans un certain quartier et l'épargnent dans un autre. On cite un interne des hôpitaux de Paris qui, à l'hôpital Beaujon, situé dans le haut du faubourg Saint-Honoré, était constamment malade et qui ne ressentait aucun accès d'asthme quand il était détaché à l'Hôtel-Dieu. Tout cela prouve qu'il y a, dans la manière d'être et d'agir des névroses, un inconnu, *un quid ignotum*, dont on devra toujours tenir compte quand il s'agit de les traiter et d'en présager l'issue !

Coqueluche. — La coqueluche est une névrose caractérisée par des quintes de toux spasmodique présentant deux périodes bien distinctes : une période catarrhale où l'enfant est atteint de rhume et d'oppression, et une période spasmodique, constituée par les accès d'une toux quinteuse et convulsive suivie d'une inspiration longue, anxieuse et sifflante.

Quoi qu'en disent certains docteurs Tant-mieux, c'est un devoir pour les parents comme pour les médecins de la combattre dès qu'on la soupçonne, d'abord parce qu'elle est contagieuse, et ensuite parce qu'à la longue elle se complique de vomissements ou d'hémorragies nasales qui épuisent l'enfant, et de congestion cérébrale veineuse ou de broncho-pneumonie souvent mortelles.

On ne saurait donc trop réagir contre l'indolence des parents encouragés souvent du reste par le peu d'empressement que met le médecin à soigner cette névrose dont ses bons avis peuvent cependant abréger singulièrement la durée.

Aujourd'hui que les théories microbiennes sont en grande faveur, la plupart des médecins attribuent la coqueluche à un parasite éminemment contagieux. Ainsi, pour M. Colston, la coqueluche est produite par un poison spécial (ptomaïne) absorbé et exhalé par la muqueuse pulmonaire; ce qui explique sa contagiosité. Elle n'est point spéciale, dit-il, à l'enfance, car il a vu des fœtus l'apporter en naissant, leur mère l'ayant eue avant d'accoucher. D'autres praticiens lui reconnaissent une cause herpétique.

Elle est endémique et épidémique; dans cette dernière circonstance, elle devient souvent meurtrière.

Pendant la période *catarrhale*, il est bon de tenir constamment l'enfant dans une chambre bien chauffée (les épidémies d'hiver sont les plus graves), de lui faire garder le lit, de garnir sa poitrine tout entière avec une couche épaisse de ouate phéniquée, de le faire vomir, s'il n'est pas affaibli, avec du sirop d'ipéca, et d'aider à la disparition du mal en donnant du sirop de tolu ou de sève de pin.

Si cette première période est bien soignée, si les râles bronchiques disparaissent peu à peu, on aura diminué considérablement la durée de la seconde période.

Dans celle-ci, dite *spasmodique*, l'usage des

vomitifs est moins impérieux. M. Archambault recommandait de les donner le soir parce que, la poitrine étant débarrassée, l'enfant dort plus tranquille ; c'est un bon conseil à suivre. L'administration, dans l'intervalle des quintes, du sirop sédatif à la dose de 4 à 6 cuillerées à café par vingt-quatre heures, suivant l'âge, dans du café noir, de la tisane sucrée de pomme ou de topinambour amènera rapidement une détente favorable.

On fera bien en outre de verser de l'essence de pétrole en petite quantité sur un mouchoir, qu'on placera devant le malade sur sa couverture, ou bien on mettra à proximité de lui, sur sur la table de nuit, par exemple, des assiettes remplies de benzine ou de pétrole.

Quand la maladie prend le caractère d'une coqueluche stomacale, c'est-à-dire lorsque les efforts pour faire vomir sont tellement violents que tout le corps se soulève, que la figure bleuit, qu'il y a menace de hernie, qu'il existe de la tuméfaction aux paupières et des extravasations sanguines dans les conjonctives, il est bon de renoncer aux vomitifs, de recourir aux frictions sur la poitrine avec de l'huile de croton, mêlée à de l'huile d'amandes douces, aux révulsifs aux extrémités, et d'insister sur les propriétés sédatives du sirop en répétant fréquemment les doses jusqu'à ce que le calme revienne.

Les effets du sirop sédatif dans cette maladie sont véritablement merveilleux. Par son emploi, on guérira la coqueluche en quinze jours ou trois semaines; on modérera immédiatement la violence des quintes, on assurera le sommeil du malade, on arrêtera les complications, et on rendra moins fréquente et plus facile à guérir l'ulcération sublinguale causée par le frottement de la langue contre l'arcade dentaire ou par l'expectoration abondante qui s'accumule, chez les jeunes enfants, vers le frein de la langue.

Pour les médecins qui regardent la coqueluche comme une affection *herpétique* déterminée par un vice du sang, de même que pour ceux qui la considèrent comme une maladie *parasitaire*, en raison de son caractère épidémique et contagieux, la cause des succès du sirop Gélineau s'explique par l'élément arsenical qu'il renferme. — Ceux qui la considèrent tout simplement comme une affection spasmodique, une toux convulsive ou une névrose, auront l'explication de ses bons résultats dans le chloral et le bromure de potassium qu'il contient et qui calment les actions réflexes et les accès. — Or, plus on les éloigne, plus on approche du succès, car, dans cette maladie, une quinte en engendre aussitôt une ou plusieurs autres. Le Dr Gubler avait grande confiance dans l'emploi du chloral.

Dans tous les cas, la nutrition doit être soutenue, Si l'enfant est sevré, on fera bien de lui donner des viandes saignantes, du jus de viande, du vin de Bordeaux comme boisson ; c'est encore à ce dernier ou à du café léger qu'il vaut mieux recourir. S'il vomit ses aliments, on peut relever ses forces en lui donnant fréquemment des lavements de bouillon et de vin additionné de jaunes d'œufs. Les sucreries, les pâtisseries, les fruits et les acides devront être proscrits de l'alimentation.

Une bonne précaution est celle de ne donner les repas qu'une demi-heure ou une heure après la quinte de toux.

N'oublions pas enfin que, lorsque la coqueluche tend à décliner, la guérison en est accélérée par un changement d'air et de milieu, mais, vu la facilité avec laquelle apparaissent ou reparaissent les complications bronchiques, il est prudent de ne faire sortir le petit malade que lorsque l'amélioration est manifeste ; l'habitude irréfléchie qu'on a dans les villes où existe le gaz d'aller, chaque jour et malgré l'intempérie des saisons, conduire les enfants dans l'intérieur de l'usine, a coûté la vie à des milliers d'entre eux qui, gardés à la maison dans une chambre bien chauffée et dans une atmosphère phéniquée, auraient parfaitement vécu ; mais, si du temps de Bridoison on invoquait la toute-puissance de la forme, dans notre époque si éclairée, dit-on, les médecins luttent souvent en vain contre la routine, surtout quand cette routine doit dispenser les gens d'appeler le médecin et d'acheter les remèdes chez le pharmacien.

Rappelons ici qu'il est essentiel de séparer les enfants atteints de coqueluche. Quand un petit malade en est atteint dans une famille, il faut renvoyer les autres: autrement tous seront pris les uns après les autres ; il arrive même que la maladie atteint des personnes âgées. J'ai eu à soigner un coquelucheux de soixante-douze ans, mais c'est une rare exception.

Aussitôt que la maladie arrivera à son déclin, on fera conduire l'enfant le plus loin possible de son ancienne résidence. C'est le meilleur moyen d'en finir avec ce qu'on a appelé *la queue*, souvent démesurément longue, de la coqueluche. Si l'enfant ne portait pas jusque-là de flanelle, on se hâtera de l'en couvrir.

J'ai parlé tout à l'heure de l'origine microbienne probable de la coqueluche, et on a avidement, depuis quelques années, recherché le parasite qui lui donnait naissance. Plusieurs praticiens ont cru le découvrir, mais, d'après eux, son siège de prédilection ne serait pas toujours le même. Ainsi les uns croient l'avoir rencontré dans les fosses nasales, d'autres dans le fond de la gorge. Le Dr Depasse écrivait ceci dans le *Journal de la Jeune mère* que dirigeait avec tant de talent notre confrère le Dr Toussaint :

Au commencement de l'année 1886, l'enfant d'un professeur russe très distingué, une petite fille de deux ans et demi, fut atteinte de la coqueluche. Elle gardait l'appartement depuis longtemps pour une autre maladie quand elle fut prise de fièvre et de toux. Le père crut d'abord à un refroidissement, mais, au bout de quinze jours, la toux prit le caractère convulsif. A ce moment, il n'y eut plus de doute ; ses deux autres fillettes, l'une de huit ans et l'autre de sept, puis un petit garçon de dix-huit mois se mirent à tousser et eurent aussi des quintes. Le père de famille, savant de l'Institut de Saint-Pétersbourg, examina les crachats de ses enfants et y découvrit un microbe.

On a étudié, depuis, ce vilain microbe avec soin, et on a pu s'assurer qu'il se développe et se multiplie sur la muqueuse de l'arrière-bouche, du larynx, des bronches, où il détermine de l'irritation, de l'inflammation dont la gravité est en rapport avec le nombre et l'étendue des surfaces sur lesquelles il pullule.

« On explique facilement, dès lors, pourquoi la coqueluche est si contagieuse. L'enfant, en toussant, en respirant, chasse dans l'atmosphère un grand nombre de ses microbes ; aussi son voisinage est-il dangereux. »

M. le Dr Olivier, dans un Rapport adressé au Conseil d'hygiène de la Seine, a cité des exemples encore plus frappants de la contagion de cette maladie à l'orphelinat de Longchamps et à l'école de la rue des Petites-Ecuries.

Ajoutons, en terminant, que ces animalcules sont extrêmement vivaces puisque, dans certains cas, ils résistent aux inhalations, pulvérisations, badigeonnages, etc.; il n'est donc pas étonnant que cette vitalité, cette résistance prolongent la durée de la maladie. Cependant d'après le Dr Bergeon, de Lyon, ils périraient promptement avec l'administration de lavements d'eau minérale gazeuse additionnée de pyridine et d'une eau minérale sulfureuse (Eaux-Bonnes Gazost). Le mode d'administration de ces lavements, utilisés également dans le traitement de la phtisie est aussi simple et commode qu'ingénieux.

CHAPITRE XII

DE LA MIGRAINE

Migraine. — La migraine est une névrose du cerveau qui ne se révèle par aucune lésion anatomique et dont l'unique caractère est la douleur limitée à une moitié de la tête. Cette douleur, vive, pénible, sus-orbitaire surtout, ne donne pas la fièvre, mais s'accompagne de chaleur à la tête, pesanteurs, éblouissements, troubles de la vue et de l'ouïe avec retentissement sur l'estomac qui se contracte à la longue et vomit ce qu'il contient.

L'accès dure en général une journée et quelquefois plus, rarement moins. Quand le malade peut dormir et manger, il est en général guéri. Chez les hommes et les femmes fatigués par la pléthore nerveuse, elle se manifeste à l'occasion d'une crainte, d'une peur, d'une émotion, d'une odeur trop vive, d'un repas retardé ou trop copieux, de veilles prolongées, d'un froid aux pieds, d'une vive lumière, d'efforts pour chanter ou pour crier, d'un mouvement communiqué au corps par un bateau, enfin du moindre dérangement des habitudes ordinaires.

Dans nombre de cas, ainsi que l'ont professé Trousseau et Récamier, la migraine reconnaît une origine goutteuse ; elle est, dans ce cas, ordinairement périodique et l'une des manifestations de la goutte ; elle accompagne souvent une menstruation difficile, enfin elle est héréditaire, et mérite d'être regardée comme une des phases de la diathèse nerveuse.

En règle générale, les enfants des goutteux ou rhumatisants sont migraineux dans leur enfance ; passé vingt ans, ils deviennent dyspeptiques, et de quarante à cinquante ans, ces maladies disparaissent pour faire place aux douleurs arthritiques, à la gravelle ou au diabète.

On voit, par là, combien il est utile de soigner la migraine dès le début de son apparition, car, lorsqu'elle est persistante, elle prélude à des maux qui empoisonnent la vie. Les douleurs, du reste, qui l'accompagnent sont souvent inénarrables, elles arrachent des cris au malheureux patient qui reste anéanti, sans conscience de lui-même, et lui enlèvent tout courage.

Les migraines ophtalmiques, c'est-à-dire s'accompagnant d'une tension très douloureuse dans l'un des yeux, sont les plus dangereuses de toutes, car elles font naître parfois des accès épileptiformes et d'autres maladies graves.

MM. Charcot et Féré citent, à cet égard, l'observation d'un homme de cinquante-trois ans qui, pendant trente ans, fut sujet à des excès de migraine ophtalmique, caractérisée par un scotôme avec obscurcissement général du champ visuel, une douleur de tête prédominante à gauche, suivie de vomissements bilieux. Tout au plus, si ces accès s'accompagnaient parfois d'un léger embarras de la parole, d'aphasie et de paralysie du côté droit de la face avec paralysie partielle du membre supérieur[1].

Mais plus tard, à la suite d'émotions vives et d'un voyage, les accès de migraine se répètent, s'accompagnent d'accidents portant sur le côté gauche du corps et de troubles de déglutition et de respiration indiquant une lésion cérébrale bi-latérale (pseudo-paralysie bulbaire); puis surviennent des convulsions, partielles d'abord, localisées du côté gauche, plus tard généralisées, et une apoplexie avec hémiplégie suivie de mort. On voit, par cet exemple, qu'il faut s'occuper sérieusement du traitement de la migraine.

Examinons quels soins hygiéniques réclament les migraineux: d'abord au moment de leurs accès et ensuite dans leur intervalle.

A. — L'obscurité, le repos, l'absence de tout bruit, la position horizontale sur un lit aux rideaux fermés, des lotions fraîches sur la tête, une friction sur le front avec du menthol: voilà ce que demande, avant tout, le malade aussitôt qu'il se sent atteint.

Le médecin qui pourrait immédiatement lui procurer un sommeil profond serait béni par lui. Il est donc inutile de l'accabler de questions; l'essentiel, c'est de lui procurer tout de suite une tranquillité absolue.

1. Nous venons de parler tout à l'heure de *Scotôme;* on désigne ainsi un trouble de la vue caractérisé par une absence partielle et de peu de durée de la vision, et une tache grise apparaissant sur les objets ou le livre qu'on regarde. Cette tache s'agrandit peu à peu; dans son milieu apparaît une raie lumineuse, puis des zigzags bleus, verts, rouges, blancs, orangés, ayant la forme d'un redan de fortification grandissant toujours; le sujet est alors forcé de fermer les yeux, de rester immobile et d'attendre la disparition du scotôme, en mettant sur ses yeux des compresses d'eau fraîche.

On fait cependant quelquefois avorter les accès s'annonçant, chez certains individus, par une sorte de torpeur, au moyen d'une tasse de café ou de thé très fort. Ce moyen est à essayer.

Pour prévenir leur retour, il faut écarter ou combattre les causes habituelles du mal — que le sujet indique du reste lui-même ; — ainsi les écarts de régime, le travail trop soutenu, les études arides et profondes.

Il faut aussi, dans la période de calme des accès, tonifier le système nerveux, et chercher à le rendre moins vulnérable par l'air des montagnes, un exercice salutaire, la gymnastique, les bains de mer, l'hydrothérapie.

Quant au traitement médical proprement dit, qu'il nous soit permis d'en indiquer un très simple et qui réussit néanmoins dans la plupart des cas.

1° Aussitôt que le symptôme initial de la migraine se fait sentir (douleur gravative, pesanteur au sourcil, tension au fond de l'œil, quelquefois battements des artères temporales au point douloureux ou à l'occiput), prendre une cuillerée à bouche du *Sirop sédatif* toutes les demi-heures, jusqu'à quatre cuillerées, si le mal ne s'apaise pas ; avec chaque cuillerée, le malade prendra un granule d'aconitine, un de morphine, un d'hyosciamine et deux de chlorhydrate de cocaïne de Burggraeve.

Généralement trois doses de ces remèdes suffisent pour arrêter la migraine. Le malade doit se coucher dans une chambre privée de lumière, et y rester absolument seul.

2° Le traitement *préventif* consiste à prendre deux à trois dragées antinerveuses par jour, une à chaque repas ; nombre de migraines invétérées ont été guéries de cette façon.

Ajoutons quelques considérations utiles au traitement.

Si la migraine existe chez les personnes affaiblies par une anémie profonde causée par des affections chroniques, un long séjour dans des pays chauds ou des régions où règne la fièvre intermittente, on se trouvera bien de joindre à l'usage des dragées les amers, le fer ou la quinine, afin d'en empêcher le retour.

Quand la migraine existe chez les goutteux ou des enfants issus de parents goutteux ou rhumatisants, il sera bon d'ajouter à ce traitement une médication antigoutteuse appropriée : trois pilules d'Anduran aux repas et, une fois par mois, pendant trois matins consécutifs, prendre à jeun deux cuillerées à café du vin d'Anduran dans de la tisane de café vert ou de feuilles de frêne.

Avec ce genre de migraine, le malade doit s'abstenir de tout mets ou de toute boisson acide (oseille, citron, vinaigre, fruits non murs, tomates, etc. etc.).

Quelques médecins américains conseillent (Dr Haig dans le *Practitioner* et dans le *Medical-News*) de prévenir la migraine par une alimentation végétale. — Il cite un cas fort curieux de migraines atroces et très communes chez un homme de trente ans qui avait jusqu'à trois attaques de migraine par semaine, et qui s'en débarrassa en suivant un régime végétal absolu.

L'auteur explique ces résultats en admettant que, lors de la digestion de la viande, il peut se former des ptomaïnes dans l'intestin, c'est-à-dire des matières putrides influençant défavorablement, par leur absorption, le sang et le cerveau.

Quand il voulut recommencer à manger de la viande, il n'en fut pas incommodé, à la condition de prendre chaque soir en se couchant deux ou trois verres d'eau chaude. Cette méthode est en grande faveur en ce moment en Amérique et rappelle, moins la saignée cependant, le traitement du Dr Sangrado.

Quelquefois un changement de position, de profession, suffit pour faire disparaître nos migraines. Michelet accablé, épuisé par les occupations multiples du professorat, était tourmenté vers trente ans par d'horribles migraines entretenues aussi par les souffrances d'un mauvais estomac. Le Dr Edwards, qui le soignait, dit à sa femme : « Il se pourrait qu'il devînt fou ou qu'il mourût. » Un voyage en Italie, qu'il fit à cette époque, ne le soulagea point. Alors il se dit : « Eh bien, puisqu'il en est ainsi, je ne vais plus lire de livres, je vais en faire », et dès ce jour, en se levant, il savait très nettement ce qu'il avait à faire, et sa pensée, dit M. de Goncourt, ne portant plus que sur un seul objet à la fois, il fut guéri de ses migraines [1].

1. *Journal des Goncourt.*

CHAPITRE XIII

NERVOSISME TRAUMATIQUE. — ACCIDENTS DE CHEMINS DE FER. — ACTION DE LA DYNAMITE ET DE LA MÉLINITE. — GUERRES FUTURES.

Tous les auteurs qui se sont occupés des lésions occasionnées par la foudre ont mentionné des céphalées persistantes, des spasmes variés, des contractures faciales, de la paralysie, l'aphonie, des névralgies et enfin la cécité. J'ai eu pour cliente une femme qui travaillait un soir d'orage dans les champs avec une autre paysanne : toutes deux accoururent se réfugier sous un arbre sur lequel la foudre tomba ; l'une d'elles fut tuée ; l'autre, ma cliente, eut, à dater de ce moment-là, des céphalalgies atroces qui, devenues plus fréquentes, se terminèrent par une méningite fatale.

Les coups de toute espèce sur le crâne sont aussi l'origine de nombreuses affections cérébrales ; mais une de leurs causes les plus fréquentes, c'est incontestablement les accidents survenus en chemin de fer, qui, signalés pour la première fois par Erichsen ont été admirablement étudiés par M. Charcot et nommés *Railway-brain* ou *Railway-spine* suivant que leurs effets se portent sur le cerveau ou sur la moelle.

Examinons comment cela arrive : — Un accident grave frappe les voyageurs au moment où ils s'y attendent le moins. Le choc a été aussi violent qu'inattendu et a brusquement surpris les voyageurs dont les uns sont blessés et les autres indemnes. Mais tous ont ressenti, plus ou moins, une commotion et une épouvante terrible qui les a accablés, les a rendus fous pendant quelque temps et les a obligés à garder la chambre, quoique ne portant aucune trace de blessures. Car ces accidents ont cela de particulier que, même en l'absence de lésions, ils se présentent tardivement. Après le choc, le malade reste taciturne, émotif et tremblant comme la feuille au vent. Les troubles oculaires, dit, à cet égard, le Dr Badal, de Bordeaux [1], sont presque constants et viennent au premier rang : sensibilité anormale à la lumière, éblouissement, photopsie, asthénopie, douleurs névralgiques, affaiblissement de la vue, inégalité pupillaire, diplopie, strabisme.

Du côté de l'ouïe, on observe des bourdonnements, des sifflements, de l'hypéracousie (exagération des bruits); parfois au contraire diminution de l'ouïe qui est moins nette ; — le goût et l'odorat sont rarement altérés ; — le sens génésique est éteint.

1. *Contribution à l'étude des troubles de la vision à la suite des chemins de fer.* Paris, Steinheil, éditeur, 1885.

Du côté du cœur, on observe des palpitations, des suffocations et de l'oppression.

Du côté du tube digestif, tout indique un état de faiblesse : il y a du dégoût pour la nourriture, des nausées, des vomissements, de la diarrhée, parfois de l'albuminurie. Enfin le sujet est affaibli, hors d'état de travailler, il se trouve misérablement vieilli et se courbe, prenant la vie en dégoût.

Quelquefois il se croit guéri et voici que tout d'un coup il s'aperçoit qu'il a peine à marcher, que ses jambes tremblent sous lui ; il est incapable d'application, ses muscles sont sans vigueur, il n'a plus la valeur des choses, il entend et voit moins bien que jadis et il a, ou une exagération, ou une disparition de la sensibilité en certains endroits.

Ces symptômes déprimants s'observent surtout chez des sujets prédisposés, chez les gens nerveux, mais ils éclatent parfois chez les personnes les plus fortes si la commotion a été violente, et l'on observe alors chez eux la paralysie générale, la paralysie agitante, la chorée, l'aliénation mentale et l'hystérie.

M. Charcot rattache cet état d'affaiblissement à l'hystérie ; tel n'est pas notre avis ; car si cela était vrai, comment expliquer que les femmes, sujets de choix pour l'hystérie, sont rarement victimes, et en tous cas infiniment moins que les hommes, du « Railway-brain ». Bien plus, M. Vibert cite une jeune fille hystéro-épileptique, qui guérit de ses attaques après un traumatisme violent concomitant avec une vive émotion morale.

M. Brouardel pense, lui, que ces catastrophes déterminent chez les individus des troubles de la nutrition, donnant naissance à des ptomaïnes toxiques infectant l'économie. Chez un de ses malades épileptiques, il a trouvé un alcaloïde convulsivant, et chez un mélancolique, il a isolé un alcaloïde anesthésiant. Nous ne croyons donc pas que, pour justifier ces désordres, il y ait besoin d'invoquer absolument une prédisposition hystérique.

Nous devons faire mention encore ici du long espace pendant lequel le mal couve parfois. Le sujet peut rester indemne de tout symptôme un an, deux ans et puis, tout d'un coup, surtout pour le *railway-spine*, il tombe dans l'hébétude, l'abattement, perd la mémoire et son intelligence ; sa tête est enveloppée comme d'un casque trop étroit ; son caractère devient sombre et quelquefois haineux. Le médecin doit donc être très réservé pour se prononcer sur ce qui adviendra à son malade dont l'état, du reste, dit avec raison M. Lacassagne, s'aggrave en raison de l'incertitude et de la longueur des procès qu'il a à soutenir contre les compagnies ; tout l'alarme et le porte à pousser les choses au noir le plus sombre, car il passe tour à tour de l'espérance la plus exagérée au désespoir le plus profond à chaque étape du procès. J'ai eu à soigner à la suite de l'accident du chemin de fer de Courbevoie, il y a bientôt dix ans, un jeune homme, client du Dr Bouffé, de Paris, qui, sans présenter la moindre lésion visible, n'en était pas moins un automate vivant. Pris à chaque instant de faiblesse, ne dormant plus, mangeant à peine, incapable de sortir de sa chambre prononçant à peine quelques paroles, le moindre acte de la vie devenait pour lui un travail d'hercule. A la seule pensée de faire quelque chose, il pâlissait et était baigné de sueur ; voyant et entendant mal, il semblait étranger à tout ce qui se passait autour de lui. Ses facultés affectives pour sa femme et ses enfants avaient disparu, c'était un homme fini, prostré, sidéré, et les Drs Brouardel et Piogey, appelés auprès de lui comme arbitres par la Compagnie qui redoutait une simulation, n'hésitèrent pas à regarder comme l'expression de la vérité ces symptômes dépressifs, et à appuyer les réclamations du malade dans une certaine mesure.

Tous ces symptômes, du reste, ne s'étaient développés que progressivement et longtemps après l'accident. Aussi, à l'origine et quand ces maladies étaient moins connues, les Compagnies se refusaient-elles à indemniser les victimes. Il n'en est plus de même aujourd'hui, et, dans le récent accident de Saint-Mandé, celle de l'Est s'est attachée à désintéresser les blessés dans toutes les mesures du possible (plus de cent personnes); elle n'a refusé un arrangement qu'en présence de demandes réellement exorbitantes.

En somme, ainsi que l'a dit le Dr Mottet, plusieurs malades paraissant gravement atteints, peuvent guérir après plusieurs mois, plusieurs années même ; d'autres qui, après l'accident, semblaient devoir rester indemnes, sont pris par les complications nerveuses les plus graves, ne se guérissent pas ou deviennent fous.

On comprend par là combien le médecin fera sagement ici de réserver son pronostic, d'autant qu'il est bien rare que ce genre de malades guérissent absolument, quand la maladie dure un an ou deux. Parfois cependant, quand ils ont reçu leur indemnité des compagnies, ils ont un regain de santé, mais cela ne dure malheureusement pas toujours.

Il y a des accidents de voiture, de cheval, qui occasionnent, il est vrai, des symptômes à peu près semblables, mais jamais à un degré équivalent. Il semblerait qu'à la guerre, avec le fracas des canons, le sifflement des balles, les blessures hideuses des projectiles, des chocs semblables devraient être communs. Mais il n'en est rien : à part quelques accidents subits du côté du ventre et de l'estomac, on n'observe point de symptôme semblable. Pourquoi ? Eh, mon Dieu ! parce que tous les soldats s'attendent à être blessés ou tués, c'est dans le contingent des choses probables ou possibles ; il n'y a donc pas pour eux de surprises, en quelque sorte ; et puis il y a l'animation, la rage contre l'ennemi, l'amour de la patrie qui exaltent le plus humble et en fait un héros, tandis que, dans les accidents des chemins de fer, on passe soudainement de la vie à la mort ; en un clin d'œil, on est terrifié avant d'y avoir songé.

Et, maintenant, à quelles causes rattacher ces symptômes si graves ? à deux tout au moins, qui, d'après nous, ont, selon les prédispositions individuelles, des effets immédiats ou lointains: 1° *L'Émotion ou l'Effroi*; — 2° *la Commotion*.

A. — L'émotion ou l'effroi agissent sur tous les sujets indistinctement, plus ou moins violemment suivant l'impressionnabilité spéciale à l'individu, suivant aussi son état particulier. Je m'explique : Tel individu est paisible, dort tranquillement quand a lieu la catastrophe — il est évident qu'il subit inconsciemment le choc et qu'il ne s'en aperçoit pas ; — pendant la seconde qui s'écoule entre le heurt et les blessures, ou entre le choc et la conscience du danger couru, son cerveau n'a pas une perception très nette du danger affronté. — Il n'a pas repris encore possession de ses esprits, que ce dernier est passé ; chez celui-là l'émotion est donc infiniment restreinte. — La perception en est vague ; le coup, en un mot, n'a pas porté. Mais supposons qu'au moment de l'accident les sujets causent et chantent bruyamment, ainsi que cela a lieu si souvent les jours de fête ou les dimanches en seconde et troisième classes ; entre le choc et l'aplatissement des tampons, l'effondrement des wagons, l'écrasement des parois, des banquettes et de leur contenu, il s'écoule deux ou trois secondes pendant lesquelles on a le temps de penser, de craindre pour sa vie, d'entrevoir ce qui va se passer. Ces deux ou trois secondes, c'est au suprême degré trois secondes d'affollement, de terreur, avec la conscience d'un péril extrême ; le cœur cesse de battre, le cerveau se paralyse, on jette un cri d'effroi ; puis la parole s'arrête sur les lèvres, on se sent impuissant, on reste muet, glacé, la vie est comme suspendue. Ce fait vrai est confirmé par une communication que m'adresse mon ami, le Dr Delineau, qui, demeurant très près de la gare de Vincennes, est arrivé un des premiers sur le lieu de la catastrophe de Saint-Mandé, j'allais écrire la dernière ; mais, depuis ce fatal événement, il semble que chaque jour en amène une nouvelle, et nous sommes évidemment dans une série à la noire. Eh bien, au moment du choc et aussitôt après, on a entendu, m'écrit ce confrère qui a montré en cette pénible circonstance un dévouement sans pareil, des cris, des gémissements ou plutôt une immense clameur s'élevant vers le ciel, puis aussitôt après, un silence absolu, comme si tout le monde avait succombé, comme si cette plainte générale devait être la dernière. Et ce silence complet a duré *trois ou quatre minutes*. A quoi était-il dû, sinon à la stupeur, à l'effroi glaçant tous ces infortunés, blessés ou non blessés, et cependant le nombre des premiers était considérable, il y en avait plus de 160 ; — mais l'émotion chez eux était plus forte que la douleur, et leur enlevait en quelque sorte le sentiment.

Ce n'est qu'après ce silence de plusieurs minutes que, la nature reprenant ses droits, les blessés appelèrent à l'aide, et les sains et saufs « au secours » ; beaucoup de ceux-ci, hors d'eux-mêmes, perdant la tête, s'échappèrent de ce tombeau vivant et s'enfuirent le plus loin possible, affolés, hors d'eux-mêmes.

B. — La Commotion, ainsi que nous l'avons dit, agit tantôt sur le cerveau, tantôt sur la moelle, et les symptômes consécutifs varient suivant que le choc a ébranlé l'un ou l'autre. Il est quelquefois tellement violent que les sujets sont anéantis, immobilisés, plongés dans la stupéfaction la plus grande; ils sont anesthésiés, *ils ne se sentent pas !...* Mon confrère Delineau m'en cite plusieurs exemples frappants.

M. L..., lieutenant d'artillerie, était entré dans un wagon de première classe et s'était assis dans le compartiment du milieu. Les quatre coins étaient occupés. Or, comme il fumait un excellent cigare, et qu'il lui en coûtait de s'en séparer, il prononça devant l'assistance les paroles sacramentelles : « Si la fumée ne gêne... personne. » Un jeune homme occupant un des coins dit alors au lieutenant : « Veuillez, Monsieur, prendre ma place, et de cette manière vous ne gênerez personne en fumant. » L'officier accepte, s'assied à sa nouvelle place, et l'échange de remerciements et de politesses n'était pas terminé quand le choc eut lieu. — Le lieutenant dut la conservation de son existence à ce changement de place ; tous ses voisins furent tués net dans ce compartiment ; seulement, ses jambes furent abîmées par le rapprochement des banquettes, et la plate-forme du wagon ayant été enfoncée sur sa tête, il se trouva aplati sur lui-même et ratatiné comme un fœtus. Il resta dans cette position au moins un quart d'heure sans se plaindre, tout étourdi, et quand on arriva jusqu'à lui et qu'on voulut le dégager de sa place, il s'y opposa tout d'abord disant qu'il ne souffrait point ; il fallut parlementer et lui montrer que, le feu gagnant son compartiment, il n'y avait pas un instant à perdre; encore dut on l'en arracher presque par force, tant il était plongé dans une morne stupeur et une anesthésie profonde. Insensible à tout, il se serait laissé brûler sans appeler au secours!

Mlle R. G... n'a été retirée vivante qu'à une heure du matin (l'accident était arrivé à neuf heures et demie. Elle avait une jambe littéralement broyée, et aurait dû souffrir et crier horriblement. Eh bien, pendant qu'on la portait sur une civière, elle ne se plaignait point de sa jambe et recommandait de prendre garde à sa tête qui n'avait pas la moindre égratignure, mais où la commotion s'était fait ressentir plus vivement. — Cet état de stupeur a duré trois jours.

Mme F. V... n'a eu à souffrir que d'ecchymoses à la cuisse gauche et à la jambe droite, mais les effets de la commotion ont été tels qu'à partir du moment du choc elle a perdu tout souvenir Elle a ressenti, dit-elle, en cet instant un grand coup dans le cerveau, puis un vide absolu s'y est fait; elle ne pense plus, reste hébétée et prend tout doucement le chemin de la folie.

Mais pourquoi les effets de la commotion sont-ils plus sensibles chez les uns que chez les autres? Deux personnes sont assises dans le même compartiment, il y a parité d'âge, de blessure ou de commotion, les effets devraient être les mêmes... Eh bien, pourquoi celle-ci reprend-elle, après quelques instants, sa liberté d'esprit et d'action, tandis que celle-là reste inerte, hébétée pendant un an, deux ans, quelquefois toute sa vie? Sans doute, me dira-t-on, la première a un organisme mieux trempé, une résistance vitale plus énergique; mais cette raison n'explique pas absolument, complètement cette inégalité de réceptivité! Ne pourrait-on pas dire, avec mon honorable confrère, que cela dépend de la quantité plus ou moins grande du liquide séreux renfermé dans l'intérieur du crâne et de la colonne vertébrale, c'est-à-dire du liquide céphalo-rachidien dans lequel flottent ou surnagent, plus ou moins à l'aise, le cerveau et la moelle. Cette quantité varie en effet chez les individus ; est-elle considérable, elle amortit singulièrement les coups reçus par le crâne et, par son imperméabilité, sert en quelque sorte de matelas au cerveau. — Dans ce cas, les effets de la commotion cérébrale ou médullaire passent à peu près inaperçus. Les deux cavités ne sont-elles au contraire que très peu remplies par le liquide céphalo-rachidien, ce dernier ne protège point ou protège insuffisamment le cerveau et la moelle, et alors ces organes si impressionnables reçoivent, avec le choc, un commencement d'irritation qui est le point de départ des symptômes énumérés plus haut. Ce que nous savons de la structure, de la délicatesse infinie et de la sensibilité des centres nerveux nous autorise à regarder cette ingénieuse explication comme la plus plausible de toutes.

La neurasthénie traumatique n'est pas seulement causée par de grandes commotions ; de simples accidents chez des prédisposés peuvent l'occasionner aussi.

A la Société de médecine pratique, le 17 mai 1892, M. Gillet de Grammont en a cité plusieurs exemples.

Nous citons, en abrégeant, les suivants :

Une dame de soixante ans accompagnant depuis six mois, dans le cabinet du docteur, sa nièce atteinte d'ophtalmie, avait une vue excellente, quand, un jour d'hiver, par un brouillard épais, elle fut renversée, place de la Concorde, par un fiacre, et se releva avec une fracture de la clavicule. Cinq semaines après cette commotion, elle accusa un léger trouble de la vue, et à dater de ce moment-là sa vue baissa toujours, et quelques mois plus tard M. de Grammont l'opéra d'une double cataracte. Or la malade n'était point tombée sur la face, et il est plus que probable que la maladie a été occasionnée par la violence de la chute qui aura secoué fortement, dit mon honorable ami, les fibres du cristallin, et les aura déplacées.

M. G. de Grammont cite encore l'exemple d'un employé de l'Opéra-Comique, travaillant à son bureau sous les toits le soir de l'incendie; quand on l'avertit que le feu est au théâtre, il se hâte de conseiller à des danseuses qui s'habillaient dans une pièce voisine de se sauver par les toits; les danseuses ne suivent pas son conseil et sont brûlées; lui, monte sur le toit entouré de flammes, et est appelé par les habitants de la maison voisine venus sur le faîte dans l'espoir de secourir quelques malheureux; mais il s'y trouve en présence d'artichauds en fer placés là pour rendre impossible l'escalade entre les deux immeubles.

Entre ces fers aigus et le gouffre brûlant, il n'hésite pas, saisit d'une main un drap qu'on lui jette, tandis que de l'autre il tient son parapluie, qu'il ne songeait pas à abandonner dans son trouble ; on le lui arrache, et il peut enfin franchir la barrière métallique au moment où la toiture s'engloutit dans la fournaise.

A quelques semaines de là, voulant mettre de l'ordre dans ses écritures, M. J. s'aperçoit que sa vue baisse de jour en jour de l'œil droit, et quelques mois plus tard M. de Grammont lui fait l'opération de la cataracte.

Impossible d'invoquer ici une cause directe sur l'œil ; d'autre part, il n'y a dans les urines ni sucre ni albumine légitimant la maladie. Aussi l'habile oculiste pense-t-il, en s'appuyant sur ces faits, qu'il y a sous l'influence des vives commotions ou skoks, des attritions, des déplacements, ou altérations des cellules organiques dans les centres nerveux, comme il y en a dans des organes plus accessibles à nos moyens d'investigation et d'étude, altérations qu'on a désignées sous le nom de neurasthénies.

Action de la dynamite. — Jusqu'à présent, nous n'avions eu à observer qu'accidentellement, et par suite d'imprudences, ou de manque de précaution, les effets terribles de la dynamite; mais aujourd'hui qu'elle est devenue une arme offensive et brutale dans des mains criminelles, on a pu, dans de tristes et récents événements, juger avec quelle violence elle agit sur le système nerveux.

On avait depuis longtemps remarqué qu'après l'explosion de la dynamite dans l'eau, les poissons les plus rapprochés de la cartouche étaient anéantis, tandis que ceux placés dans un rayon plus éloigné affleuraient, le ventre en l'air, la surface de l'eau; ils n'étaient cependant pas morts, car aussitôt qu'on les touche ils s'enfuient avec rapidité; seulement, ils sont tellement commotionnés et sidérés qu'ils sont privés de tout sens.

Ce qui se passe dans l'eau, après l'explosion de la dynamite, a également lieu dans l'air qu'elle ébranle par des vibrations tellement violentes qu'elles se transmettent aux centres nerveux, foudroient l'homme s'il est assez rapproché, ou l'agitent tellement que l'individu est a moitié anéanti, et n'a plus ses idées à lui ; c'est, en définitive, un choc encore plus terrible que celui occasionné par les accidents des chemins de fer et les explosions de mine. Les malheureux époux Véry, Hamonod et ceux qui étaient dans le restaurant au moment de l'explosion, nous en ont offert de trop frappants exemples, et il n'est pas douteux que leur sidération nerveuse n'ait été pour beaucoup dans l'issue malheureuse des contusions ou des opérations qu'ils ont subies.

Action de la mélinite. — *Guerres futures.* — Quelles seront dans les guerres futures les effets physiologiques des projectiles chargés de mélinite ?

Quand des soldats, abrités dans des forts en terre, cuirassés de fer ou couverts de béton, se croiront en sûreté, et qu'ils verront ces abris s'émietter et se projeter au loin, ne seront-ils pas glacés de terreur et ne deviendront-ils point paralysés, anéantis, ou ne deviendront-ils pas fous ?

Quand, en rase campagne, un obus tombant dans un régiment couchera le tiers des soldats dans la poussière, la voix de l'honneur, celle de leurs chefs, l'amour de la patrie suffiront-ils pour les retenir dans les rangs, et les empêcher de

1. Chacun pensait que pendant la guerre du Dahomey on se rendrait compte de ces effets épouvantables, dit-on, de la mélinite et qu'elle pulvériserait la résistance de nos ennemis. Rien n'a transpiré, à ce sujet, jusqu'à présent, et nous présumons, en attendant de nouvelles informations, qu'en présence des furieux assauts de nos ennemis nous attaquant isolément plutôt qu'en colonnes, nos officiers ont dû largement payer de leurs personnes pour entraîner nos soldats.

s'enfuir éperdus, inconscients dans la campagne pour éviter cet ouragan de fer, de flammes et de plomb ?

Nul ne peut prédire à l'avance ce que seront les guerres futures ; mais chacun prévoit bien une extermination terrible, et c'est cette incertitude d'un succès, dans tous les cas vaillamment disputé, qui empêche seule peut-être les nations armées jusqu'aux dents et épuisées jusqu'aux moelles, de se ruer les unes sur les autres pour en finir une bonne fois et pour longtemps.

Les machines à coudre, par la trépidation ou la trémulation qu'elles nécessitent pour fonctionner, déterminent souvent de l'excitation sensuelle et, partant, de l'hystérie ou du nervosisme ; quelques cas d'ataxie locomotrice ont même été signalés en ces derniers temps à la suite de leur emploi trop prolongé.

Depuis plusieurs années, on signale des cas de fulguration et même de mort subite survenus à la suite du contact de fils électriques réunis en trop grand nombre et dans un état de tension extrême. C'est à New-York surtout que cela est arrivé.

On a donné le nom de « Coup de soleil électrique » à une brûlure subite de la face et des yeux occasionnée chez les employés par une impression trop vive d'un foyer lumineux à arcs. A la fonderie de Ruelle, où se coulent ces immenses canons destinés à la marine ou à la défense de nos côtes, j'ai vu la même impression se reproduire chez les ouvriers s'approchant par trop près de la fonte en fusion.

Le Dr Ch. Ferré dit même avoir observé chez une de ses clientes les mêmes symptômes accompagnés de troubles digestifs et névropathiques à la suite d'une excitation trop vive de la vue par les lumières d'un grand magasin de nouveautés.

« Les télégraphistes et les téléphonistes, exposés, dit le Dr Monin [1], à des irradiations magnétiques fréquentes et répétées, sont également en proie à des spasmes nerveux, à des vertiges et à des malaises cérébraux. On se plaint volontiers de l'irrégularité du personnel affecté aux téléphones. Mais il s'agit d'une profession vraiment infernale. L'homme le moins nerveux, à la suite d'auditions téléphoniques un peu fréquentes, éprouve de l'irritation, des vertiges, de l'énervement, des bourdonnements pénibles dans les oreilles. Jugez, d'après cela, du degré de fatigue et d'énervement que doit atteindre une jeune fille, dont l'attention et l'audition sont ainsi surmenées durant douze heures de la journées et pendant les trente jours du mois! Le Dr Gellé a aussi cité plusieurs cas d'impressionnabilité extrême, d'affolement d'émotivité marquée, avec douleurs névralgiques et perte graduelle de l'audition blessée, chez ces braves petites employées des téléphones parisiens. Abonnés et habitués du téléphone, armez-vous donc d'indulgence et de mansuétude à l'égard de ces innocentes victimes du minotaure Progrès! »

1. Dr Monin, *Misères nerveuses*. Paul Ollendorff, éditeur.

CHAPITRE XIV

DE LA NEURASTHÉNIE

Il nous est impossible, dans un travail qui s'attache surtout à donner quelques conseils aux malades atteints d'affections nerveuses, de faire ici une description complète et détaillée de la neurasthénie ; cela nous entraînerait trop loin, et d'ailleurs nos lecteurs ont dû en saisir les principaux traits dans les divers chapitres que nous avons tracés précédemment. Il est, en effet, bien difficile de localiser dans des bornes étroites et nettement dessinées, les affections nerveuses ; à l'image du système nerveux lui-même, elles s'enchaînent et se relient étroitement entre elles en sorte qu'un coup frappé sur un des points de ce sonore et immense clavier retentit aussitôt sur les cordes les plus éloignées, et y éveille des vibrations sympathiques et douloureuses.

Nous ne ferons donc qu'en esquisser rapidement les traits, qu'en ébaucher les formes, car cette hydre qui a sans cesse tendance à reparaître, présente, suivant l'âge, le sexe, les milieux, les tempéraments, les peuples et même les siècles, une foule de variétés qui en font un véritable Protée. Cependant, ainsi que nous le démontrerons, au milieu de toutes ces transformations, l'œil du médecin habitué à ce genre de malades, retrouve toujours quelque symptôme révélateur du mal, véritable fil d'Ariane qui le guide dans ce labyrinthe obscur.

Un mot d'abord sur les diverses dénominations et sur les praticiens éminents qui lui ont servi de parrains. Valleix l'a appelée névralgie générale; d'autres, névropathie ou irritation spinale; Bouchut, nervosisme aigu et chronique; Krishaber, névropathie cérébro-cardiaque; Leven, névropathie cérébro-gastrique, et Beard, de New-York, neurasthénie. Cette dernière dénomination est la plus employée, et c'est justice, car c'est au médecin américain que revient surtout la gloire de l'avoir constituée de toutes pièces et en groupant les traits distinctifs ou les symptômes spéciaux épars çà et là; mais c'est surtout le professeur Charcot qui, par sa méthode rigoureuse d'observation et l'autorité de sa parole, a sanctionné l'existence de cette entité pathologique[1].

Cette plaie moderne de l'humanité peut être définie « une maladie du système nerveux caractérisée par des troubles fonctionnels résultant de l'épuisement de la cellule nerveuse sans altération matérielle ou organique appréciable ».

Causes. — La neurasthénie est certainement

1. Mentionnons également les Drs Bouveret, Levillain et Mathieu, qui ont publié sur ce sujet d'excellents ouvrages.

un des produits de la civilisation moderne, car plus celle-ci se développe et plus ce mal rayonne au loin, s'attaquant surtout aux peuples qui marchent à la tête du mouvement scientifique, industriel et commercial. La France, l'Angleterre, l'Allemagne, les Etats-Unis, voilà les nations où la débilité nerveuse imprime ses stigmates les plus profonds et les plus fréquents.

Ainsi que le dit le Dr R. Perdigo [1], la Neurasthénie, dans la plupart des cas, n'est pas autre chose qu'une simple déviation du type physiologique, déviation qui tout d'abord peut se corriger par la disparition des causes qui l'ont produite. Le militaire, qui en temps de guerre est exposé à de grandes fatigues ou à de continuelles privations, ne tarde pas à tomber dans un état d'exténuation nerveuse qui ne disparaît qu'avec les loisirs de la paix. La mère accablée par la douleur, qui suit avec angoisse les progrès d'un mal implacable, prêt à lui ravir son enfant, devient la proie de la neurasthénie, qui disparaît d'elle-même avec les caresses de son fils bien-aimé rendu à la santé. En un mot, quand, sous l'influence d'une cause déprimante, notre organisme est plus ou moins affaibli, nous présentons souvent des symptômes alternatifs d'exténuation ou d'exaltation qui constituent la neurasthénie susceptible de disparaître spontanément, de même qu'ils peuvent se changer en une souffrance névrosique constante et intolérable. Cette débi-

1. *Gaceta medica catalana*, septembre 1891.

lité nerveuse ne menace pas, il est vrai, notre existence ; mais elle fait pis, elle l'empoisonne et la change en un long martyre.

Nous reconnaissons comme la première et la plus puissante cause de la neurasthénie, l'hérédité ; l'extrême jeunesse et la vieillesse en sont exemptes ; — la femme y est plus sujette que l'homme ; aucune profession n'est épargnée, mais elle frappe surtout les gens intelligents, les travailleurs de l'esprit et les gens aisés plutôt que les ouvriers.

On devient neurasthénique, a dit Charcot, pour avoir trop travaillé ; veilles, études prolongées, surmenage intellectuel ou génital, examens émotionnants, sentiments tristes, revers de fortune, excès de tabac, de café, d'alcool et autres, en un mot, le long cortège d'effets dépressifs dont nous avons fait l'énumération, voilà les causes principales de la neurasthénie. Les habitants des grandes villes sont surtout frappés par elle, les artistes et les littérateurs lui payent un large tribut, ainsi que les financiers tourmentés par leurs spéculations, et les hommes d'Etat travaillés par l'ambition et la difficulté d'arriver au pouvoir et de s'y maintenir.

Le Dr Lockwood, de New-York, signale encore, parmi les causes efficientes de la neurasthénie, les différences d'âge trop grandes entre les époux, les mariages ou les relations entre parents, l'alcoolisme, la goutte, la phtisie, les maladies consomptives et l'empoisonnement paludéen des parents, un développement intellectuel disproportionné avec le développement physique des enfants, les écoles défectueuses au point de vue de l'hygiène, l'administration de l'opium aux enfants, si largement en usage aux Etats-Unis et en Angleterre.

Il y ajoute les irrégularités dans le régime alimentaire, l'abus du vin, des liqueurs, du café, des veilles, des spectacles, des bals, qui augmentent la tension nerveuse, l'anémie, la lithémie, l'oxalurie, les maladies de l'utérus et des ovaires, de la prostate, en un mot, *tout ce qui provoque le ralentissement de la nutrition.*

Nous devons mentionner encore parmi les causes, les accidents de chemins de fer ou ceux occasionnés par l'emploi des machines dans l'industrie, accidents connus en Angleterre sous les noms de railway-brain ou railway-spine et dont nous venons de nous occuper.

Les mauvaises conditions hygiéniques, les fatigues musculaires ou physiques déterminent encore son apparition dans la classe ouvrière ; enfin elle survient dans la convalescence des maladies aiguës ou chroniques : la chlorose, l'anémie, la fièvre typhoïde, l'influenza, etc. etc.

Symptômes. — Ils sont extrêmement variables, mais M. Charcot en a signalé de constants auxquels il a donné le nom de *Stigmates neurasthéniques* que nous énumérerons brièvement.

Presque tous ces malades se plaignent d'une douleur au front (plaque frontale) ou à l'occiput (plaque occipitale) ; quelquefois toute la tête est serrée dans un étau (casque neurasthénique).

La tête est extrêmement sensible, et le passage du peigne y réveille des douleurs.

Tous les neurasthéniques dorment peu ou mal, c'est-à-dire que leur sommeil est troublé par des visions, des hallucinations. On observe souvent des douleurs à la colonne vertébrale, à la nuque, au sacrum ou au coccyx (plaques cervicale, sacrée, coccygienne). Ils sont aussi « amyosthéniques », c'est-à-dire sans force et sans énergie musculaire ; le moindre effort les fatigue : aussi affectionnent-ils l'immobilité.

La dilatation de l'estomac accompagne souvent la neurasthénie, ou tout au moins une extrême lenteur de la digestion ou une constipation opiniâtre est son partage. De là, un ballonnement et des éructations fréquentes ; enfin une exaltation ou plus souvent un affaiblissement des organes génitaux vient compliquer la scène.

Parfois des vertiges, des troubles de la vue, de l'ouïe, du goût, des mouvements, de l'hypéresthénie cutanée, des crampes, de l'engourdissement des membres, des demi-paralysies s'ajoutent aux souffrances nombreuses que je viens de signaler.

Il existe un nombre considérable de neurasthéniques, car le domaine de ce mal est immense et empiète souvent sur les autres névroses.

Il faut, du reste, pour bien comprendre les souffrances que supporte un névropathe, s'attacher à l'un d'eux et le suivre de près. Le Dr Dumont de Monteux, victime de cette névrose, en a, en quelque sorte, photographié les tortures dans ses lettres névropathiques. Cloué par la névrose, il attend impatiemment l'heure ou plutôt les quelques minutes où la souffrance s'éloigne de lui, lui laissant le calme nécessaire pour pouvoir écrire ses impressions et ses tourments dans le jour crépusculaire, comme il l'appelle, où il vit depuis tant d'années !

Cet état d'affaiblissement du système nerveux ne tarde pas à retentir sur les facultés intellectuelles des neurasthéniques qui se perdent et s'affaiblissent peu à peu. Leur mémoire disparaît ; leur esprit s'engourdit, se fatigue d'un rien ; lire, écrire, leur devient antipathique ; ils s'ennuient, s'affligent, se désespèrent, finissant par ne plus avoir d'initiative ni de volonté. Ils ne retrouvent d'activité que lorsqu'on les contrarie ; oh ! alors, ils s'emportent et retrouvent pour répondre leur énergie première ; après quoi, et comme s'ils étaient las de cet effort suprême, ils retombent à plat, geignant sur eux-mêmes et se plaignant de l'humanité tout entière. La moindre contrariété leur paraît grosse d'orages et de dangers, et le moindre travail les accable, leur paraissant une tâche insurmontable, une montagne à soulever.

Enfin, ne croyant ni à la médecine ni aux médecins, ils constituent la catégorie de malades les plus ennuyeux du monde pour nous et leur entourage.

Au résumé, les symptômes généraux, je dirai même *classiques*, de la neurasthénie sont : douleurs céphaliques à siège variable, insomnie tenace, douleurs dorsales, sensibilité des apophyses épineuses de la nuque et du dos, dyspepsie opiniâtre, troubles génitaux, affaiblissement des facultés, tels sont les points saillants de cette maladie. Ajoutons-y la faculté triste et bien fâcheuse de *régénérer*, d'après l'opinion de M. le Dr P. Bloch, la *dégénérescence héréditaire*, c'est-à-dire de favoriser chez les enfants des neurasthéniques l'éclosion d'autres névroses plus graves, et le tableau sera complet.

D'après M. le Dr Levillain [1], le processus neurasthénique se signale à l'exemple des névroses diathésiques par des poussées successives, s'accompagnant quelquefois de fièvre (ce que Bouchut appelait la fièvre nerveuse) caractérisée tantôt par un éréthisme inflammatoire en apparence, tantôt de prostration plus durable, tantôt d'intervalles de mieux-être. Les exaspérations se produisent surtout le soir.

Quand cet état fébrile existe, mais quelquefois aussi sans qu'il existe, et surtout lorsque les malades sont atteints de douleurs névralgiques siégeant aux muscles, aux articulations, de viscéralgies spasmodiques, ou d'hypéresthésie (exaltation de la sensibilité), le malade finit par tomber, dit M. Huchard, dans une anémie profonde, un amaigrissement et un dépérissement progressifs.

Bientôt des idées hypocondriaques les plongent dans une grande tristesse et une sorte de

1. *La Neurasthénie (maladie de Beard)*, par le Dr Levillain. Maloine, éditeur, Paris, 1891.

langueur physique et morale dont on parvient difficilement à les tirer. C'est ce qui a pu faire dire avec raison à M. Bouchut que l'existence des névropathes est souvent un problème pour ceux qui les voient et qui les observent tous les jours. « On se demande, en effet, comment ils peuvent lutter contre de pareilles souffrances, et cependant leur vie, devenue un martyre, se prolonge des mois et des années sans offrir de réels instants de calme et de repos. » « C'est que la plupart de ces malades, ajoute M. Huchard, sont doués d'une résistance vitale extraordinaire, traînant ainsi misérablement leur existence au milieu de douleurs sans fin qui les obsèdent et les assiègent, et ne succombant qu'aux progrès d'une affection intercurrente dont leur organisme profondément débilité n'a pu subir les atteintes ni conjurer les périls [1]. »

Formes principales. — L'épuisement nerveux présente, en définitive, une foule de formes variées ou entremêlées les unes aux autres, mais pouvant, en réalité, être rattachées à quatre principales : 1° une forme *cérébrale* caractérisée par la céphalalgie, l'insomnie, la perte de la mémoire et l'impossibilité du travail intellectuel ; 2° une forme médullaire où la colonne vertébrale est douloureuse, et les membres inférieurs impuissants ou inhabiles ; 3° une forme traumatique que nous avons précédemment étudiée sous le nom de railway-brain, railway-

1. Axenfeld et Huchard, *Traité des névroses*. Paris, 1889.
1. Dr Gélineau, *De la Kénophobie*. O. Doin, éditeur.

spine; 4° enfin, selon que le cœur ou l'intestin sont le plus frappés, on reconnaît une variété cérébro-cardiaque, cérébro-gastrique et cérébro-solaire, dont nous avons un des premiers cité des exemples.

A ces quatre formes de la neurasthénie, nous serions tenté d'en ajouter une *cinquième*, la neurasthénie arthritique, dépendante d'une diathèse rhumatismale ou goutteuse. A ceux qui seraient portés à nier son existence, je dirai : Examinez avec attention l'état de santé des enfants ou des petits-enfants, en un mot la lignée d'un goutteux, et vous verrez que la plupart sont migraineux, dyspeptiques, d'humeurs et de goûts bizarres et sont souvent classés dans le monde et par leurs voisins sous le vocable d'*originaux*. Si, plus tard, vers trente-cinq ou quarante ans, la goutte se déclare chez eux, soit sous forme de goutte franche, soit sous celle de rhumatismes goutteux, le mal est dès lors localisé, classé en quelque sorte, et les symptômes généraux de la neurasthénie disparaissent. Si, au contraire, ni à cet âge-là, ni plus tard, ne survient l'accès classique, ces individus resteront neurasthéniques toute leur vie, et toute leur vie ce seront des sécréteurs d'acides : sueurs, salive, suc gastrique, urines, toutes leurs excrétions en un mot seront entachées d'acidisme, et cela est si vrai que, pour guérir des neurasthéniques de ce genre, il faut avant toute chose, si on veut réussir, combattre la diathèse arthritique par le benzoate de lithine et de soude, unis au vin d'Anduran. Nous croyons donc fondée cette variété ou cette forme de la neurasthénie, et le Dr Levillain lui-même a signalé dans son livre la parenté étroite qui existe entre l'arthritisme et la neurasthénie, ce qui en rend parfois très difficile, le diagnostic différentiel.

Enfin, nous en reconnaîtrions volontiers une *sixième* dont l'anémie ferait tous les frais, et serait la cause essentielle, soit que l'hypoglobulie soit survenue naturellement, soit qu'elle se produise pendant la convalescence des maladies fébriles ou autres (neurasthénie de convalescence du Dr Capitan) [1]. Elle est caractérisée par les symptômes suivants : pâleur générale des téguments, décoloration des muqueuses, sclérotique de porcelaine, voûte palatine safranée, bouffissure des joues, des malléoles et des poignets, état fébrile surtout le soir, appétit capricieux, digestions flatulentes, impatience, prédisposition aux convulsions, aux vertiges, aux syncopes, palpitations cardiaques irrégulières, surtout quand on fait marcher le sujet, perçues souvent par le malade lui-même; les battements ont un timbre métallique ; on entend très bien un claquement éclatant des valvules, du souffle au premier temps et à la base correspondante à l'orifice aortique. Ce bruit de souffle est du reste variable en intensité, suivant que le sujet vient de manger ou repose depuis longtemps. Essoufflement, dyspnée au moindre effort : spasmes,

1. *Médecine moderne*, 6 novembre 1889.

contractions fibrillaires, réflexes exagérés, compression permanente de la tête serrée dans un étau, bruit dans les oreilles, exagération ou diminution de la sensibilité, voilà la caractéristique de cette forme de neurasthénie que je propose.

Pathogénie. — A quoi peut-on attribuer les manifestations de la neurasthénie ? Quels sont le siège, la cause intime de ces troubles ? Ils sont occasionnés, dit avec raison M. Bouchut, par les changements de la circulation locale du cerveau, de la moelle, des méninges, des nerfs sensoriels, des organes des sens et de la circulation capillaires.

Expliquons-nous : les petits vaisseaux du réseau capillaire reçoivent dans tous les endroits du corps, des filets extrêmement ténus du nerf grand sympathique, ce qui constitue l'ensemble du système vaso-moteur. « C'est l'écluse de la circulation capillaire. Trop ouverte, le sang coule très vite et fait de l'*hypérémie* ; trop fermée, elle engendre l'*ischémie*, et de là résultent des troubles dans la circulation capillaire locale qui dérangent momentanément les fonctions des organes sans les altérer, puisqu'un peu plus tard, le sang ayant repris son cours, les organes reprennent leurs fonctions régulières. »

M. Beard rattache également les poussées neurasthéniques à des phénomènes vaso-moteurs s'opérant dans le cerveau et la moelle ; les troubles alternatifs de la vaso-constriction et de la vaso-dilatation produisent, dit-il, tour à tour des anémies et des congestions soudaines de l'encéphale et de la moelle. De là, ces alternatives de pâleur et de rougeur subites, fugaces ou persistantes dont la figure des neurasthéniques et surtout des femmes est le siège, sensations aussi rapides que le choc de l'électricité.

De là ces sentiments d'angoisse ou de peur instinctive, irraisonnée, qui les envahit. C'est tantôt une crainte vague de la mort, d'une syncope, d'une défaillance ; un besoin d'air, de pouvoir s'échapper au dehors, qui les empêchera par exemple en entrant dans une église de s'aller placer au centre de l'édifice, encore moins près de l'autel ; — elles s'asseoiront bien plus tranquilles auprès d'une porte pour pouvoir sortir si quelque trouble soudain les envahit. C'est tantôt aussi une peur moins générale, et plus spécialisée qui devient plus tard leur tourment. C'est la Phobie, avec toutes ses variétés : peur de la place publique, peur de l'espace, des théâtres, des cloches, du sang versé, trahissant bien l'épuisement permanent, chez ces malades, de l'influx nerveux.

Du reste, nous devons le dire et sans qu'on puisse l'expliquer, chaque neurasthénique a son cachet névrosique particulier en même temps qu'il présente la grande silhouette neurasthénique. Il a son côté spécial vers lequel il penche : chez l'un, c'est le cerveau ; chez l'autre, le cœur ; chez celui-ci, c'est l'estomac ; chez celui-là, les divers sens.

M. Juhel-Renoy rapportait dernièrement à la Société médicale des hôpitaux qu'un homme de soixante ans, ancien officier, très intelligent, présente des troubles de l'ouïe fort singuliers. Ainsi les bruits très forts, comme ceux du chemin de fer, les coups de canon, ne le fatiguent point, tandis qu'il est exaspéré par un bruit léger, un sifflement, le claquement de la langue contre le palais ; — il s'en souvient, les imite, les répète, s'exaspère, se met en colère contre lui-même, et ne peut cependant s'en empêcher, tout en se rendant compte que c'est absurde.

C'est un dégénéré, affligé d'obsession et d'une sensibilité anormale de l'ouïe.

Nous allons citer quelques observations dépeignant sur le vif diverses formes de la neurasthénie pour bien faire comprendre à nos lecteurs la variété des désordres et des perceptions ressenties par le malade suivant l'organe principalement affecté, la tête (*neurasthénie céphalique*), le cœur (*neurasthénie cérébro-cardiaque*), l'estomac ou le ventre (*neurasthénie cérébro-gastrique* ou *cérébro-solaire*).

C'est en effet le meilleur moyen de graver dans leur mémoire l'aspect général de ces malades, et, en lisant ces observations, chacun d'entre eux s'écriera : « Mais voilà le portrait de M. et Mme X... qui vont toujours se plaignant !... » Car chacun de nous, sans être médecin, coudoie à chaque instant, dans la vie sociale, des neurasthéniques, et ne les écoute guère, les traitant le plus souvent d'originaux ou de maniaques. Peut-être bien, les plaindra-t-on un peu plus quand on aura lu le récit de leurs souffrances !

NEURASTHÉNIE CÉPHALIQUE

M. X.., âgé de quarante-quatre ans, est né d'un père sanguin, apoplectique, et d'une mère rhumatisante. Il est brun, maigre et a été toute sa vie et dès sa jeunesse très impressionnable, nerveux et irritable, travailleur du reste et très imaginatif; des pertes séminales fréquentes l'ont rendu tout à fait neurasthénique, et la rencontre d'un individu qui l'a inopinément assailli et interpellé grossièrement le soir, sur une grande route, l'a si fortement impressionné que, depuis ce moment-là, il a eu la paupière droite tombante, et qu'il est resté encore plus craintif qu'autrefois et sujet à des tremblements nerveux. — Il se plaint à la tête d'une compression constante, surtout aux tempes et en arrière (casque neurasthénique); il a une vue excellente et distingue les plus petits objets, mais il ne peut ni lire ni écrire plus d'un quart d'heure sans voir les objets se dédoubler et vaciller devant lui. Dès son lever, il ressent une lassitude générale qui lui fait prendre en dégoût la marche et le moindre travail manuel. Son esprit est tourné vers la tristesse et la mélancolie, et il se demande sans cesse s'il ne va pas devenir de plus en plus malade, et incapable du moindre travail.

La perte de sommeil est absolue chez lui; il ne clôt pas l'œil, ou, s'il repose, ce n'est que dans des sommes de quelques minutes, où il perd à peine connaissance. L'état de son estomac est déplorable; cet organe est dilaté, ballonné, encombré de gaz, et la moindre émotion, la contrariété la plus légère, arrêtent le travail de la digestion. Il a toujours froid, ses extrémités sont glacées par instant, ses doigts semblent morts. Ses sens ont une acuité suraiguë et maladive, la vue brusque d'une lampe le saisit et l'éblouit, le soleil l'offusque et l'enrhume, la poussière de la route le fait tousser, les odeurs le font pâmer; s'il veut se forcer à marcher, à jardiner, son corps ruisselle de sueur, sa mémoire très grande jadis, a beaucoup diminué; a-t-il quelque chose à apprendre par cœur, il lui semble qu'il n'en viendra jamais à bout, et que c'est un monde à soulever. Il a peur des médicaments, peur des médecins et encore bien plus peur de son état actuel, craignant qu'il ne le conduise tout droit à la folie; ayant sans cesse présent à son esprit le souvenir d'un de ses oncles mélancolique et d'un autre qui est mort fou, il craint de finir comme eux et semble voué à une tristesse perpétuelle à laquelle rien ne peut l'arracher.

Tel est l'état de M. X..., homme fort intelligent, très instruit, et *raisonnant bien sur toutes choses, excepté* sur sa neurasthénie, qu'il regarde comme incurable.

Malgré son horreur de tout traitement, je réussis cependant à lui faire faire des ablutions d'eau froide quotidiennes; je lui conseille en outre deux dragées Gélineau par jour pour rétablir l'équilibre dans ce système nerveux affolé; j'y ajoute deux fois par semaine des injections d'arséniate de strychnine pour le sortir de son état d'affaissement déplorable, et enfin pour écarter de lui cet implacable ennemi des neurasthéniques, l'insomnie, je lui ordonne l'usage, le soir, du sirop sédatif, à la dose successive de une, deux, trois cuillerées à bouche prises à la fois, pour arriver à l'obtention d'un sommeil réparateur.

Ce traitement, malgré les nombreuses infidélités du malade, profitant du moindre prétexte (enchifrènement, boutons d'acné sur la figure, difficulté de se rendre à nos consultations), a raffermi la santé de ce malheureux neurasthénique, mais aurait besoin d'être continué constamment pour le mener à la guérison. Il est réellement moins émotif, moins *sensitive*, il marche mieux, lit plus longtemps, peut aujourd'hui travailler intellectuellement pendant une heure entière; et c'est un résultat, si on songe que jadis il ne pouvait faire un kilomètre à pied, respirer une odeur de fleurs, aller dans un cuvier, tirer du vin, regarder une lampe, toucher un objet froid, manier un instrument de fer sans s'enrhumer, pâlir, frissonner et se trouver mal. Seulement, continuera-t-il ce traitement assez longtemps pour guérir ? Je n'ose le dire, car, au fond, les neurasthéniques aiment à se plaindre et à être plaints, plus encore qu'à se débarrasser de leur mal.

NEURASTHÉNIE CÉPHALIQUE PAR SURMÈNEMENT CÉRÉBRAL AVEC TIC NERVEUX DES OREILLES

L'observation suivante présente une particularité si rare, le tic des oreilles, que je la transcris ici :

M. X..., élève dans un grand lycée de Province, s'était beaucoup fatigué intellectuellement pour préparer en 1890 ses examens de l'École polytechnique, quand apparurent chez lui autour des oreilles et au dessus les douleurs constrictives du casque neurasthénique.

Après une heure de travail intellectuel ou d'attention suivie, ces régions deviennent douloureuses, sont parcourues par des frémissements, les oreilles remuent, les mâchoires s'ouvrent et se ferment alternativement, les paupières s'agitent, le sentiment de pression pénible se fait ressentir, surtout derrière les oreilles, s'étend vers l'occipital, rarement égal des deux côtés, variable suivant les jours, aussi bien le matin que le soir, et ne présentant rien de périodique. Le front a toujours été épargné.

Ce jeune homme est très affecté et très attristé, car le travail lui est de plus en plus impossible, et il désire arriver ; — aussi, devenu de plus en plus nerveux, il a demandé du secours à plusieurs médecins, et a largement usé, mais sans succès, de nombreux médicaments parmi lesquels la quinine, le bromure de potassium, l'antipyrine, l'exalgine, l'aconitine, le valérianate d'atropine, le salicylate de soude, la phénacétine, les lotions d'eau froide et d'éther sur la tête, etc. etc.

Aucun des membres de la famille se composant de dix enfants n'est malade, sauf une sœur devenue nerveuse à la suite de chagrins de famille. Le père, mort depuis, a eu dans sa jeunesse quelques douleurs dans les bras et les jambes. Point de maladie héréditaire dans la famille, sauf pour les hernies. Un seul frère exposé aux intempéries est rhumatisant. Pas de migraineux ni de dyspeptique. Cet état neurasthénique, de provenance accidentelle et non héréditaire, devait donc disparaître assez facilement en apparence.

Je soumets le sujet au traitement suivant : deux dragées antinerveuses par jour, une à chaque repas, une cuillerée de sirop sédatif le soir ; friction (deux ou trois par jour) derrière les oreilles, et bourdonnet de coton dans celles-ci, imbibées du mélange suivant :

Camphre..........................	āā
Chloral..........................	5 à 10 gr.
Chloroforme......................	2
Menthol..........................	1
Chl. de cocaïne..................	0,25
Chl. de morphine.................	0,10

Prendre enfin, avec le sirop du soir, et le matin au lever, un granule d'aconitine.

Ce traitement a produit chez ce jeune neurasthénique les meilleurs résultats. Son tic des oreilles et ses douleurs se sont rapidement calmés, et ce mieux se maintient, car dix mois après il m'écrivait :

« Je vais bien ; de tous mes maux de tête et douleurs d'estomac qui m'empêchaient de me livrer à tout travail intellectuel, je ne ressens plus que de temps en temps, lors d'un excès de travail, une petite tension nerveuse dans l'oreille et sur la tête ; alors, je reprends un granule d'acotine et une ou deux dragées, ce qui suffit pour me débarrasser. »

J'ai engagé ce malade à continuer à prendre une dragée par jour, la moitié à chaque repas, persuadé que cette simple précaution suffirait pour le débarrasser complètement et radicalement de ses souffrances.

NEURASTHÉNIE CÉRÉBRO-CARDIAQUE ET HYPOCONDRIE

M. X... d'Esc. (Allier), trente-huit ans, a été nourri par une mère saine, mais a un père affligé de tics nerveux.

D'une impressionnabilité excessive, il est toujours triste, agacé, prêt à pleurer, et se plaint constamment de la tête: vertiges, tintements d'oreilles, yeux rouges et brûlants. Il sent ses artères temporales battre avec violence, et accuse des douleurs violentes à la nuque et à la tête. Son cœur bat violemment, a de fréquents écarts ou faux pas, et alors il y sent une forte secousse s'irradiant à la tête ou au ventre. Ses digestions lentes, difficiles, s'accompagnent d'étouffements et de ballonnements du ventre.

Gaz incessants dans l'estomac dilaté, borborygmes abdominaux, constipation.

Le malade toujours triste, préoccupé, ne sort pas de la maison, ne veut voir personne, et ne peut rien faire. Il a toujours devant lui l'idée de la mort. Préoccupé de son état, il cherche partout du soulagement et essaye successivement tous les médicaments inscrits à la quatrième page des journaux, ce qui ne l'empêche pas de consulter plusieurs praticiens ; mais il aime encore mieux se soigner à sa guise et suivant ses idées.

Couché, il dort peu, entend les battements de son cœur, trouve une sonorité exagérée dans son estomac, s'alarme du bruit des gaz qu'il renferme, croit avoir au-dessous des côtes un dépôt d'eau dont il est fort préoccupé. Il a, en outre, un commencement de goitre. Mange-t-il, il craint de trop prendre ou d'avoir trop pris, et est tourmenté par cette pensée; le sang lui monte à la tête, le cœur bat par saccades irrégulières; il devient rouge et redoute sans cesse une congestion qui l'emportera. Son caractère s'est aigri, et la vie avec lui est difficile ; marié, il fait souffrir sa femme autant qu'il souffre lui-même ; enfin, je constate chez lui une profonde anémie.

Après avoir diagnostiqué chez ce malade une neurasthénie cérébro-cardiaque, je lui conseille le traitement suivant :

1° Hydrothérapie progressive, c'est-à-dire les ablutions matutinales avec l'éponge mouillée, puis le drap mouillé et enfin la douche en pluie et en jet, les pieds baignant dans un vase rempli d'eau chaude ;

2° Deux dragées Gélineau, une à chaque repas la première semaine et trois par jour la seconde semaine ;

3° Une préparation ferrugineuse et des amers;

4° De l'eau de Bondonneau (iodurée) avec son vin aux repas pour combattre son commencement de goitre;

5° Et enfin tous les soirs au coucher, deux cuillerées à bouche de sirop sédatif Gélineau pour assurer le sommeil. — Exercices du corps, distractions.

Ce traitement suivi pendant six mois amène une détente remarquable du nervosisme, bien que les ablutions froides, lui répugnant, aient été suspendues. La douleur de tête a presque disparu, et son cœur est infiniment plus calme.

Enfin, il se distrait, va à la chasse; son caractère s'étant modifié, il est devenu plus sociable et jouit d'un intérieur plus heureux.

L'abus du tabac, du vin, du café et de l'alcool entrant pour une bonne part dans sa maladie, j'ai engagé mon malade à ne pas compromettre le succès obtenu, par de nouveaux écarts tout à fait fâcheux.

Désordres anatomiques. — Nous avons dit que la persistance et le développement des symptômes cardiaques pouvaient faire soupçonner au médecin l'existence d'une angine de poitrine à grand tapage, mais qui se différencie aisément de l'angine de poitrine vraie par ses caractères fugaces et son peu de gravité.

« Les troubles gastriques de la neurasthénie peuvent encore, dit M. P. Bloch, faire confondre la névrose avec une maladie organique de cet organe : *gastrite* ou *cancer*. L'erreur est d'autant plus à craindre que l'examen objectif de la digestion montre souvent la diminution et même l'absence de suc gastrique comme dans les gastropathies véritables. On se basera alors sur l'absence de vomissements dans la neurasthénie, sur la durée de la maladie, sur les alternatives d'amélioration et d'aggravation, enfin sur l'absence de tumeur et d'adénopathie ganglionnaire.

Au résumé, nous devons avouer cependant qu'au point de vue clinique il est impossible, dans beaucoup de cas, de distinguer la neurasthénie de beaucoup d'autres maladies nerveuses; et, par malheur, l'étude de ses causes particulières ne peut pas nous y aider, car l'étiologie de ces diverses affections est en général presque identique. — La graine est toujours la même, mais elle produit des fruits différents, selon les terrains variés où elle germe. Se rappeler aussi que presque toujours la neurasthénie est greffée sur une diathèse rhumatismale et que leur alliance donne naissance à des douleurs rhumatoïdes vagues, erratiques, douloureuses néanmoins, ce qui constitue ce qu'on a appelé le *rhumatisme nerveux*.

Traitement. — Il est évident que, pour combattre avec quelque chance de succès la neurasthénie, il est nécessaire de connaître la cause qui, dans chaque cas que nous avons à traiter, a pu lui donner naissance, surtout quand le mal est récent, car, lorsqu'il remonte très loin, il arrive, pour la neurasthénie, ainsi que le dit le Dr Ribas, ce qu'il advient dans la plupart des maladies, c'est-à-dire qu'il s'est déclaré avec le temps dans l'organisme des lésions profondes du système nerveux ou des désordres fonctionnels qui résistent, après la disparition des causes, à nos meilleurs moyens thérapeutiques. De là, la nécessité suprême de combattre le mal aussitôt qu'il apparaît.

« Très souvent, dit cet auteur, on rencontre comme facteur étiologique de la neurasthénie l'existence d'autres maladies exerçant sur le système nerveux leur action débilitante, par exemple : la chlorose, l'anémie, certaines affections du foie, de l'utérus, des névralgies, des désordres de l'appareil intestinal, et en général toutes les maladies chroniques de longue durée, s'accompagnant du symptôme douleur. Dans ces circonstances, il est de règle de s'attacher à les combattre elles-mêmes, afin d'arriver à guérir la débilité nerveuse qui en a été la conséquence inéluctable.

« Un grand nombre de neurasthénies ne reconnaissent pas d'autres causes que des excès, des fatigues excessives de genres différents, comme, par exemple, des travaux intellectuels excessifs, des efforts musculaires prolongés et répétés, une longue permanence dans une attitude déterminée, l'exercice fatigant d'un certain groupe de muscles, les excès de plaisir, les travaux pointilleux, absorbants du microscope, les veilles prolongées, etc. etc. Dans tous ces cas, la connaissance exacte de la cause et la nécessité de leur disparition s'imposent si on veut obtenir du traitement un résultat heureux.

« D'autres fois, la neurasthénie est provoquée par des excitations continuelles ou répétées du système nerveux, ainsi que nous l'avons dit précédemment ; par l'ambition, les désirs déçus, les revers de fortune, la misère, les privations, une nourriture insuffisante ou nuisible, un empoisonnement lent, un air méphitique respiré pendant de longues heures, la privation de la lumière absolument nécessaire à la santé de l'homme comme à celle de la plante; il faut s'attacher alors et avant tout à y remédier au plus tôt, de même qu'il faudra interdire l'abus du café, de l'alcool ou de la morphine quand leur usage a occasionné le nervosisme. Mais il est un grand nombre de neurasthénies dont la cause n'est pas accessible aux remèdes, par exemple celle survenant d'un choc nerveux traumatique, naufrage, chute d'un lieu élevé, accident de mine ou de chemin de fer, explosion de dynamite. Il serait absurde de croire que, l'épreuve physique subie, la neurasthénie disparaîtra, alors qu'elle ne fait, en quelque sorte, que commencer. Il en est de même des cas survenus sous l'empire d'une diathèse héréditaire, ou chez des individus conçus pendant une période où le père et la mère avaient un système nerveux tourmenté. — Dans ces circonstances, on n'a plus qu'à mettre en œuvre la médication antineurasthénique, tout en cherchant à combattre la diathèse familiale, si on reconnaît sa présence. — Seulement, il est bon que le malade sache à l'avance que le traitement sera long et l'affection tenace, et surtout qu'il ne doit jamais se décourager ; — la première période (insomnie) est la plus courte, bien qu'elle persiste souvent pendant toute la durée de la maladie, mais enfin c'est elle qui en est le premier acte ; — la seconde période (douleurs de tête et des organes) dure plus longtemps ; — quand à ces deux genres de troubles se joignent les désordres génitaux (myélasthénie), on peut prédire à l'affection une durée plus longue encore. Néanmoins, je me hâte de le dire, la neurasthénie est une maladie curable, mais à la condition que le patient unisse ses efforts à ceux de son médecin, ce qui peut en abréger singulièrement la durée.

Ce dernier devra s'efforcer aussi (car rien n'est à négliger pour réussir) d'inspirer à son malade la plus grande confiance et de prendre sur lui l'autorité la plus grande. Mais, me dira-t-on, c'est alors de la suggestion, de l'hypnotisme. Non, assurément, et, à part quelques partisans enthousiastes, la plupart d'entre nous savent que la suggestion hypnotique réussit moins ici que dans d'autres maladies nerveuses à grand fracas ; mais, les médicaments qui triomphent chez certains neurasthéniques échouant chez d'autres, le praticien, s'il a quelque empire sur son malade, le consolera et écartera plus facilement de lui la désespérance.

La médication antineurasthénique doit être tonique, mais surtout calmante. L'hydrothérapie sera largement appliquée sous toutes ses formes, mais en progressant, de manière à ne pas heurter le patient dès le début. L'emploi de l'éponge imbibée d'eau froide en est le premier chapitre ; quand le malade est aguerri, on passe successivement au drap mouillé, à la douche en pluie et au jet avec une application de trente secondes. La teinture de coca unie à celle de kola, les dragées Reine du Fer, s'il y a quelques symptômes d'anémie ; le vin amer de gentiane, les granules de quassine, d'arséniate de strychnine, si l'appétit fait défaut, voilà ce qui complète le côté tonique de la médication.

Quant au côté sédatif, nous recommandons les dragées Gélineau à petite dose, deux ou trois au plus par jour, prises aux repas ; leur usage prolongé éteindra peu à peu la tension nerveuse et le malade goûtera, grâce à leur emploi, un calme inconnu depuis longtemps.

L'absence du sommeil, voilà le grand générateur des désordres neurasthéniques, nous l'avons déjà dit; aussi est-il de première nécessité de procurer du repos au malade. On remplira facilement cette indication avec le sirop sédatif Gélineau donné à la dose de une, deux, trois et même, s'il le faut, quatre cuillerées à bouche, prises ensemble et à la fois le soir au coucher dans de l'eau sucrée. On ne s'arrête dans les doses que lorsque l'effet désiré, un sommeil réparateur, est enfin obtenu. A ces divers moyens, on se trouvera bien de joindre l'isolement ou l'éloignement des lieux ou des personnes pouvant rappeler l'apparition des souffrances du début ; le repos absolu de l'esprit, sinon du corps, le séjour dans une campagne riante ou sur les bords de la mer pendant l'été ou l'habitation sur les plages chaudes de la Méditerranée ou l'Algérie pendant l'hiver. — Le massage est aussi un excellent adjuvant qu'il ne faut pas négliger. — Quant à la suralimentation, au gavage, je n'en suis pas partisan, à moins de signes évidents d'inanition, la conservation de l'existence primant toute autre considération ; mais, dans les cas ordinaires, cette méthode brutale et contre nature occasionne plus d'irritation et de dégoût à des gens nerveux qu'elle ne leur procure d'avantages ; mieux vaut donc s'en abstenir à moins de nécessité.

Je dois mentionner encore une méthode de traitement fortement préconisée par MM. Charcot, Vigouroux, Grand et Boisseau du Rocher, l'électricité statique. Elle a procuré à ces confrères des succès incontestables ; et comme, au résumé, elle ne saurait être nuisible lorsqu'elle est appliquée avec tact et discernement, je me fais un devoir de la mentionner sous ses diverses formes. Le *bain statique* a un effet calmant très net, après quelques séances. Le *souffle* guérit la céphalalgie. L'*étincelle* fait contracter les muscles et combat la constipation, la fatigue, ainsi que les douleurs locales. La *friction* est enfin un stimulant général.

La neurasthénie consécutive aux maladies fébriles, et où la déchéance nerveuse se prononce de plus en plus, chaque jour, réclame, outre les traitements indiqués, l'usage de la strychnine. Le docteur Capitan [1] la conseille en solution à un milligramme aux repas du

1. *Traitement de la neurasthénie de convalescence*, par le Dr Capitan (*Médecine moderne*).

matin et de l'après-midi, mais l'amertume de cette préparation la rend fort désagréable, et mieux vaut employer les granules de strychnine si commodes à prendre aux repas et ne laissant après eux aucun dégoût, à la dose par jour de 4, 5 ou 6, d'un demi-milligramme chacun. Jadis on avait grand'peur de ce médicament, mais Trousseau a été le premier à le faire sortir de l'ostracisme où il était plongé, et depuis, les travaux de Burggraeve ont clairement démontré qu'on redoutait beaucoup trop le premier des incitants vitaux. Il est bon d'en augmenter tous les trois ou quatre jours la dose, jusqu'à ce que des raideurs dans la nuque ou dans les mollets avertissent de suspendre le médicament pendant plusieurs jours.

J'ai eu plusieurs fois à m'applaudir des injections sous-cutanées d'arséniate de strychnine de Roussel. Parfaitement tolérées d'abord à la dose d'une demi-seringue et plus tard d'une seringue entière, beaucoup de mes neurasthéniques lui ont dû leur salut moral et physique, le plus souvent inséparables l'un de l'autre dans cette maladie.

Il est de mon devoir d'insister d'une manière toute spéciale sur le traitement de la neurasthénie gastrique ou cérébro-solaire, la forme la plus fréquente de toutes. Là, en effet, le médecin a à combattre non seulement la maladie générale, mais aussi les désordres locaux. Contre la première, les moyens que nous avons cités, l'hydrothérapie, le massage, l'électricité, le repos, le calme, l'isolement seront mis en œuvre; mais contre la dyspepsie nerveuse compliquée ou non d'entéroptose (chute des organes par suite de leur affaiblissement), il y a plusieurs indications : d'abord et en première ligne, il faut combattre l'inertie, l'atonie, la paresse de l'intestin et de ses annexes. Eh bien, le massage de l'abdomen et la ceinture abdominale de Glénard rendront d'excellents services. L'usage du mélange suivant :

Teinture de badiane..............	āā 10 gr.
— de colombo..............	
— de noix vomique..........	

à la dose de 15 à 20 gouttes au début de chaque repas, facilitera l'expulsion des gaz, favorisera la circulation des matières alimentaires et réveillera la tonicité musculaire des parois de l'estomac et des intestins.

Si cette teinture ne suffit pas, on peut recourir à la poudre ci-dessous, à la dose d'une cuillerée à café ou en cachets d'un gramme.

Poudre de charbon...............	āā 10 gr.
— de magnésie...............	
— de salol..................	

Le malade évitera de manger les mets gras, épicés, les sauces, la viande de porc, le poisson, les farineux, les pâtisseries, les entremets, les liqueurs et le vin rouge (le vin blanc sera préféré), mouillé largement avec l'eau de la

Perle de Vals (troisième ou cinquième degré). Le malade en boira par petites doses. On usera du lait largement. La pepsine, la pancréatine et la papaïne sont utiles, mais à l'état de nature et non pas dans des liqueurs alcooliques qui contrarient leurs bons effets en s'opposant à la sécrétion indispensable par l'estomac d'une certaine quantité d'acide chlorhydrique ; — si ce dernier fait défaut chez le malade on aura recours à la limonade chlorhydrique, à quatre grammes par litre dont on prendra un verre à liqueur ou à madère à la fin des repas. C'est la méthode américaine. — Ajoutons en outre que les repas seront pris à des intervalles réguliers de sept à huit heures ; leur nombre sera de quatre dans les vingt-quatre heures.

En voyant l'état de faiblesse des neurasthéniques, on serait tenté de croire, au premier abord, que les ferrugineux leur sont utiles. — Sans doute, ils auraient un certain degré d'utilité chez quelques-uns d'entre eux, surtout chez les femmes, mais malheureusement ils déterminent une constipation opiniâtre à laquelle cette classe de malades n'est que trop sujette ; c'est ce qui m'a déterminé à recourir préférablement aux injections de fer Roussel qui combattent rapidement l'aglobulie sans déterminer la constipation — (deux à trois injections sous-cutanées par semaine). — On doit en second lieu prévenir les fermentations et la décomposition malsaine des aliments dans l'estomac. Là encore le charbon, le salol ou le naphtol rendront d'éminents services, ainsi que le régime indiqué ci-dessus ; — mais, si, malgré leur emploi continué un certain temps, la dilatation et la dyspepsie ne disparaissent pas, on pratiquera, non pas le lavage de l'estomac, qui, à mon avis, augmente encore sa dilatation, mais le soutirage de tous les détritus alimentaires qui l'encombrent.

Quant aux complications portant, comme nous l'avons dit, principalement sur le foie et le cœur, il faut les prévenir en empêchant la production des toxines dans l'estomac et l'intestin. Le naphtol et le salol y réussissent très bien, d'une part, et, de l'autre, l'usage d'un laxatif quotidien ; un verre à bordeaux de Royale Hongroise, ou une cuillerée à café d'huile de ricin, le matin à jeun, préviendront leur accumulation et, partant, leur absorption au moyen d'un lavage quotidien non irritant de la voie intestinale. Quant aux complications cardiaques (étouffements, palpitations), on les prévient au moyen de la caféine et de la spartéine en nature ou en injections sous-cutanées.

Enfin, dans les cas graves où on constate de l'entéroptose, c'est-à-dire l'abaissement des reins (rognons), de l'estomac, du foie ou des intestins, dans ceux plus terribles encore où l'on se trouve en présence d'une véritable éventration, c'est-à-dire de l'issue sous la peau des organes dont nous venons de parler, l'usage, de jour et de nuit, de la sangle de M. Glénard est de nécessité absolue.

Mentionnons enfin un traitement de la neurasthénie et de beaucoup d'autres névroses dont on s'occupe beaucoup depuis un an, les injections séquardiennes de suc de testicules ou de substance grise. Nous les avons essayées depuis six mois et nous n'avons eu qu'à nous en féliciter dans toutes les névroses où le système nerveux est débilité et oscillant. Il est temps, grand temps, qu'à côté de la marée montante du nervosisme la science signale un remède actif et puissant, susceptible de l'endiguer !

La fréquence de cette névrose et ses ravages sont tels dans toutes les classes de la société que nous nous sommes laissé entraîner à la décrire avec un peu plus de détails que les autres affections nerveuses.

LIVRE DEUXIÈME

LES FRONTIÈRES DE LA FOLIE

(DÉGÉNÉRÉS ET DÉSÉQUILIBRÉS)

CHAPITRE XV

NOSTALGIE. — SUICIDE

Jamais expression plus juste n'a été créée pour désigner cet état de santé intermédiaire entre la plénitude des facultés intellectuelles, l'exercice sain et raisonné du jugement humain et ce que tout le monde appelle la folie. Le Dr Cullère a-t-il, le premier, mis en usage ce vocable qui, d'un seul trait, permet à l'esprit d'embrasser tout ce monde d'originaux que nous côtoyons à chaque pas dans la vie, et qui par ses côtés excentriques ou bizarres attire à la fois les yeux, les réflexions et les oreilles des moins attentifs? je l'ignore; mais, s'il en est l'auteur, il a droit à tous nos compliments.

Le beau livre qu'il a écrit sur ce sujet complexe [1] mérite également tous nos éloges, et nous y avons plus d'une fois puisé d'utiles renseigne-

1. Dr Cullère, *Les frontières de la folie*. Baillière, éditeur.

ments pour l'étude abrégée, moins savante que la sienne, mais peut-être plus pratique, que nous présentons ici ; car notre but, et nous nous efforçons toujours de ne pas l'oublier, est moins de faire des dissertations sur chacune des maladies nerveuses que nous passons en revue et qui ont inspiré des centaines de volumes, que d'en faire toucher du doigt les causes, et d'en indiquer les remèdes et surtout les remèdes hygiéniques et prophylactiques.

Ces habitants des frontières du pays de la folie peuplent en réalité le monde et sont, en général, faciles à reconnaître, car, soit du côté des facultés intellectuelles, soit du côté des qualités morales, soit enfin du côté physique, ils présentent des lacunes et des imperfections excessivement remarquables.

Du côté intellectuel, ils sont tantôt admirablement doués, remarquablement brillants, séduisants ou imaginatifs au possible, tantôt ce sont des *minùs habentes*, c'est-à-dire des hommes fort ordinaires, parfois même des idiots ou des imbéciles.

Du côté du moral, ils présentent des bizarreries et des variétés infinies, et non seulement ils changent constamment d'humeur, étant suraccessibles à la joie comme à la peine, mais un rien les exalte ou les accable ; l'orage, le bruit, les odeurs, la vue d'un accident, une contrariété, la cause la plus légère, inaperçue pour toute autre personne, les impressionnent ! C'est chez eux que se produisent les idées obsédantes du suicide, de l'homicide, du vol, de l'incendie, des actes les plus immoraux, les plus monstrueux, en sorte qu'on se demande si réellement ils sont conscients et responsables de ce qu'ils pensent, disent et exécutent. C'est aussi dans leurs rangs qu'on observe ces individus orgueilleux, menteurs, processifs, prenant un plaisir extrême à se mettre en contradiction avec tout le monde, têtus dans leurs idées et n'en démordant jamais. C'est parmi ceux-là, encore, que font le plus de ravages les passions les plus tristes : l'avarice, le jeu, le penchant à la boisson, à la paresse, au mensonge et à la rancune.

Enfin, au dernier échelon, on trouve dans cette triste armée, ces enfants pervers, dans les veines desquels circule un sang chargé, de par les vices paternels, d'absinthe et de passions délirantes, tristes fruits destinés à achever de se gâter dans les maisons centrales ou le bagne. Dès leur enfance, ils se sont, en effet, révélés paresseux, violents, amis des disputes et du couteau, en attendant le revolver ; et malheureusement la seule influence qui pourrait réprimer leurs mauvais penchants, l'éducation morale ou religieuse, leur fait complètement défaut, tandis que les mauvais instincts s'offrent à chaque instant à leurs regards. Nés, vivant, se plaisant et grouillant dans le vice, empoisonnés par lui chaque jour davantage, ils succombent comme l'Européen qui s'endort inconsciemment sous le feuillage ombreux du mancenillier, et disparaissent comme lui, sans se défier de ces effluves mortelles. Dès leur enfance, la chlorose, la chorée, le somnambulisme les guettent au passage; plus tard, l'hystérie, la nostalgie, les convulsions, font de nombreuses victimes dans leurs rangs. Il y a cependant, quand ces enfants deviennent des hommes, un correctif puissant qui peut les ramener au bien, et leur inspirer quelques idées d'honneur : c'est leur séjour de trois ans sous les drapeaux. Malheureusement, la loi les atteint trop tardivement et, avant d'arriver à vingt et un ans, ils ont largement eu le temps de se gâter jusqu'aux moelles. N'est-ce pas, en effet, de seize à vingt ans que ces malheureux s'engagent dans une autre armée, mais pas la bonne, celle-là, celle des souteneurs, des escarpes, des filous, des cambrioleurs et des rôdeurs de barrière qui souillent jour et nuit les rues de Paris. Ah! comme il serait désirable qu'on ramassât tous ces abandonnés du sort, ces déshérités du bien, pour en faire une sorte de troupe en utilisant leur hardiesse native et leur esprit aventureux! C'est ainsi qu'on les dirigerait vers le bien et qu'élevés à la rude école de l'honnêteté et de l'amour de la patrie ils peupleraient plus tard nos colonies lointaines, à l'image des Romains qui semaient de leurs cohortes de vétérans les frontières de leur immense empire. Arrivés au port, après avoir évité les naufrages qui les menaçaient jadis, ils se marieraient et feraient à leur tour souche d'honnêtes gens, tandis qu'aujourd'hui? Mais je m'arrête... Le contraste est trop frappant!... Malheureusement, si quelque cœur généreux prenait l'initiative d'une entreprise semblable, on crierait à la violation des libertés publiques, comme si c'était un crime de sauver, quand même et malgré eux, de la folie, du bagne ou de l'échafaud, ces organismes gangrenés par la tache originelle !

J'ai parlé de l'abaissement de leurs facultés intellectuelles et de leur dépravation morale ; décrivons maintenant leurs imperfections physiques. — Leur crâne est généralement asymétrique, très petit ou bien d'un volume exagéré. La partie postérieure en est aplatie, le front est bas, fuyant en arrière. Tantôt rabougris comme une futaille, tantôt allongés comme des perches, ils sont sujets aux tics de la face, au bégaiement ou au strabisme. Leur dentition est irrégulière, leur figure est souvent en lame de couteau ; la partie supérieure de leur face est si amincie et les deux tempes si aplaties que les mâchoires inférieures, étalées largement, ressemblent à celles des carnassiers. Leurs organes génitaux présentent souvent des anomalies.

Enfin, c'est chez eux que la chlorée, l'épilepsie et un penchant irrésistible pour les boissons trouvent les adeptes les plus nombreux.

Je rangerai volontiers ces malheureux en deux grandes classes d'après les causes générales qui ont provoqué leur déchéance. Les uns sont des *héréditaires*, c'est l'espèce la plus nombreuse ; les autres sont des *déséquilibrés*. Les premiers portent la faute de leurs parents et en présentent le stigmate ineffaçable, que ce soit de la névropathie, de l'hystérie, de l'épilepsie, de l'idiotisme, de l'aliénation mentale ou tout simplement de la bizarrerie du caractère. — Les seconds tombent dans ces états maladifs par leur faute; c'est tantôt du surmenage intellectuel, un travail trop ardu, des excès de tout genre qui les ont menés là; tantôt c'est une maladie grave (méningite, arthritisme, fièvre typhoïde, tuberculose, scrofulose) qui ont occasionné chez eux et à leur suite, cette déséquilibration profonde. Je crois cette distinction fort nette, très simple et bien utile quand il s'agit de remonter jusqu'à l'origine des causes qui ne sont mystérieuses qu'en apparence. Ajoutons que ces deux cas ont un caractère commun, l'impossibilité de supporter, sans en ressentir un trouble considérable, la moindre impression ou le moindre choc intérieur ou extérieur.

Passons maintenant en revue les diverses maladies ou les états d'esprit fâcheux qui côtoient de près la folie.

Nostalgie. — C'est une névrose de l'esprit caractérisée par le désir ardent de retourner dans son pays, d'y reprendre ses habitudes, ses affections, son genre de vie un moment abandonnés. C'est le besoin du retour (*nostos*, retour, et *algos*, tristesse), le désir du foyer qu'on a quitté, quelque brumeux que soit le ciel rêvé, quelque pâle que soit le soleil qui le caresse. La splendeur des nuits sereines des tropiques, les effluves ardentes d'un soleil de feu, les magnificences de ces fleurs éclatantes, les rameaux toujours verts et toujours ombreux des arbres gigantesques des colonies ne chassent point de l'esprit attristé du nostalgique les plages arides de la Bretagne, son ciel sombre et mélancolique, ses landes couvertes de bruyères et d'ajoncs, et l'aspect morne et désolé de ce pauvre pays.

C'est une folie partielle, douce et tranquille, qui, n'apparaissant tout d'abord que par éclairs pour ainsi dire, gagne peu à peu du terrain dans l'esprit du malade, s'empare de toutes ses facultés aimantes, bannit de sa mémoire toutes choses hors celle-là, et le fait se consumer lentement dans la tristesse, le silence et dans un désespoir muet !

Et qu'on ne croie pas que les regrets des personnes, l'amour d'une mère, d'une fiancée, le souvenir de leurs tendres caresses, l'abandon des douces chimères dont le cœur s'est bercé suffisent pour engendrer la nostalgie ! Ce n'est pas tout à fait exact ; sans doute ces tendres réminiscences aident à trouver plus amère l'heure présente ; sans doute, l'absence, le plus grand des maux, a dit le poète, contribue à jeter un voile sombre sur l'heure présente et la rend plus lourde à supporter ; sans doute ces ombres chéries, ces visions attirantes du pays rendent odieuses et lentes les heures qui s'écoulent ; mais il y a au-delà de ces sensations un besoin qui domine encore plus l'âme du nostalgique, il y a l'amour du pays, éternel objet de ses soupirs attristés ! Et cela est si vrai que, si vous lui rendiez en un instant cette mère, cette sœur, cette fiancée, dont les images traversent constamment sa vie d'au-delà, distrait un moment à l'approche de ces amies d'un temps plus heureux, charmé un jour, deux jours peut-être, en entendant leurs voix, le nostalgique retomberait plus tard et bien vite dans sa tristesse songeuse et se consumerait bientôt d'ennui en appelant de toutes ses forces le lointain pays, suprême objet de ses aspirations et de son amour exclusif.

Il est dans notre belle France des contrées spéciales dont les habitants transplantés au loin, même sur les plages les plus riantes, semblent voués à la nostalgie. Ainsi les Bretons appelés à servir dans l'armée de terre en étaient fort souvent affectés. Le ciel de leur pays où le soleil est si rare et si fréquemment caché par d'épais brouillards ou des averses incessantes, leur crédulité naïve aux farfadets, aux esprits ou aux sorciers peuplant leurs falaises, la difficulté avec laquelle ils apprennent le français, ce qui les isole profondément du milieu militaire, jovial et bon enfant où ils sont tout à coup appelés à vivre, tout les jette sur cette pente sombre et fatale qui conduit si souvent au suicide ou à la maladie.

Une remarque bizarre qu'il m'a été donné de faire pendant mes voyages, c'est qu'à bord le Breton n'a plus le même penchant vers la nostalgie. Est-ce parce que sur le navire il trouve d'autres Bretons cuirassés aussi bien contre le hâle de la mer que contre les émotions morales dépressives ? Est-ce parce que, placé sans cesse entre le ciel et l'onde, il est consolé par la vue de cette mer toujours agitée, il est vrai, mais qui le ramènera quelque jour sur la plage sablonneuse du sol natal ?

Quoi qu'il en soit, les Bretons nostalgiques sont rares dans la marine. Ajoutons qu'aujourd'hui, dans l'armée elle-même, on en rencontre moins qu'autrefois, parce que, forcés d'apprendre à l'école à baragouiner le français, ils se trouvent moins isolés, moins dépaysés (c'est le mot) que jadis dans nos régiments, et ont cessé de se considérer comme de pauvres parias, entêtés, rebelles ou inintelligents, et condamnés très souvent par cela même au peloton de punition. On a observé cependant plusieurs cas de nostalgie chez les mobiles bretons envoyés à Paris pendant le siège ; mais les circonstances particulières où vivaient les malheureux assiégés étaient bien faites pour faire éclore et développer par ses poignantes tristesses une véritable épidémie nostalgique avec les affections qu'elle entraîne à sa suite et dont nous parlerons plus loin.

Les provinces du midi de la France fournissent beaucoup moins de nostalgiques que celles du Nord. — Cela tient à deux causes, et, tout d'abord, parce qu'on y boit du vin. — « Dans les pays vignobles, a dit Cabanis, les hommes sont en général plus gais, plus spirituels, plus sociables ; ils ont des manières plus ouvertes et plus prévenantes. Leurs querelles sont caractérisées par une violence prompte, mais leurs ressentiments n'ont rien de profond, leur vengeance rien de noir. Les pays où le vin est assez commun pour faire partie du régime journalier sont ceux où, proportion gardée, on trouve le plus d'octogénaires, de nonagénaires vigoureux et jouissant pleinement de la vie. »

Cette remarque est parfaitement fondée, — et ma petite ville natale, Blaye-sur-Gironde, en offre une preuve incontestable. Frappée de l'état d'abandon qui était trop souvent le lot d'une population passionnée jadis pour la navigation et à qui les naufrages ou les risques de la mer enlevaient trop souvent ses chefs ou ses enfants, uniques gagne-pain de la famille, un cœur généreux, une femme chrétienne, aussi charitable qu'énergique, Mlle Fr. de Morineau, a converti sa maison en un asile où sont recueillis tous les vieillards, hommes ou femmes, indigents du pays. Eh bien, il y a quelques années, on trouvait là, vivant fort heureux, un nombre incroyable de nonagénaires tout disposés à atteindre la centaine et la frisant de très près, quand l'influenza vint exercer ses ravages dans leurs rangs, et y fit une cueillette épouvantable. Qu'est-ce qui les avait maintenus jusque-là, si ce n'est la quiétude de leur existence et l'habitude de boire un peu de ce vin généreux des coteaux de la Gironde.

La seconde influence qui combat la nostalgie, c'est l'ardeur bienfaisante du soleil. Moins les peuples s'éloignent de cet astre, et plus ils sont communicatifs, enjoués et gais. Voyez les nègres, ne sont-ce pas de grands enfants au sourire perpétuel ? Danser, chanter en marchant, en travaillant, mettre tout en des chansons souvent sans rimes ni raison, mais reprises ensuite en chœur, voilà leur bonheur suprême, presque leur critérium. S'ils attaquent les Européens et s'opposent à la conquête de l'Afrique, c'est qu'ils redoutent avec raison nos funestes présents, et qu'en vrais charbonniers ils veulent être maîtres chez eux ; mais, au fond, peu leur suffit, ils sont heureux d'un rien, et, si les regrets de la patrie absente affolent quelquefois un esclave, ces regrets sont vite oubliés et s'envolent à tire-d'aile aussitôt qu'au carrefour voisin éclatent joyeusement les premiers accords d'une enivrante bamboula !

Si nous jetons nos yeux sur les pays étrangers tributaires de la nostalgie, nous trouvons que les Suisses lui payent une large redevance quand ils vivent loin de leur pays. Jadis, sous les Bourbons, quand des régiments de cette nationalité formaient l'escorte de nos rois, on sait qu'il était interdit à leurs musiques de jouer leur air fameux, le *Ranz des Vaches*, qui les rappelait trop vivement la patrie absente, leur arrachait des larmes et faisait naître en eux un irrésistible désir de déserter. Ce n'est pas, en effet, seulement à l'Opéra-Comique et dans le *Châlet* que ces vers :

La douleur nous gagne,
Il nous faut partir
Et vers la montagne
Il nous faut revenir.

représentent une vérité. Ces montagnes semées de noirs sapins, ces glaciers majestueux que les premiers rayons du soleil colorent d'un rose vif, ces neiges éternelles, ces eaux bleues, ces cascades bruissantes, ces châlets rustiques que la mode imite partout aujourd'hui, cet ensemble inoubliable et splendide que le Suisse ne retrouve nulle part, est bien fait, avouons-le, pour faire renaître dans son âme la pensée du retour. Quelques autres contrées, l'Écosse et la Bavière, fournissent aussi à la nostalgie une certaine quantité de victimes, mais bien moindre en vérité.

On a vu sévir la nostalgie d'une manière épidémique ; c'est ainsi que, sous la Convention, elle fit de nombreuses victimes dans l'armée de la Moselle. Lors de l'expédition d'Egypte elle éclata dans les rangs des troupes qui assiégeaient Saint-Jean d'Acre et fraya le chemin à la peste, cette maladie horrible dont Desgenettes nous a retracé un tableau si pénible. Enfin, elle a accompagné nos armées sous le premier Empire, et a causé de nombreux suicides dans nos régiments, principalement à l'heure triste des revers, quand la France vit se liguer toute l'Europe contre elle !

A l'époque où tout le monde n'était pas soldat, où, pour une somme d'argent plus ou moins forte, les privilégiés de la nation pouvaient acquitter la dette du sang (circonstance qui soulevait bien des orages et des haines dans le cœur des mauvais numéros condamnés à partir), la nostalgie était bien plus fréquente qu'à présent. L'inégalité sociale pesait, en effet, lourdement sur le cœur des victimes de l'injustice du sort, et amoncelait dans leur cerveau déprimé des nuages de tristesse prédisposant à la nostalgie ; et puis, sept ans de sujétion à cette période de la vie, la privation de la liberté, l'impossibilité de se marier, les ennuis de certaines garnisons tristes ou écartées étaient autant de circonstances qui faisaient détester le régime militaire et déterminaient la mélancolie, le désespoir et la pensée du suicide. Aujourd'hui que le soldat reste à peine deux ans et demi sous les drapeaux, qu'il n'y a d'exception pour personne, que ce souffle divin, l'amour de la patrie, anime tous les Français, *on y va gaiement*, comme on dit, et la griffe aiguë de la nostalgie n'atteint plus nos jeunes soldats. Du reste, la facilité avec laquelle on donne aujourd'hui des congés, des permissions ou des convalescences, la désuétude des anciennes brimades affligeant jadis les conscrits, les encouragements, les attentions des chefs qui ont remplacé les brusqueries et les bourrades des sous-officiers du temps jadis, une meilleure alimentation, le niveau de l'instruction tendant sans cesse à s'élever, le goût si répandu des exercices du corps, de la gymnastique, des écoles de tir où chacun vient s'exercer en dehors du service militaire, tout a contribué à écarter définitivement ce fléau de nos armées !

La nostalgie ne fera donc plus de victimes que parmi les exilés de leur pays ; c'est sous ses coups que succomba l'élégant Ovide, accoutumé à tous les raffinements de la société romaine et transporté brusquement sur une plage lointaine et habitée par un peuple féroce, barbare et hirsute. Elle sévira encore quelquefois chez les émigrés, par exemple, chez les Alsaciens-Lorrains qu'on a dirigés sur l'Algérie, chez les domestiques ou les ouvriers qui ont déserté la campagne pour la ville où la misère les attend trop souvent, sur ces malheureux esclaves noirs razziés par leurs voisins et dirigés en longues files des hauts plateaux de l'Afrique sur les villes musulmanes de la côte méditerranéenne. Mais, en dehors de ces circonstances dépressives, la nostalgie n'est plus guère à craindre.

Elle peut être encore le résultat d'un sort injuste, d'une punition non méritée, ou d'une condamnation flétrissante.

J'en ai vu, au début de mon entrée dans la vie médicale, un double exemple qui frappa vivement ma jeune imagination. Vers 1846 ou 47, je ne saurais préciser, la France avait eu à souffrir d'une année de disette de blé ; les chemins de fer étaient rares ; les communications difficiles, et des spéculateurs avaient cherché à accaparer le commerce des blés dans certains départements pour peser sur leur prix. Il en était résulté des émeutes qu'il avait fallu réprimer, et du côté de Buzançais deux meuniers, deux frères, victimes de leur zèle pour leur bourgeois, marchand de grains, avaient été désignés par la vindicte publique, emprisonnés et condamnés au bagne par un jury obéissant beaucoup trop aux criailleries populaires. Tous les deux furent dirigés sur le bagne de Rochefort. Leur horreur pour un pareil séjour, leur contact incessant avec cette écume honteuse de la population la plus vile, leur conviction de n'avoir été, en cette circonstance, que des instruments inconscients d'ordres reçus, et, par-dessus tout, le sentiment d'une honte imméritée, les rendirent bientôt tristes et taciturnes. Chacun d'eux, enchaîné à un horrible compagnon, se renferma dès lors dans un mutisme absolu, refusant de répondre à ses railleries, et plus tard à ses coups. Pleurant la nuit à chaudes larmes, quand on ne pouvait plus les entendre, ils mangeaient à peine ; leurs forces diminuèrent bientôt de jour en jour, et la comparaison de leur état ancien avec leur état présent, de leur vie en plein champ ou sur les bords de la riante rivière qui faisait aller leurs moulins, avec l'enfer du bagne, le souvenir des joyeux tics-tacs réjouissant leurs oreilles jadis, de leurs pauvres femmes ruinées, de leurs enfants abandonnés, les laissèrent en proie au découragement, à l'inertie la plus complète. On les renvoya épuisés à l'hôpital, dans la salle des forçats, dirigée alors par le professeur A. Lefèvre. Ce fut lui-même qui nous imposa ce diagnostic : « Fièvre nostalgique, » contre laquelle tous les médicaments dont il disposait étaient impuissants, car le seul traitement moral qui eût été efficace et souverain, la remise en liberté, était au-dessus de son pouvoir. Chaque matin, notre maître les regardait à sa visite, et il ne se trompait guère dans ses appréciations, car il soignait depuis trente ans des forçats et se connaissait en physionomies ; il les regardait, dis-je, comme des victimes de la fatalité, comme des innocents payant pour les vrais coupables. Ce fut en vain qu'il adoucit autant que possible l'amertume de leur sort, qu'il leur prodigua et de bonnes paroles, et des toniques, et une bonne nourriture : placés non loin l'un de l'autre, débarrassés, il est vrai, de leurs chaînes pesantes, mais non pas de la plus lourde de toutes, de leur flétrissure infâme, les deux malheureux, pâles, hâves et décharnés, répondaient par un seul mot, « Merci ! » à toutes les prévenances du bon docteur. Bien des années se sont écoulées depuis .. C'était en 1849, et cependant leur image est encore là présente à mes yeux, car la ressemblance de ces deux frères était extrême et le mal faisait chez tous deux les mêmes progrès rapides ; un jour que nous essayions, la bonne sœur et moi, après la visite du grand chef, d'encourager l'un des deux, les yeux rougis par tant de larmes versées, les lèvres pâles, le teint livide, il secoua tristement la tête, et nous répondit : « A quoi bon espérer quand j'invoque la mort à grands cris? » C'était, en effet, leur seule délivrance enviée ! Bientôt ils ne mangèrent plus et toutes les friandises offertes par la sœur ne les tentèrent point, leur sommeil se fit plus mauvais et plus court. Le mal de tête devint permanent chez eux et le quinine ne les en débarrassa point. Chez l'un d'eux, la respiration plus courte s'embarrassa de plus en plus, le pouls s'affaiblit ; des palpitations se produisirent, une toux sèche, quinteuse apparut, et le malade s'éteignit sous l'étreinte d'une phtisie galopante; nous trouvâmes à l'autopsie les poumons farcis de granulations miliaires; l'autre eut une fièvre délirieuse, des douleurs de tête atroces, et bientôt une diarrhée colliquative se montra comme acte final. Les méninges chez ce dernier étaient épaissies et congestionnées, et des tubercules remplissaient l'intestin.

C'est ainsi, du reste, que dans la plupart des cas finissent les nostalgiques, et le tableau que je viens de retracer leur appartient en réalité, lorsque de bonnes paroles d'encouragement, sorties du cœur, ne les raniment pas, non plus que les toniques et une nourriture fortifiante. Le souverain remède, le baume consolateur le plus efficace, c'est le renvoi dans la patrie lointaine et la libération, sinon définitive, du moins passagère des liens enchaînant le sujet à la terre étrangère. Voilà le seul remède efficace, et il faut avoir été témoin, comme nous, du rapide changement, de la quasi-résurrection opérée chez nos pauvres soldats de l'infanterie de marine épuisés par la fièvre paludéenne de Mayotte et de Madagascar, par la dysenterie et la fièvre jaune du Sénégal et du Tonkin, à l'annonce de leur prochain rapatriement, pour être convaincu que le salut est là seulement. Aussi les conseils de santé de ces colonies ne devraient-ils jamais hésiter, même en présence d'un moribond, à prononcer cette sentence libératrice, ces mots magiques : « Renvoyé en convalescence. » La joie fait parfois des miracles, et plus d'un de ces cadavres vivants et ambulants, qui dans l'esprit des médecins devaient être jetés à la mer pendant le voyage, pour devenir la proie des requins, sont arrivés pleins de jours et d'espoir sur cette terre de France, la mère adorée de tous ses enfants exilés !

Suicide. — Les causes des suicides sont générales ou spéciales à l'individu.

D'après Esquirol, Falret, de Boismont, Déjérine, la folie-suicide est plus que toute autre névrose sujette aux lois de l'hérédité. M. Déjérine[1] cite, d'après Maccabruni, l'exemple d'une famille qui, sans cause appréciable et sans perte d'argent, s'est presque tout entière suicidée.

Le père a mis fin à ses jours à soixante-deux ans, d'un coup de pistolet. Il a eu cinq fils et deux filles. De ces

1. Déjérine, *De l'hérédité dans les maladies du système nerveux*.

cinq fils un seul, l'aîné, s'est montré bien équilibré ; le second s est suicidé à vingt-deux ans, le troisième a résisté longtemps à ce désir qui l'obsédait, le quatrième a été assassiné en Amérique, laissant un jeune fils qui s'est suicidé à dix-sept ans ; le cinquième s'est tué à vingt-huit ans; enfin une des filles s'est empoisonnée avec du phosphore. Les quatre hommes se sont suicidés avec le même pistolet.

Un employé des postes et télégraphes, M. V..., s'est pendu en 1892 dans son domicile rue Saint-Jacques. Ce désespéré laisse une lettre dans laquelle il raconte que, très affecté de la mort de sa sœur, qui s'était tuée en se jetant dans un puits, il se donne volontairement la mort ; mais il ne parle pas d'un frère qui précédemment aussi s'est précipité d'un sixième étage.

Baillarger[1] rapporte l'exemple suivant :

Une jeune femme, le surlendemain de son mariage, trouve sa mère en train de se pendre. Cet acte de désespoir ne la surprend pas, car depuis un siècle la monomanie du suicide sévit dans la famille. Ainsi le grand-père de la mère s'est jeté à l'eau ; le père s'est pendu ; deux sœurs de la mère se sont précipitées dans leur puits ; une autre sœur est morte folle ; les autres parents du côté de la mère ont la tête plus ou moins dérangée.

Esquirol en cite un exemple encore plus frappant :

Un riche négociant, d'un caractère très violent, est père de six enfants qu'il éloigne de lui quand leur éducation est finie, en leur donnant une somme d'argent. Le plus jeune, âgé de vingt-six ans, devient mélancolique et se précipite du haut du toit de sa maison ; un second frère, qui lui donnait ses soins, se reproche sa mort, fait plusieurs tenta-

1. Baillarger, *Notes au traité des maladies mentales de Griesinger.*

tives de suicide, et meurt un an après des suites d'une abstinence prolongée. L'année suivante, un autre frère a un accès de manie dont il guérit ; un quatrième, médecin, qui deux ans avant m'avait répété, avec un désespoir effrayant qu'il n'échapperait pas à son sort, se suicide ; deux ou trois ans après, une sœur devint d'abord maniaque et fait mille tentatives de suicide ; le sixième frère, à la tête d'un grand commerce, eût fini comme ses frères, s'il n'était retenu à la vie par ses enfants et sa femme qui est pour lui un ange tutélaire par ses soins et sa tendresse.

L'hérédité du suicide est *similaire*, c'est-à-dire que le même clou, la même poutre, la même branche d'arbre où s'est pendu un homme aideront à la pendaison de plusieurs autres. Nous avons vu le même pistolet, conservé dans une famille, servir au suicide de plusieurs de ses membres. Des municipalités ont été obligées de fermer des puits dans lesquels plusieurs personnes s'étaient précipitées. Au Tonkin, il y avait un poste avancé de sentinelle et une guérite pour l'abriter. Un soldat d'infanterie de marine s'y étant tué d'un coup de fusil pendant une faction nocturne, quatre ou cinq soldats en firent autant pendant un mois, si bien que le colonel Laurent fit brûler cette guérite et décida par un ordre du jour que tout soldat qui se rendrait coupable de cette lâcheté ne recevrait pas les honneurs militaires. Cette mesure arrêta cette sotte épidémie.

Cette dernière observation démontre bien que l'hérédité de suicide peut être *homochrône*, c'est-à-dire se manifester à la même heure, au même âge. Il semble, dans ces cas, que l'esprit dirigé sans cesse par les souvenirs du passé vers le même but, est obsédé par une sorte de besoin à satisfaire et qu'on trouve à l'avance un certain plaisir à se débarrasser par la mort de cette obsession, ainsi que l'ont fait nos parents. — Peut-être aussi l'image de ceux que nous aimions nous rappelle-t-elle vers eux par des aspirations secrètes ou des liens invisibles, mais tout-puissants ?

Il est des gens que hante perpétuellement ce qu'on pourrait appeler la suicidomanie. S'ils se manquent une première fois, ils recommencent une deuxième et une troisième, jusqu'à ce que la mort s'ensuive. Ainsi un petit poète, qui a eu son heure de célébrité, Detouche, mort ces dernières années à Necker, avait cherché à se tuer un nombre infini de fois. Peut-être était-il sûr de son invulnérabilité, car il recommençait toujours comme de plus belle. Une fois il se jette du haut d'un omnibus, mais il ne se fait aucun mal. Il se pend plus tard à un arbre du bois de Boulogne ; malheureusement des promeneurs le décrochent à temps, et il les récompense en leur disant mille sottises. Une autre fois, il monte sur la plate-forme de l'Arc de Triomphe, espérant bien être plus heureux ce jour-là, mais des anxieux se cramponnent à lui et empêchent... sa réussite. Enfin, il se jette dans un puits des Carrières, et il en réchappe les membres réduits en bouillie. O misère ! voilà de tes bienfaits !

Ainsi que je l'ai dit plus haut, on se tue beaucoup trop de notre temps et pour des motifs insignifiants. C'est le souffle du siècle qui nous y pousse, parce que bien peu se préoccupent de ce qui nous attend au delà. On se tue par dégoût de la vie, parce qu'on est blasé, parce qu'on n'aime rien, ni personne, parce qu'on est pauvre, parce que la fortune a cessé de vous sourire, ou ne vous a tressé que des couronnes d'épines; on se tue comme Boulanger, parce qu'on est au regret d'avoir, faute de résolution, laissé s'enfuir, sans la saisir, l'heure propice; on se tue comme le docteur Bergeron, parce que clientèle et amis le quittaient après un procès scandaleux; on se tue comme le jurisconsulte Accolas, amoureux sexagénaire, demandant, comme Faust, un philtre qui lui a donné la mort au lieu de l'éternelle jeunesse; on se tue parce qu'on s'enivre trop d'alcool, de tabac, de morphine et de bien d'autres poisons qui, après une joyeuse surexcitation d'un moment, inspirent les idées les plus mélancoliques. On se tue parce que la vie semble sans issue heureuse et sans lendemain béni. C'est pour cela que se sont tués et se tueront encore, hélas! bien des amoureux rêveurs et devenus peu à peu enthousiastes du *suicide à deux;* on veut mourir ensemble trouvant dans cette fin tragique et commune une sorte de satisfaction suprême, de charme inconnu et qu'on veut goûter une fois avant de dire adieu à la vie. Mourir ensemble, ne pas se survivre, la même fosse pour tous les deux, un entrelacement suprême et tel que les bras, les corps unis ne peuvent plus être séparés, n'est-ce pas un dernier raffinement dans la mort, que goûtent aussi bien les pauvres que les riches, la jeune bourgeoise contrariée par ses parents dans ses projets de mariage aussi bien que les simples ouvriers ? Voilà ce qu'ont rêvé Chambige et son amante, M. Ray et sa maîtresse, l'archiduc Rodolphe et Marie Vetsera !

Ce prince héritier d'un trône splendide avait-il été touché du ver rongeur des désespérances [1] ? Était-ce pessimisme ou hypocondrie ? Était-ce système ou atavisme ? On ne sait ; mais son âme était assaillie de fantômes sinistres ; il entretenait la vision de la mort, comme un refuge à d'indéfinissables angoisses, à des fièvres que rien ne peut calmer. Et c'est alors qu'une criminelle mégère fit luire, dans les ténèbres où il s'agitait, l'apparition d'une toute jeune fille, éprise d'idéal, affolée de grandeur, nouvelle incarnation de ces héroïnes Marguerite, Charlotte, Dorothée, dont les poètes allemands ont fait des images, à la fois si simples et si complexes, si douces et si troublantes !

La passion, une de ces passions inconsidérées, lamentables, qui sont comme un défi à toute logique, rapprocha bientôt étroitement le prince désabusé et la jeune fille enthousiaste. Ils s'aimèrent comme on s'aime au pays de Gœthe et de Schiller ; mais, chaque fois, la faute d'une liaison aussi anormale creusait sous leur pas l'abîme dans lequel ils allaient sombrer.

L'archiduc avait repris ses désespérances ; la jeune fille était maintenant assaillie par ses hontes, par les contraintes et le mensonge de sa vie. L'expiation avait commencé pour eux dès la faute, et le malheur s'étendait déjà sur leur destinée.

Comment la pensée de la mort leur vint-elle ? C'est le prince, incontestablement, qui la suggéra ; mais la jeune fille avait déjà assez souffert pour ne pas s'en détourner,

1. Émile de Molènes, *Le drame de Meyerling* (*Observ. français*, 3 septembre 1891).

bien plus, elle s'était donnée avec trop de renoncement et un oubli trop coupable vis-à-vis de tous pour reculer devant le dénouement. Et il y avait un mois à peine qu'ils se connaissaient !...

Où trouverait-on un exemple d'un châtiment semblable suivant d'aussi près la faute? Où trouverait-on, d'un autre côté, un drame ayant un caractère aussi shakespearien que celui-là? Rien n'y manque sous le rapport du dramatisme dont le tragique anglais s'accompagne, et du relief énorme qu'il tire indifféremment de l'amour, du crime et de la folie.

Mais assez de considérations philosophiques. Le danger signalé, cherchons les remèdes, bien que pour le suicide comme pour le duel, tout ait été dit et qu'on puisse à ce sujet conclure comme *Figaro* : Loué par ceux-ci, blâmé par ceux-là, opinion qu'avait exprimée Mme de Sévigné écrivant à propos de la mort de Vatel : « On loua, on blâma son courage. »

Regrettons que la crainte d'un Dieu offensé et d'une punition par-delà de ce monde ne retienne pas l'homme assailli par cette triste pensée d'en finir. L'idée religieuse est en effet le meilleur frein à opposer au suicide par tous les pays, car en ceci l'opinion de tous est unanime, et toutes les religions s'accordent à flétrir cet acte comme une lâcheté. Juifs, musulmans, bouddhistes ou chrétiens professent qu'il est déshonorant pour les familles, et mérite la réprobation publique aussi bien que la réprobation divine. Les spirites eux-mêmes sont inflexibles sur ce point. Aucun supplice, disent-ils, n'est comparable à celui du suicidé après sa mort, car son âme traîne constamment après elle ce cadavre mort tragiquement; elle essaye en vain de s'en séparer, et cette vue horrible la glace d'effroi et de douleur. C'est, en un mot, une expiation de tous les instants et un enfer intolérable durant des années ou plutôt de longs siècles. J'ai tenu à mentionner cette opinion des spirites les plus convaincus et à insister sur la nécessité d'une digue spiritualiste à opposer à cette marée montante du nihilisme. «Si Dieu n'existait pas, disait Voltaire, il faudrait l'inventer, » et c'est ici le cas de le répéter après lui. Nos enfants n'ont pas assez d'énergie, notre éducation ne les trempe pas suffisamment, elle est trop efféminée, et, quand les jours de lutte surviennent, ils se sentent trop faibles, trop désarmés. Jadis, comme je le disais tout à l'heure, on s'engageait. — Pourquoi ne le fait-on plus aujourd'hui ? — Pourquoi, si on déteste le joug militaire, ne s'enfonce-t-on point dans les forêts du Congo, pour y recueillir quelque gloire et se rendre utile à sa patrie? — Voilà un sacrifice permis et une moisson d'aventures à recueillir, si quelque flèche empoisonnée ne termine pas vos jours!

Dans les familles où on a constaté des suicides, il est bon de prémunir leurs descendants, et cela dès leur extrême jeunesse, contre tout ce qui peut favoriser cette floraison fatale. Les exercices du corps chez les enfants, la gymnastique, les travaux manuels, la vélocipédie, la chasse seront tour à tour conseillés et maintenus. On préservera leurs jeunes esprits contre le souffle desséchant du matérialisme; on les mettra en garde contre les passions folles, l'alcool et le tabac, en les plaçant dans un milieu gai et aimable en plein air, en rase campagne. On devra enfin provoquer et assurer le sommeil par tous les moyens que nous avons décrits lorsque nous avons traité de l'insomnie.

Le bon état de l'estomac doit aussi attirer constamment l'attention du médecin chez ce genre de nerveux. Quelle influence n'exerce-t-il pas en effet chez eux, et que de fois la pensée du suicide est-elle inspirée par une dyspepsie qui nous fait voir tout en noir, hommes et choses, et nous inspire un dégoût insurmontable des uns et des autres! Un estomac qui digère bien diminue assurément, si elle ne l'anéantit pas, l'irritabilité morbide du cerveau et, partant, le penchant au suicide, qui n'est pas autre chose qu'une de ses résultantes.

L'arthritisme, qui est aussi un générateur de cette psychose, devra être combattu par la colchicine et le benzoate de lithine, quand sa présence est bien constatée chez les sujets.

Dans le cas contraire, les eaux sédatives de Néris et d'Argelès-Gazost, l'hydrothérapie pratiquée avec prudence, sans choc violent et avec une légèreté de main trop rarement employée de nos jours, seront à la fois pour l'esprit de ce persécuté une occupation bienfaisante et un réconfortant physique d'une grande utilité.

Dans un pays un peu sauvage, au Monténégro,

le suicide est regardé comme une lâcheté indigne, et on prend contre celui qui y a recours une mesure qui n'a pas peu contribué à le faire disparaître. C'est ainsi dernièrement qu'à Cettingé un négociant nommé Ljezar, harcelé par ses créanciers, s'étant tiré un coup de revolver dans la tête, le malheureux fut transporté à l'hôpital, où arriva bientôt le prince Nikita, qui fit à Ljezar des reproches amers,

Mis au courant de la situation financière du négociant, il ordonna que les dettes fussent payées sur sa cassette particulière, mais il ordonna à Ljezar de quitter la principauté immédiatement après sa guérison.

Quelques jours après, un décret apprit aux populations que les corps des suicidés seraient exposés pendant vingt-quatre heures au gibet, « Dieu seul qui donne la vie ayant le droit de la reprendre, et la vie ne pouvant être exposée que pour la défense de la patrie. »

Notre pays est moins impitoyable aux malheureux et dans nos grandes villes, plus facilement, il est vrai, que dans les campagnes, où le scandale est public, l'Eglise, indulgente aux pauvres déshérités, leur accorde et ses prières et les honneurs de la sépulture chrétienne. Elle suppose que dans les courts instants où la vie subsiste encore dans ce corps après l'acte coupable, l'âme peût se recueillir et se repentir; un seul éclair de regret effacerait ainsi la faute, et l'Eglise, toute de miséricorde, a raison d'agir ainsi.

CHAPITRE XVI

DÉLIRE DES PERSÉCUTIONS. — KLEPTOMANIE

Délire des persécutions. — Il est beaucoup plus commun qu'on ne pense, puisque, d'après la statistique de Legrand du Saulle, les persécutés représentent le cinquième de la totalité des aliénés reçus au Dépôt. Ce genre de malades demande un examen attentif pour être reconnus comme tels. En général, des tares héréditaires ont existé dans la famille, mais la névrose se déclare sans aucune cause occasionnelle visible et sans désordre intellectuel préalable. Le malade au début devient inquiet, recherche l'isolement, dort peu ou mal et devient désagréable dans ses relations. — Cette période d'inquiétude, comme l'appelle M. Magnan, dure plus ou moins longtemps; quelquefois toute la vie. Si le mal progresse, le sujet accuse des altérations désagréables du goût, de l'ouïe, de la vue ou de l'odorat, du bruit, des voix, des goûts repoussants, des odeurs fortes qui le tourmentent sans cesse; il en accuse les personnes de son entourage, il s'en méfie, redoute d'être leur victime;

il croit qu'ils lui en veulent ; tout ce qui lui arrive, le moindre incident ennuyeux de sa vie, il le leur attribue. Rapportant tout à lui-même, il se croit en butte aux obsessions, à la jalousie d'une meute d'ennemis qu'il rencontre sans cesse sur son chemin. Quand il en est arrivé là, il peut suivre deux voies : ou bien il se tait, souffre en silence, comprenant bien, par un reste de lueur de raison, le côté chimérique de ses pensées, et arrêtant sur ses lèvres les plaintes qu'il formule intérieurement contre tout le monde ; celui-là, c'est le persécuté ordinaire. Ou bien, ayant de sa propre personne la plus haute idée, l'hypertrophie du moi, suivant l'heureuse expression de M. Ball, il s'irrite et s'emporte contre tous ceux qui lui manquent d'égards, voit partout des ennemis acharnés à le dénigrer et à lui nuire, et, pour se défendre, il devient persécuteur à son tour. Si son imagination est ordinaire, et sa culture intellectuelle peu étendue, ce sont les démons et les sorciers qui sont à ses trousses qui lui jouent sans cesse quelque mauvais tour. S'il est instruit, il accusera l'électricité de tous les méfaits qu'il subit. Il sent des secousses, il est ébloui par des éclairs et le tonnerre. D'autres fois, ce sont des associations puissantes qui le poursuivent. Raspail, le célèbre chimiste, ne voyait-il pas continuellement autour de lui des jésuites qui le menaçaient dans l'ombre ? D'autres, aujourd'hui, songent sans cesse, depuis Ravachol, au spectre rouge de l'anarchie. Ceux-ci ont des ennemis politiques qui les surveillent; ceux-là, des personnes dans leur propre famille désireuses de les empoisonner pour hériter. Et alors, ils écrivent des mémoires interminables qu'ils envoient au président de la République, à la préfecture de police ou à de hauts personnages, députés, sénateurs, ministres, se posant en victimes, et demandant des réparations ou des indemnités pécuniaires qui ne sont pas minces.

Ne recevant pas de satisfaction, le persécuté s'abandonne aux besoins de vengeance qui l'animent; il finit par vouloir se faire justice lui-même de tous les méfaits dont il se croit victime, et bientôt il en arrive à commettre un homicide. — Verger, le prêtre assassin de Mgr Sibour, était un persécuté persécuteur. — Un persécuteur encore, le roi Louis II de Bavière, qui noya son docteur, von Gudden, dans une rivière. D'autres fois, moins violent, son délire et ses colères s'exhalent sur le papier. C'est ainsi que l'abbé Paganel accusait le vicaire général de l'archevêque de Paris de lui avoir dérobé sa bibliothèque valant plus de cinquante mille francs, et Mgr de Quélen de perdre la religion par ses hérésies et sa mauvaise conduite.

Un persécuteur encore, l'avocat Sandon, qui, tenace dans sa haine, poursuivit M. Billaud toute sa vie, avec des intermittences de calme pendant plusieurs années, fabriquant de fausses lettres, s'avouant coupable quand il était en prison et recommençant, apres sa sortie de Mazas, cette lutte acharnée à coups de plume. Ils sont innombrables, ces mémoires, ces milliers de lettres où il se montre tour à tour bouffi d'orgueil, se dit l'égal de Montesquieu, prétend à l'Institut, rêve la gloire, les honneurs, et sollicite à la fin une place dans une maison de santé. Ce dernier souhait est enfin accompli : on l'envoie à Charenton. Aussitôt, cris, protestation, pétition au Sénat, demande d'expertise.

Sur ces entrefaites, Billaud meurt ; on rend la liberté à Sandon, et il en profite pour poursuivre de ses accusations et de ses doléances M. Rouher, fatiguant le public, la magistrature et les Chambres de ses plaintes, jusqu'à ce que, le 24 août 1870, il rentre à la maison Dubois pour une congestion du cerveau. Il y meurt d'une hémorragie cérébrale et, à l'autopsie, on ne trouve que trop de quoi légitimer son état maladif : épaississement, opacité et adhérence des méninges, vaste foyer hémorragique dans la protubérance et sept autres foyers hémorragiques anciens, de dates différentes.

Un persécuteur encore, ce Buchon-Hilton, escroc et vagabond qui se battit en juillet 1830, et se créa de toutes pièces colonel de la Charte. Il réclama de ce fait à Louis-Philippe une indemnité de 300,000 francs, et écrivit des monceaux de réclamations à l'appui de sa demande. — Ne réussissant pas, il songea à ennuyer le roi, fit faire une voiture ayant la forme d'une poire, puis vendit du cirage et des cannes à la poire molle. Se croyant menacé, il se fait tour à tour cabaretier, gardeur de chèvres, bandit, pamphlétaire, réclamant toujours du roi de l'argent jusqu'à ce qu'une consultation de médecins le fasse emprisonner comme fou.

Il en est qui se croient riches à millions, apparentés avec les plus grandes familles, rois ou envoyés de Dieu ; parfois même ils s'imaginent être Dieu lui-même. J'ai fait le service pendant quelque temps à l'hospice des fous de la Réunion, à Saint-Paul. Quelques uns d'eux, méchants ou furieux, étaient enfermés dans des cabanons ; — d'autres, plus tranquilles, étaient laissés, quoique délirants, dans un vaste préau ombragé d'arbres. — Ceux-là étaient parfaitement inoffensifs et raisonnaient très bien en dehors de leur genre de folie. L'un d'eux, fort âgé, le père Avril, comme nous l'appelions, petit blanc de l'intérieur de l'île, tremblait constamment des pieds à la tête, toujours en oscillation comme la feuille au vent, et en avait été réduit là à force de boire du rhum. Il était bien le plus doux des hommes et le plus heureux aussi, car il se croyait modestement Dieu le père. Son bonheur suprême était de tailler et porter une couronne en papier blanc ou doré.

Quand il avait assez de papier pour ses appétits, cette couronne devenait une sorte de tiare en pain de sucre dont il s'affublait gravement. Sa canne représentait sa foudre et le tonnerre dont il menaçait les infirmiers quand ils riaient de ses croyances. Sa seconde joie, plus palpable celle-là et moins immatérielle, était de venir tous les matins à la pharmacie de l'hôpital, tenue par un pharmacien de la marine, M. Audier, un Provençal qui n'engendrait point de mélancolie. Quand le père Avril arrivait, Audier lui versait deux ou trois doigts d'alcool rectifié à 90 degrés en l'invitant à boire cette ambroisie. C'était si fort que les larmes lui en venaient aux yeux. — « Hein ! c'est joliment bon, ça, père Avril ? Un vrai velours sur l'estomac. — Ça, m'sieu Audier, c'été li nectar à moè ! » Et ainsi lesté, le bonhomme s'en allait en tremblotant, plus heureux qu'un roi, puisqu'il était Dieu le père en personne.

A côté de lui et non moins inoffensif, était un

sieur Pichambert (Pissambert, en créole), un Toulousain, tailleur de sa profession, venu comme tant d'autres à la Réunion avec l'espoir d'y faire fortune; il n'y avait trouvé que la folie. Voici à quelle occasion. Marié à une jolie créole nommée Joséphine, le pauvre Pichambert avait été médiocrement secondé par elle à faire ses affaires, car, si elle donnait pour aider son mari quelques coups d'aiguille, elle avait gratifié le contrat de nombreux coups de canif, en sorte que, dans tout le pays de Saint-Paul, m'sieu Pissambert jouissait d'une renommée proverbiale. Jugez de son désespoir, d'autant plus qu'il adorait Fifine comme la prunelle de ses yeux — comme un fou qu'il était déjà! — Prières, remontrances, larmes désespérées n'arrêtèrent pas Fifine, en sorte que le malheureux souffrit toutes les croix du plus douloureux calvaire : insomnie, fièvre, démons de la jalousie, fureur concentrée. Car à qui s'en prendre? A tous ces jeunes et beaux créoles, si fort au-dessus d'un humble tailleur? Sa raison commença à l'abandonner...; elle s'égara tout à fait quand son malheur fut au comble. On connaît le vieux proverbe : Tant va la cruche à l'eau qu'à la fin elle se brise. Il y a une variante que le pauvre homme eut la douleur d'apprendre, dans la rue, par de méchants gamins.

Noirs ou blancs, en Afrique comme en Europe, cet âge est sans pitié, et à la Réunion, où le nègre aime à mettre en refrains tout ce qui frappe ses regards, il en est de même. Aussi, quand il entendit chanter partout, sur son passage, ce couplet où la rime n'est pas riche cependant :

> M'sieu Pissambert, m'sieu Pissambert,
> La rob' Fifine l'é court,
> Allonze un peu, allonze un peu
> Çà ne f'ra pas di mal !

il perdit tout à fait la tête; dans un accès de rage, il faillit, la nuit, étrangler celle qu'il avait tant aimée; les voisins la lui arrachèrent des mains, et le conduisirent à l'hôpital des fous, où, avec le temps, sa douleur morale se calma, pour faire place à la douce illusion qu'il était Notre-Seigneur Jésus-Christ en personne.

En sorte que, pour remplacer la comédie française, qui faisait complètement défaut à la Réunion, le collègue Audier se donnait parfois le plaisir, après la visite du matin, de mettre en présence Avril et Pichambert. Il faisait décrire au premier les splendeurs de son paradis, où des ananas, des bananes superbes, du carri exquis, de la morue bien grasse, et surtout d'excellent tafia se trouvaient en abondance. Si Pichambert se permettait alors quelque timide observation, Avril s'écriait d'un air terrible : « Tais-toi, ou je prends mon tonnerre et je te pulvérise. Après tout, tu dois m'obéir, étant Dieu le père. — Toi, Dieu ?... oh non !... mais père, oui, tu es bien le père Avril avec ta couronne de papier doré — répondait le dédaigneux Pichambert. — Ah ! c'est comme ça, reprenait le vieillard, eh bien, toi, tu n'es qu'un faux Jésus-Christ, m'sieu

Pissambert — voilà tout! Allonze un peu la rob'fifine; li pas tainer à ter! » Finalement, il fallait les séparer. Quelques menues pièces de monnaie apaisaient bientôt ce couple divin, et réconciliés, le fils soutenant les pas du père Avril, tous deux s'en allaient tout tremblants sous les grands badamiers au glauque feuillage.

On voit, par ces exemples, que le délire des grandeurs n'est pas toujours très envahissant; cependant, quand il se développe, il finit par absorber toutes les autres idées; l'intelligence s'effondre et le sujet demeure un inconscient heureux, ne vivant plus que dans une insouciance tranquille et d'une vie végétative.

Kleptomanie. — On a donné ce nom à une manie ou à un vice qui consiste à dérober des objets mis en étalage. Loin de nous la pensée qu'il n'y a que les honnêtes gens qui volent. Ces deux mots hurlent d'être accouplés ainsi; mais enfin, à côté des véritables filous, il y a, parmi les personnes qui se livrent à ces exercices de prestidigitation, pas mal de gens qui sont dominés par un besoin tyrannique, impérieux de dérober, et, quand ils s'y abandonnent, c'est presque inconsciemment.

Posons d'abord un fait : Si les hommes s'attaquent principalement aux magasins de bijoutiers, horlogers, aux coffres-forts des banquiers et des rentiers, ce sont surtout les dames qui cultivent le vol à l'étalage. Le larcin hardi, brutal, s'accompagnant d'effraction, n'est pas leur fait, mais l'escamotage adroit leur sourit assez. Plusieurs considérations instinctives ou réfléchies les y conduisent : leurs vêtements plus amples, superposés les uns sur les autres, leurs larges poches où le cumul est possible, la fréquentation de ces magasins immenses où tout flatte, attire, fascine les regards charmés, le besoin d'être belles, d'être aussi richement parées que telles ou telles personnes de leur connaissance ou que la marquise de X... qu'elles ont rencontrée à l'église ou aux Champs-Elysées.

La tentation est trop grande aussi... N'avoir qu'à se baisser, à avancer la main pour prendre dans le tas, au milieu de la cohue qui se presse, être presque sûre de l'impunité !... Joignez à cela un esprit faible en général, car les femmes sont presque toujours au fond des enfants, et beaucoup d'entre elles devraient rester toute leur vie en tutelle, pour ainsi dire, et puis !... le surmenage mondain, à Paris surtout, est si entraînant! et on comprendra dès lors qu'elles succombent trop facilement à cette attirance d'objets de prix.

Pauvres phalènes étourdies, elles viennent brûler leurs ailes diaprées à ces foyers d'attraction. On peut encore dire, pour les excuser, que le besoin de s'approprier le bien d'autrui est en réalité inné chez l'enfant et chez la nature humaine, et que seules les idées morales et religieuses (si dédaignées aujourd'hui), ainsi que la crainte du procureur de la République et des gendarmes (pas assez répandue) peuvent mettre un frein à ce déplorable instinct.

Si ce désespérant Schopenhauer avait dit vrai en prétendant que l'homme était composé pour un cinquième de la crainte de ses semblables, pour un autre de crainte religieuse, pour un cinquième encore de préjugés, pour un autre cinquième de vanité, et enfin, pour le dernier, d'habitude, nous absoudrions tous les criminels, car, en présence de cette statistique, on se demande où serait logée la raison qui doit contre-balancer tout cela.

Si j'avais l'honneur d'être juré, mis en présence d'un kleptomane, je m'assurerais avant tout si parmi les ascendants de l'accusé, il n'y a pas de tarés, de maniaques ou de névrosiques, et, s'il y en avait, je l'acquitterais largement, sans scrupule de conscience ; n'est-ce pas assez de la honte des débats et de la publicité des tribunaux ?

S'il n'existait point de tare héréditaire, je rechercherais encore, en juré doublé de médecin, si le ou la kleptomane n'a pas commis son larcin sous l'influence d'une impulsion brusque, irréfléchie, isolée, d'une sorte de besoin irrésistible, dont il ou elle aurait rougi le lendemain, si la découverte du vol ne s'était pas faite le jour même. Dans ces conditions-là, en effet, comme l'a dit Lassègue [1], le vol ne doit être considéré que comme un incident, comme un épisode de la maladie mentale.

La fille d'un général mort depuis peu et la sœur d'un brave et loyal soldat encore au service, âgée de dix-huit ans,

1. Lassègue, *Du vol aux étalages, Études médicales*. Paris, 1884.

dérobe dans un de nos grands magasins un objet de peu de valeur. Maladroitement elle s'y prend; on s'en aperçoit, on la conduit à la chambre de fouille, elle est forcée d'avouer, mais son nom, elle le cache pour ne pas le déshonorer. — On exige d'elle une certaine somme d'argent, elle ne l'a pas sur elle, elle n'ose la demander à sa famille. Elle se tait, elle pleure... On la conduit au Dépôt, puis devant le tribunal des flagrants délits. — Honte sur honte [1].

L'identité établie ne pouvait empêcher la condamnation. On avait peut-être agi un peu vite, mais la justice en possession du coupable ne désarme pas. Huit jours de prison !

Restait la loi Bérenger ; on l'a appliquée à l'intéressante kleptomane. Elle était libre de rentrer chez elle, mais elle a fui le jugement des siens. Elle a disparu, et on la cherche depuis, en vain. S'est-elle suicidée ?...

Décidément, la loi Bérenger a du bon. Ses dispositions à la longue peuvent couvrir bien des écarts inconscients. Par malheur, la pauvre petite aberrée dont il s'agit ici n'aura pas compris l'immunité qui en découle. Elle n'aura vu que la déchéance de sa condamnation; elle a craint l'anathème de la famille. L'irréparable s'étend parfois aux plus petites choses.

Tel est ce drame en substance. On devine le désespoir de la famille. Les indifférents eux-mêmes en seront émus. Une jeune fille, une enfant! L'honneur d'un nom obscurci par ce fait misérable de prendre à l'étalage.

Et cela irrésistiblement, sans doute, comme il arrive en tant d'autres cas. Oui, des femmes du meilleur monde, à chaque instant, gravissent le même calvaire de honte. L'objet volé ne leur importe en rien; elles sont en situation de satisfaire les caprices les plus dispendieux. Eh bien ! non, il faut prendre, voler. La fascination de l'étalage est plus forte que toutes les retenues. Telle était la condition à coup sûr de cette jeune fille à qui rien ne manquait. A défaut d'argent en poche, elle n'avait qu'à vouloir pour avoir. Tous ses souhaits devaient être entendus, et pourtant elle a volé.

1. Émile de Molènes, *Du vol à l'étalage*, *Observateur français*, octobre 1891.

Pourquoi ? Sans le savoir elle-même.

Dire qu'un simple nœud de ruban, un chiffon, un bibelot peuvent ainsi causer d'irréparables catastrophes !

Juré, je m'enquerrais encore, si le kleptomane n'est pas en même temps un sectateur de la divine morphine ou du séduisant éther et ne serait pas, de ce fait, un sujet préparé à tous les détraquements, à toutes les déséquilibrations possibles.

L'amour d'une collection serait encore à mes yeux une circonstance atténuante, parce que je sais combien de bassesses fait commettre ce désir d'augmenter sa collection d'une pièce rare ou inconnue. J'ai vu, dans mes voyages, des amateurs de conchyologie ou d'oiseaux empaillés offrir des sommes considérables pour une pièce rare qui leur manquait; si on refusait leur offre, ils employaient mille ruses pour en devenir les possesseurs. Et ne voyons-nous pas à Paris cette fièvre des collections posséder des centaines d'individus, ne leur fait-elle pas pousser certains objets à des enchères fabuleuses, un tableau, une épée, une pendule, une tabatière, une faïence, un émail ? L'argent guérit cet accès de fièvre, mais, si le collectionneur n'est pas assez riche et est en même temps un détraqué héréditaire, si posséder cet objet devient une idée fixe, lui ôtant toute pondération, croyez-vous qu'il reculera devant le vol ? Direct ?... Peut-être! Indirect ?... Non! Bien des tableaux volés dans les églises et les musées passent de cette façon... intermédiaire dans des cabinets d'amateurs, et leurs nouveaux propriétaires, sachant bien qu'ils ont été volés, les couvent et les caressent du regard plus fiévreusement que les juges d'Athènes ne couvaient Aspasie. Et les vols de manuscrits de Liebri ? Et les vols de monnaie ? Tout cela a le plus souvent la même origine : un collectionneur féroce décidé à ne reculer devant rien pour satisfaire sa passion.

Nous en lisions dernièrement, dans le *Soleil* du 18 juin 1892, un exemple dont le triste dénouement est bien fait pour corriger les kleptomanes qui réfléchissent, de cette malheureuse faiblesse :

Un professeur au collège Stanislas, licencié ès sciences physiques, l'abbé X.., visitait souvent en amateur les galeries minéralogiques de l'École des mines dont le professeur Friedel est le conservateur.

Un jour, on s'aperçut que divers échantillons rares de minerais avaient disparu des vitrines. On fit une enquête auprès des gardiens, qui ne donna aucun résultat. Mais les gardiens, décidés à faire cesser les soupçons qui planaient sur eux, résolurent de pincer le voleur.

Ils pratiquèrent un trou dans une cloison de la salle où les vols se commettaient, et attendirent.

Lundi dernier, ils aperçurent l'abbé essayant de cacher quelque chose sous sa soutane. Ils se précipitèrent sur lui, le fouillèrent et découvrirent dans sa poche un échantillon de rubis artificiel préparé par M. Frémy.

Au domicile de l'abbé on trouva toute une collection d'une grande valeur et faite aux frais de l'École des mines.

M. Hatton de la Goupillière, directeur de l'École des mines, dans un rapport adressé à M. Ricard, ministre de la justice, rendit compte des faits, et l'autorité judiciaire, aussitôt saisie, ouvrit une enquête.

Il fut établi que ce malheureux n'était pas complètement responsable. Il n'avait absolument rien vendu de la collection dérobée et se levait très souvent la nuit pour contempler les précieux minéraux, hypnotisé, pour ainsi dire, par ces objets qu'il avait étudiés toute sa vie.

En apprenant que des poursuites allaient être dirigées contre lui, M. l'abbé X... quitta brusquement son domicile de Paris et se rendit à Fécamp, où le 20 juin au matin un pêcheur de crevettes a découvert à quelques mètres du rivage et flottant sur l'eau son cadavre.

Il alla aussitôt faire sa déclaration à la mairie, et on ne tarda pas à établir l'identité du défunt, qui était bien l'abbé X... descendu à l'hôtel de Fécamp depuis la veille. Le lendemain matin, le malheureux abbé s'était levé et avait demandé à une servante le chemin pour se rendre à la mer. Peu de temps après on trouvait son cadavre.

On a tout d'abord pensé que, tourmenté à l'idée des poursuites judiciaires possibles, cet infortuné avait préféré la mort au déshonneur, mais il y a lieu de penser cependant qu'il aura plutôt été victime d'un accident et qu'il sera tombé du haut des falaises de Saint-Léonard, élevées de plusieurs centaines de mètres.

Avoir un irrésistible besoin de composer ou de compléter sa collection est pour qui connaît les amateurs une circonstance atténuante, mais, dans le cas suivant cité par M. Trélat, le vol n'a pas d'excuse, si ce n'est comme maladie :

M. M..., âgé de cinquante-six ans, bien apparenté, aimant le monde, a toujours refusé de se marier. Il a de la fortune, l'administre sagement, tout en ayant une intelligence bornée. Une singularité à noter, il a dans les quartiers différents de Paris trois logements sous prétexte qu'il a des amis logés dans les mêmes quartiers. Il meurt subitement et on trouve dans chacun de ses trois appartements une pièce pleine d'objets qu'il a volés chez toutes les personnes de sa connaissance. Tout lui était bon à prendre, serviettes, mouchoirs, cannes, flambeaux, parapluies, tableautins, couverts, pièces de monnaie, etc... Et ce manège avait duré quarante ans. Bien des fois ses amis s'étaient plaints devant lui, avaient accusé leurs domestiques, les avaient même renvoyés sans qu'il s'en fût inquiété. De ces vols qu'il commettait partout, à Paris, à la campagne, aux eaux, il n'avait pas tiré le moindre profit. Les héritiers restituèrent sans bruit les objets volés à ceux de leurs propriétaires anciens qu'ils découvrirent, et vendirent le reste pour en distribuer le montant aux pauvres.

En outre de ces kleptomanes héréditaires, il y a les *cérébraux* kleptomanes étudiés par Lassègue, qui, ceux-là, n'ont pas la moindre conscience de leurs vols, pas plus que des meurtres qu'ils commettent pendant une période d'absence mentale, d'accès épileptiques ou de vertiges.

Disons en terminant que, pour beaucoup de kleptomanes, la loi Bérenger, qui ne fait pas mention de la première flétrissure, est un grand bienfait, car un avertissement sans inscription au casier judiciaire peut éclairer ces malheureux dans la triste voie où ils viennent de faire un faux pas et les ramener tout à fait au bien.

Oniomanes. — Sur la même ligne que les kleptomanes, on peut mettre les névrosés possédés par la manie contraire, le besoin d'acheter tout ce qu'ils voient, soit au marché, soit dans les boutiques, soit surtout aux ventes publiques. On est obligé, dans les familles où ces cas se rencontrent, de leur imposer un conseil judiciaire, autrement ils se ruinent. J'ai connu la femme d'un capitaine qui, mariée sous le régime dotal, recevait tous les trois mois ses revenus, dont le mari lui laissait la libre disposition. Eh bien ! aussitôt en possession de cet argent, elle courait le dépenser en achats futiles le plus souvent, et ne rentrait chez elle que lorsque son porte-monnaie était à sec. — Couverte de dettes avec cette folle conduite, elle finit par laisser son mari diriger sa maison, et cette décision la sauva d'une impulsion irrésistible, disait-elle, et qui pouvait la conduire à des actes d'indélicatesse tels que ceux que nous avons cités.

Pyromanes. — Mentionnons encore l'impulsion qui pousse certaines personnes à mettre le feu, non pas pour se venger d'un voisin, comme cela arrive cependant, non pas par besoin de faire le mal, mais par une sorte d'instinct et de joie sauvage à voir se développer, briller et grandir de belles et immenses flammes, dont une petite allumette a été la cause initiale. La vue du feu les exalte comme un verre d'eau-de-vie excite et anime l'alcoolique. Ce spectacle qui terrifie tant les autres, les charme, et aussitôt qu'il flambe, ils éprouvent un soulagement et se mêlent, très satisfaits intérieurement, à la foule se hâtant de combattre l'incendie. Un autre accès de ce genre lés reprend-il, ils recommencent le même manège, jusqu'à ce qu'on les découvre. Les pyromanes sont, en général, de jeunes enfants de dix ou douze ans et surtout des jeunes filles à l'époque où elles deviennent femmes, moment où elles sont en proie à des aberrations mentales incontestables. Toutes les fois qu'on signale dans la même commune, à la campagne, des incendies se suivant à quelques jours d'intervalle, il faut en accuser des enfants, et diriger des recherches de ce côté plutôt que de tout autre.

CHAPITRE XV

SPLEEN. — MÉLANCOLIE. — HYPOCONDRIE

Spleen. — De même que la nostalgie, le spleen est un des rameaux de l'arbre de la mélancolie. C'est une névrose généralisée sur tout un peuple parce que tout ce peuple est soumis aux mêmes influences dépressives et tristes. En habitant l'Angleterre, ce bloc noir de houille salissante, le Français le plus joyeux, Rabelais lui-même, serait devenu spleenétique. Un morceau de papier gris au milieu duquel on colle un pain à cacheter jaune, voilà, en effet, l'image du soleil en Angleterre et encore dans les plus beaux jours qui sont si rares. Le plus souvent, une brume épaisse ou une pluie fine tombant sans relâche, sorte de brouillard condensé, voilà le milieu où vivent vingt à vingt-cinq millions d'hommes! Parlerai-je des villes, de leur atmosphère chargée de cette poussière impalpable du charbon qui s'échappe incessamment des cheminées, des maisons, des usines? Cet air empesté salit à la fois votre linge et vos poumons, et vous vous hâtez de rentrer chez vous pour respirer à l'aise. Sur votre chemin, du reste, pas la moindre gaieté, pas de vie extérieure sympathique. Vous ne trouvez que des gens raides, froids, gourmés, pressés, ne souriant jamais; quant au rire, fi donc! Et la dignité britannique?... Si, par hasard, un éclat de rire arrive jusqu'à vous, il part de quelque taverne qui pue l'ivresse.

Avec ce climat, ce brouillard, ces pluies, on enfourche bien vite le spleen.

Car, que faire en ce gîte,
A moins qu'on ne s'ennuie ?

On se cristallise, on se fige, on a l'humeur noire. Dégoûté des autres, on en arrive bientôt à se dégoûter de soi-même et à se lasser de la vie. J'ai entendu des gens graves s'étonner que les Romains, que leur fierté native portait à envahir et à soumettre tout le monde connu, n'aient pas colonisé davantage l'Angleterre, l'Ecosse et l'Irlande ; mais la raison en est toute simple : amis du soleil et de ses clartés radieuses, ils ont dédaigné la brumeuse Angleterre pour se porter plutôt vers les terres chaudes de la Méditerranée.

Cette maladie assaille souvent les hommes de lettre. Peut-être, comme dit de Goncourt dans son journal, tout leur talent n'existe-t-il qu'à la condition de cet état nerveux? Cependant, Taine conseille de combattre le spleen avec tous les moyens hygiéniques, de la morale et une bonne méthode ; il veut qu'on réagisse contre ces états d'avachissement et de paresse qui lui semblent le signe des siècles descendant la pente d'une civilisation. Protestant, il voit la guérison du spleen, le salut et la rénovation des sociétés décadentes, dans l'imitation puérile des mœurs anglaises, oubliant que, s'il est un pays où le spleen a établi son nid à demeure, c'est dans la noire, froide, brumeuse et protestante Angleterre. La gaieté française, et dix doigts de vins de la Gironde ou de Bourgogne, voilà ma recette à moi, et, plus facilement qu'un sermon évangéliste, elle sauvera bien des spleenétiques du désespoir.

Le remède souverain du spleen consiste à fuir, comme les Romains, ce climat mélancolique. Et la meilleure preuve de ce que j'avance, c'est que les Anglais transplantés sous des cieux plus cléments se modifient, je ne dirais pas tous, car il en est bon nombre qui porteront là-bas la tache originelle et mourront victimes d'un spleen incurable, mais un certain nombre. Voyez plutôt l'Australien. Cet Anglais transporté aux antipodes de son pays en a perdu tous les caractères distinctifs, et il en présente d'autres qui sont tout l'opposé de ceux qui distinguent ses compatriotes vivant sur les bords brumeux de la Tamise. L'Anglais né en Australie se distingue, dit M. Murray, par un amour immodéré du plaisir ; au lieu de s'enfermer chez lui, il se promène avec délices et court les théâtres. Si l'on tient compte de la population, il y a plus de théâtres en Australie que dans n'importe quel pays anglais.

Mélancolie. — « Le mélancolique, a dit le Dr G. Reignier, est le damné de l'enfer terrestre ; c'est le désespoir vivant, le cri de la douleur sans issue. Le Dante aurait dû lui ouvrir une de ses portes. Insensible à toutes les joies, il moissonne toutes les peines pour en former sa nuit douloureuse... Placé sur les limites de la raison et de la folie, il s'y dresse, en quelque sorte, comme le poteau conscient de cette frontière redoutable. Mort à toutes les joies, vivant pour toutes les douleurs, d'une intelligence parfois merveilleuse, il réalise souvent ce miracle d'équilibre intellectuel, dont les oscillations rythmées ont produit Byron et Rousseau. »

Cette névrose est déterminée par l'ébranlement, le choc de la région émotive de notre cerveau, qui communique cette vibration exagérée à la région intellectuelle ; celle-ci, à son tour, l'amplifie en y ajoutant la note triste et l'idée inquiète du désespoir.

De notre temps surtout, les trois principales causes de la mélancolie sont : les influences ataviques, les habitudes alcooliques et la passion du jeu. Ce sont là les grands pourvoyeurs de cette névrose.

L'influence de parents névrosés est indubitable : l'héritage est assuré et se transmet fidèlement, atténué peut-être par l'influence du second conjoint, antipode parfait, heureusement, de l'affection originelle de l'autre époux, mais se trahissant toujours, quoique à demi ébauché.

De l'ivresse de nos pères, engendrée par nos bons vins de France, essaimaient la gaieté, le rire, les chansonnettes et les joyeux refrains repris en chœur. Le vieil enthousiasme de nos pères pour Béranger est là pour l'attester. Aujourd'hui, ce n'est plus le vin qu'on choisit pour s'étourdir : non ; c'est la bière alcoolisée et rendue amère à l'aide de la quassine, de la picrotoxine ou la strychnine (trois poisons violents) ; c'est la liqueur de Gambrinus qui obscurcit et ennuage nos idées ! C'est encore plus souvent l'absinthe et l'alcool qui circulent lourdement dans nos veines. Voyez plutôt le pas pesant, le regard sombre, la bouche haineuse de l'alcoolique, son cercle d'idées étroit, sa parole monotone, son penchant à faire du mal ; il a bu, mais le sourire ne détend plus ses lèvres ; il se trouve malheureux, et est assiégé constamment, à l'heure présente et le lendemain au réveil, par la mélancolie la plus noire, à laquelle rien ne peut l'arracher que le début d'une nouvelle ivresse.

Il en est de même des joueurs, que ce soit des spéculateurs à la bourse, ou un de ces innocents qui vont se faire voler dans ces tripots décorés du nom de cercles, le même démon mélancolique s'empare d'eux, et les étreint pour toujours. De même que l'alcoolisé désire toujours boire, le joueur veut manier encore les cartes, et, quand leur porte-monnaie est à sec, ils partent, tous les deux, dans un dernier accès de tristesse, pour ce grand voyage d'où l'on ne revient plus ?

Les colonnes de nos journaux quotidiens sont remplies de récits de suicides dus à ces causes ; et il est bien peu de suicidés que n'aient débuté par la mélancolie, ou n'aient eu à souffrir de ces atroces névralgies faciales ou autres qui enlèvent momentanément l'usage de la raison en ne laissant subsister en nous qu'une idée, qu'un désir impérieux : celui d'en finir au plus tôt avec l'existence. On se jette alors par la fenêtre, et tout est dit..... en cette vie du moins !

Notons encore, parmi les causes de la mélancolie, la *consanguinité*. On sait que les mariages entre cousins réussissent rarement ; quelque brillantes apparences qu'ils aient, leur floraison donne rarement de beaux fruits !

L'arthritisme, cette tunique de Nessus, comme l'appelle mon confrère Monin, le surmènement du cerveau, la tristesse amoureuse l'engendrent encore fort souvent. Werther était un mélancolique, et le livre de Gœthe a provoqué par centaines le suicide des cœurs épris et malheureux. Les revers de fortune et les grands événements politiques enfantent également la mélancolie. Pinel a dit que la mort de Louis XVI peupla presque aussitôt les asiles d'aliénés mélancoliques, et nul ne pourra dire combien de bons Français ont été, par nos défaites de 1870, conduits lentement et tristement à la mort, minés jusqu'aux moelles par ces immenses malheurs de la patrie bien-aimée !

Certaines maladies y prédisposent encore :

l'hystérie, la fièvre typhoïde, la variole, la syphilis, le cancer, l'anémie et surtout les souffrances du tube digestif. Il est peu de dyspeptiques, d'entéralgiques, de personnes souffrant du foie, peu d'hémorroïdaires qui n'aient pas une pointe de mélancolie. Elle apparaît encore dans les affections où le sang s'affaiblit en quantité ou en qualité, et où il se charge de toxines (urée, sucre, oxyde de carbone, acide urique, albumine, etc.)

Parmi les causes de la mélancolie, citons encore l'aphonie, il est difficile de comprendre pourquoi l'obligation de parler à voix basse ou de ne pas parler du tout jette dans un état de tristesse inexprimable et un profond dégoût de la vie; mais il est certain que, chez les personnes nerveuses, cette privation est un véritable supplice, et occasionne un abattement et une nervosité extraordinaires. Tous les médecins des prisons cellulaires sont unanimes à cet égard; le fait suivant est bien connu du reste.

L'impératrice Eugénie visite un jour une maison de détenues vivant en cellules, et condamnées au silence le plus complet; elle leur demande quelle est la faveur qu'elle peut leur accorder, promettant d'y souscrire quelle qu'elle soit. Les prisonnières n'hésitent pas dans leur choix; ce n'est pas une nourriture plus soignée, une promenade au dehors qu'elles choisissent, ce qui semblerait cependant naturel; non, elles demandent l'autorisation de parler tout un jour. Ce fut d'abord une satisfaction indicible, mais deux heures après, chacune d'elles ne pouvant se faire entendre de sa voisine, et toutes voulant parler et non pas écouter, se mirent à s'injurier, puis en vinrent aux coups si bien qu'on fut obligé d'aller quérir la troupe pour les réintégrer dans leurs cellules.

Un de nos amis, médecin en province, est sujet aux laryngites et le plus léger refroidissement suffit pour lui occasionner une ou deux atteintes de ce mal, chaque année, malgré des précautions minutieuses. Il a été examiné par M. Fauvel, et sait pertinemment que, sans antécédents dans sa famille, il n'a point à redouter de phtisie laryngée. Il est donc parfaitement tranquille sur les suites de son affection due à une délicatesse extrême des organes de la voix. Eh bien, chaque réapparition de sa laryngite le contraignant à garder le silence d'une part, et de l'autre le rendant complètement aphone, ne l'en jette pas moins dans un découragement indicible ; quand ses malades ne l'entendent point ou lui font répéter ses questions, quand dans un cercle d'amis (il aime un peu, nous devons le dire, à causer avec expansion) il ne peut parler que des lèvres, il éprouve un véritable chagrin. — « Je m'enfonce, dit-il, les ongles dans mes chairs, j'ai un profond dégoût de la vie, une noire mélancolie et je sens que, si mon supplice se prolongeait trop longtemps, je finirais par me suicider.

On sait aussi combien la *surdité* prédispose à cette névrose, qui reconnaît encore pour cause la diathèse goutteuse, car on sait que la tristesse, l'humeur chagrine, l'irascibilité sont souvent l'apanage des goutteux.

M. de M... (Charente-Inférieure), cinquante-six ans, eut à trente-deux ans quelques douleurs articulaires, de l'empâtement au genou et au cou-de-pied gauche qui le faisaient légèrement boiter. Sa goutte était atonique (il était d'un tempérament lymphatico-nerveux) ; arrivé à l'âge de cinquante-six ans, il ne se lassait pas, quand arrivait le soir, de crier, tempêter, jurer, pleurer et briser à grands coups de canne les portes et les parois de son cabinet ; les pieds ne lui faisaient qu'un mal très léger, mais le principe goutteux le jetait, aux approches de la nuit, dans une mélancolie profonde et une grande tristesse ; son estomac et ses intestins paresseux, en rendant la digestion pénible et lente, contribuaient sans doute à entretenir cet état d'exagération qui se dissipait quand l'aurore commençait à paraître ; le malade finissait alors par s'endormir ; il était bien pendant le jour, mais, le soir venu, il retombait dans la même mélancolie bruyante. Il finit par mourir dans le marasme et l'épuisement, sans que sa goutte fort bénigne ait fait autre chose que se montrer légèrement au cou-de-pied. Peut-être une forte attaque eût-elle écarté cette fatale terminaison si l'aphorisme ancien est vrai : « *Erumpente podagra, solvitur melancholia.* »

Mathey rapporte qu'un gentilhomme vivant dans des excès de tout genre n'avait pas eu de retour de goutte depuis deux ans ; il tomba dans la mélancolie la plus déplorable, et se serait tué si on ne l'en eût empêché. Dans le cours de ce désordre mental, il eut deux accès de goutte à la distance de deux mois l'un de l'autre, et durant tout le temps qu'il en fut affecté, il posséda complètement l'usage de la raison.

On voit, par ces exemples, que la mélancolie peut être une des formes de la diathèse goutteuse, et même la remplacer en certains moments.

La disparition intempestive d'une dartre, sans qu'on ait pris les précautions indispensables en pareil cas, peut aussi donner lieu à la mélancolie, et nous rapportons ici avec plaisir ces sages paroles d'un célèbre aliéniste belge, le Dr Guislain :

« La *maladie dartreuse* attaque le moral lorsque, par exemple dans une éruption, celle-ci ne se montre pas à l'époque de son apparition ordinaire, ou bien encore dans les cas d'une forte débilitation de tout le système qui empêche l'élément morbide de se présenter à la peau ; ou bien, enfin, l'état mental succède à la répercussion d'une dartre qui s'est faite sous l'emploi de quelque moyen topique astringent. Le vice dartreux est, plus souvent qu'on ne pense, la cause d'une aliénation symptomatique. »

Et, comme la mélancolie est souvent la première étape de l'aliénation, nous nous croyons suffisamment autorisé à appeler l'attention sur la corrélation de cause à effet existant entre ces deux maladies.

Le *vice syphilitique* latent qui détermine souvent l'apparition des névroses convulsives a pu quelquefois faire naître la mélancolie ainsi que nous l'apprend M. Lagneau fils (*Maladies syphilitiques du système nerveux*).

Une jeune dame éprouva, peu de temps après son mariage, une maladie que le Rob Boyveau Laffecteur seul put guérir après trois ans de traitement infructueux.

Mais, arrivée à l'âge de soixante ans, cette femme, qui avait eu jusque-là une aptitude remarquable pour gérer ses affaires, tomba dans des accès de mélancolie pendant lesquels elle se croyait ruinée et refusait tout soin de propreté. — Les accès durèrent plusieurs mois et se renouvelèrent pendant cinq ans de suite. En même temps se développèrent des tumeurs sur les clavicules et les tibias, les dents se déchaussèrent.

Marjolin, auquel mon père avait adressé cette cliente, fut d'avis que ces dehors cachaient une ancienne syphilis Il employa les spécifiques, et elle recouvra l'intégrité de ses facultés.

L'altération du sang chez les syphilitiques suffirait à elle seule à expliquer la production de cette névrose.

La mélancolie est souvent l'avant-coureur des

troubles qui annoncent ou accompagnent l'âge critique de la femme.

Les blessures de l'orgueil, l'amour contrarié, les chagrins de toute sorte, les veilles, l'ambition déçue, la mort d'êtres chéris sont encore de ses facteurs. Plus les années s'écoulent, et plus nous portons lourdement, il faut bien le dire, le poids de nos jours, plus cette désespérance, ce dégoût de la vie, que les Romains nommaient le *tædium vitæ* et dont est mort le poète Lucrèce, nous semblent un pesant fardeau. Nos jeunes gens fin-de-siècle, blasés, fatigués, demandent à grands cris le raffinement avant d'avoir épuisé le plaisir. Spectacles, musique, famille, parents, tout nous semble affadi, tout nous écœure. La satisfaction qui naissait jadis du devoir accompli, nous ne la sentons plus, et le dégoût monte à nos lèvres avant que la coupe soit vidée. « Paul Verlaine, nous dit à cet égard, le Dr Monin, est le poète français qui a le plus fidèlement décrit la triste psychose dont nous parlons. »

« Il pleure dans mon cœur, comme il pleut dans la ville,
« Quelle est cette langueur qui pénètre mon cœur ?...
« C'est bien la pire peine
« De ne savoir pourquoi,
« Sans amour et sans haine,
« Mon cœur a tant de peine. »

Envahi par la tristesse, l'absence d'énergie et l'ennui de lui-même, le mélancolique se prend à trouver les hommes vils, sans foi, parjures à l'amitié, infidèles à leur parole, aux liens contractés et aussi méchants que bêtes. Et cependant, s'il pratiquait l'art difficile de se connaître lui-même à fond, il serait effrayé de toutes ces passions basses et immondes, de ces pieuvres aux mille tentacules qui le rongent et l'enlacent de tous côtés. Susceptible au dernier des points, cherchant des allusions méchantes dans tout ce qui se dit ou se fait autour de lui, jaloux du bonheur, de la prospérité, de l'état social des autres, il ne trouve de consolation et de plaisir qu'en médisant d'eux et en les calomniant. Le plus grand de ses supplices est de voir le monde heureux; sa plus grande joie est d'apprendre qu'ils payent leur tribut à la souffrance, et qu'ils sont aussi découragés, aussi soupçonneux, aussi ennuyés qu'il l'est lui-même. Bientôt ses nuits se peuplent de cauchemars et de rêves jaloux, de visions effrayantes ; ce n'était pas assez des longs jours et de leurs coups d'aiguille, voici que le sommeil fuit ses paupières alourdies, et rend éternel son martyre. Aussi, finit-il bientôt par désirer la mort comme une amie, comme une fée libératrice. Et il se tue, comme dit le Dr Colin, dans la plénitude de la raison !

Notre confrère Reignier a poétiquement et admirablement dépeint les divers degrés par lesquels le mélancolique arrive à cette délivrance bénie : « S'imagine-t-on bien les étapes parcourues par cet être si généralement puissant par l'intelligence et la sensibilité ? Il passe dans la vie comme un sanglot. Abreuvé de dégoûts, couvert d'injustices, noyé de larmes éternelles, il tombe dans la mort, comme un fleuve grossi tombe dans l'Océan! Mais, quelle crue de larmes n'a-t-il pas fallu pour lui imprimer cette gravitation?

« Pour que cet être intelligent et passionné se résolve à détruire d'un seul coup l'intelligence de l'artiste et le cœur du poète, ce couronnement de la vie humaine; pour qu'en présence du Dieu crucifié, vers lequel le pousse le spiritualisme effréné de sa nature, il se dresse un jour comme un furieux, et lui jette à la face son cadavre de chrétien ou de déiste, cette protestation ultime du forçat qui désespère, que faut-il qu'il ressente, ou plutôt que ne faut-il pas qu'il ait accumulé de rage, de souffrances et d'humiliations dans son cœur de vaincu dans la lutte! »

Il est, d'après le Dr Gray (*Med. Record.*, 10 octobre 1891), trois symptômes qui permettent de reconnaître facilement la mélancolie des autres psychoses : 1° l'insomnie, qui varie depuis la perte de quelques heures de sommeil jusqu'à son absence pendant des semaines et des mois; 2° un sentiment profond de tristesse et de découragement : tout devient sujet ou prétexte à la douleur; 3° une douleur à la nuque persistant parfois même après la guérison complète. Son siège est le cerveau antérieur qui cesse de recevoir la quantité de sang qui lui est nécessaire.

En parlant de l'hypocondriaque, nous établirons la différence qui existe entre ces deux genres de malades. D'un autre côté, il est impossible de confondre le mélancolique avec le lypémaniaque rempli d'hallucinations et se repaissant de chimères. Ce dernier est incapable de suivre une idée, tandis que le mélancolique raisonne, pense, agit avec une intelligence trop souvent exaltée. La distinction est tout aussi facile avec le délire de la persécution, car le persécuté rapporte tout à lui, se croit le maître de tous; tous ceux qui l'entourent en veulent à sa personne ou à ses biens, et songent à se débarrasser de lui en le tuant. Le mélancolique, lui, regarde la persécution comme un châtiment mérité, puisqu'il se méprise autant qu'il méprise les autres.

La mélancolie a fait bien des victimes parmi les hommes célèbres. Rousseau, Pascal, Gœthe, Philippe V, roi d'Espagne, lord Byron, Beethoven, Léopardi étaient des mélancoliques.

Un mélancolique aussi, le capitaine Bulard — qui, dès sa jeunesse, s'était montré sombre, triste et plongé dans des méditations profondes. Envoyé à l'école, il apprit rapidement, mais il était impatient de tout joug, et les choses les plus raisonnables du monde lui faisaient lever les épaules de pitié. — Un jour, châtié par son père pour un devoir mal fait, il s'enfuit de la maison paternelle dans la forêt voisine, où ce Robinson d'un nouveau genre vécut pendant quinze jours tant bien que mal, plutôt mal que bien, mais ne regrettant pas un seul instant la maison paternelle. Il y rentre enfin, mais sans vouloir plus jamais adresser un mot à son père. Après avoir étudié un instant la théologie, il s'engage, se bat comme un lion, devient capitaine, et reçoit à la bataille d'Eylau un coup de sabre qui met sa cervelle à nu. Il en guérit pourtant; mais, à dater de ce moment-là, son humeur noire s'accroît, il devient plus mélancolique et s'adonne aux idées religieuses : il se confesse souvent, assiste à la messe, fait ses prières à haute voix, et, quand sa montre marque midi, se met à genoux pour dire l'*Angelus;* et malheur à qui le tourne en raillerie, car aussi fort sur l'escrime que brave et dévot, il provoque en duel et tue ses imprudents adversaires. Ayant voulu enseigner le catéchisme à ses hommes, son colonel dit un jour tout haut qu'il commanderait aussi bien à des moines qu'à des soldats. Le capitaine, l'ayant appris, donne sa démission, pour se battre en duel avec son colonel, et le tue.

Il se retira alors dans un village de Picardie où il fit bâtir une église, et vécut seul et retiré, toujours mélancolique, se complaisant dans ses idées funèbres, et faisant dire à son curé trois ou quatre messes par jour qu'il servait lui même. L'infortuné curé, aux prises avec ce diable d'homme, jeûnait par force presque tous les jours.

Un matin, Bulard convoqua tout le village : « Mes amis, leur dit-il, il ne suffit pas de bien vivre, il faut encore bien mourir et être enterré convenablement. J'ai pensé à vous pour cette dernière affaire, et je vais recevoir trois cents cercueils en bois de chêne et bien ferrés, qui m'arriveront demain. Que ceux qui veulent en profiter se dépêchent, les premiers seront les mieux servis. Au reste, je veux vous prêcher d'exemple, et je vous invite tous à mon enterrement qui se fera après-demain, et auquel, je l'espère, il ne manquera rien. C'est une affaire que je vais régler avec Monsieur le Curé. »

Connaissant depuis longtemps la tournure mélancolique des idées du brave capitaine, les paysans ne s'inquiétèrent point de ce qu'il leur avait dit. Mais Bulard leur tint parole ; les trois cents cercueils arrivèrent le jour même, et lui-même les étrenna, car il se brûla la cervelle le lendemain, après avoir réglé, avec son curé, l'ordre de la cérémonie. Son testament était court, il laissait tout son bien à l'église qu'il avait bâtie, à la charge, par la fabrique, d'enterrer gratis tous les habitants du village [1].

Traitement curatif. — Nous ne ferons que l'ébaucher. Généralement les mélancoliques

1. *Les Fous célèbres*, p. 203.

(est-ce l'effet ou la cause ?) ont de la dyspepsie, du dégoût des aliments et de la constipation, il faut donc porter son attention de ce côté, donner, si cette dernière existe, un verre à Bordeaux, tous les matins, de Royale-Hongroise ou une cuillerée à café de sel de Bender, délayée dans un demi-verre d'eau ; administrer des lavements émollients, faire prendre dans le potage une cuillerée à bouche de graine de lin, un cachet de poudre de charbon et de salol à chaque repas, et boire avec du bon vin de Bordeaux de l'eau de la Perle de Vals.

Un autre soin essentiel à prendre, c'est d'assurer le sommeil des mélancoliques, indication capitale, qui, remplie dès le début, enraye souvent la maladie. Une ou deux cuillerées de sirop sédatif Gélineau, prises le soir au coucher dans de l'eau sucrée, suffiront pour cela. On pourrait additionner ce mélange de dix à vingt gouttes de teinture de chanvre indien, surtout dans cette forme de mélancolie qui assiège les obèses et les femmes après des peines ou des chagrins considérables (perte d'enfants ou de mari).

Les mélancoliques ont toujours besoin d'être remontés ; aussi les pratiques hydrothérapiques doivent-elles former une des bases du traitement, et l'accompagner toujours. On peut y joindre avec avantage, surtout chez les arthritiques, les frictions alcooliques, le massage, l'électricité et les gouttes de teinture de noix vomique.

Une mixture plus efficace que le protoxyde d'azote, qu'on a appelé, lors de sa découverte, « gaz hilariant», et dont on se sert aujourd'hui pour arracher les dents sans douleur, mais ce qui ne fait guère rire les patients, a été employée avec succès par le Dr Luton, de Reims. Ayant donné à une femme, dans un quart de verre d'eau sucrée, une cuillerée à café de teinture d'ergot de seigle, et une cuillerée à bouche d'une solution de phosphate de soude ordinaire au dixième, son étonnement fut grand lorsque, au bout de trois quarts d'heure à peu près, il se produisit chez la malade, sans aucun motif, une explosion de rire aux grands éclats, qui pendant plus d'une demi-heure ne s'arrêta guère, et revint par accès très rapprochés. Ce rire semblait s'associer à des pensées gaies, et trahir une sorte d'ivresse ; et, même lorsqu'il fut apaisé, la personne en cause conserva pendant longtemps encore de l'entrain et de la bonne humeur.

« N'ayant pas été témoin de ces curieux phénomènes, et les conséquences n'en ayant été que bonnes pour la malade, nous la soumîmes à une seconde épreuve, qui fut suivie des mêmes résultats. Une troisième fois, il en fut de même ; et nous ne nous arrêtâmes que pour ne pas fatiguer cette dame. Disons, en terminant, qu'elle finit par guérir parfaitement de la grave arthropathie pour laquelle elle était en traitement. »

Un certain nombre d'observations ont confirmé la propriété qu'a cette solution de déterminer des phénomènes de gaieté ressemblant à ceux de l'ivresse, mais se développant surtout dans le sens d'une jovialité franche et d'une hilarité irrésistible.

Traitement hygiénique. — Nous empruntons au Dr Reignier ce qui a rapport à ce point de l'histoire de la mélancolie ; il serait difficile de s'exprimer aussi élégamment que lui : « Quand le corps est en repos, l'âme est en mouvement, » a dit le père de la médecine. Cet aphorisme superbe, prononcé il y a tant de siècles, pèse encore sur la thérapeutique des névroses. Entraîner le physique aux dépens de l'activité intellectuelle et émotive, voilà un des plus grands problèmes à résoudre de la prophylaxie mélancolique. Les promenades quotidiennes en plein air, les travaux manuels, la chasse, la gymnastique poussée jusqu'à la sudation, surtout chez les arthritiques, l'escrime, l'équitation, la vélocipédie, la danse même, pourvu qu'elle n'entraîne aucune infraction à la périodicité du sommeil, des repas et à la paix des sens et du cœur, sont donc absolument indiqués. Cerise n'a-t-il pas dit : « La surexcitabilité nerveuse est, en général, d'autant plus grande que l'appareil locomoteur est inactif. »

« Les mariages consanguins doivent être défendus, ainsi que les veilles et les excès de tout genre ; le malade fera usage de vins généreux et de mets bien préparés en se tenant cependant à une égale distance de l'ébriété et des indigestions. La promenade après les repas, la vue de beaux jardins, de fleurs bien entretenues écarteront les noirs soucis de l'esprit du mélancolique.

Qu'il se tienne aussi loin du mysticisme que de l'incrédulité. Pour toutes les âmes tristes, la croyance en la bonté de Dieu est un baume consolateur, et le meilleur poteau d'arrêt à opposer à l'idée envahissante du suicide. » Enfin le séjour à la campagne, une surabsorption d'oxygène pur revivifieront son sang, et ranimeront les lobes antérieurs du cerveau trop souvent anémiés chez lui. Nous avons observé chez un de nos amis, le Dr Delineau, de Paris, l'ingénieuse disposition d'une machine électrique au moyen de laquelle il verse des torrents d'ozone autour de son malade, et le fait vivre pendant quelque temps dans une atmosphère qui en est saturée. Eh bien, je ne mets pas en doute que ce moyen excellent contre la migraine réussirait à arracher le mélancolique à toutes les épines qui l'attendent sur son chemin du Golgotha !

Hypocondrie. — *Symptômes.* — Fille de la grande diathèse nerveuse, l'hypocondrie s'annonce dès l'âge de la puberté par des migraines, des épistaxis ou des névralgies fréquentes, plus tard par de la dyspepsie ou un état hémorroïdaire. Une toux quinteuse, sorte de toux gastrique, fatigue souvent les hypocondriaques, leur faciès est pâle, leur teint brun, leurs cheveux tombent de bonne heure, et dès la puberté ils cessent d'avoir (s'ils l'ont jamais eue) la gaîté naturelle à leur âge.

Présentent-ils des lésions organiques particulières ? non ; mais plusieurs maladies sont leur lot habituel. J'ai dit tout à l'heure qu'ils étaient hémorroïdaires, ils sont souvent aussi goutteux, calculeux, angineux, gastralgiques ; ils ont des varices aux jambes et aux testicules ; leur sang est épais, poisseux, et c'est de là peut-être que vient leur état maladif cérébral qui, pour moi, constitue le caractère essentiel de cette maladie ! Leur foie est hypertrophié, et la veine porte qui remplit leur bassin est énorme ; voilà la source de leurs maux car, ainsi que l'a dit un vieil adage médical : *Vena portarum, vena malorum !*

Causes. — S'il est une cause influant sur l'apparition de cette maladie, c'est la contention de l'esprit ou la fatigue d'une imagination vive et impressionnable. De son temps, déjà, Aristote avait remarqué que la plupart des hommes de talent et de génie étaient ou mélancoliques ou hypocondriaques. Quel tableau plus vrai, plus frappant que celui que nous font de leurs souffrances l'illustre Jean-Jacques Rousseau, l'hypocondriaque par excellence, dans ses confessions, et Molière dans son *Malade imaginaire.*

La vie solitaire, les chagrins profonds, la suppression soudaine de quelque évacuation, excrétion ou éruption habituelle y prédisposent aussi, ainsi que la diathèse nerveuse, c'est-à-dire la prédominance du système nerveux, qu'on admettra bien un jour, comme pouvant engendrer à elle seule, les variétés infinies des troubles nerveux.

Bouchut, dans son ouvrage (du *Nervosisme*, p. 267), admet un nervosisme compliqué de nosomanie ou de préoccupation constante des malades sur leur état de santé, constituant le *nervosisme* hypocondriaque. De son côté, le Dr Berthier, dans son livre des *Névroses diathésiques*, ne cite-t-il pas de nombreux exemples d'hypocondrie due à la diathèse goutteuse, rhumatisante, syphilitique, dartreuse et cancéreuse ?

Réciproquement, l'hypocondrie ne peut-elle pas, à son tour, provoquer l'explosion de ces mêmes maladies dont elle naît souvent elle-même, et leur donner, en déteignant pour ainsi dire sur elles, un aspect tout particulier ?

L'étude des transformations de l'hypocondrie prouve combien il est vrai que cette maladie, de même que la plupart des névroses, procède d'une diathèse, et quelles affinités ont entre elles des diathèses fort dissemblables en apparence.

Qu'on examine, pour s'en convaincre, ce que deviennent les enfants d'un hypocondriaque ? Eh bien, s'ils ne sont pas névrosiques comme leur père, ils sont asthmatiques, calculeux, goutteux, rhumatisants ou eczémateux.

Marche. — Quelle que soit la cause de cette affection, bientôt apparaît un symptôme révélateur du mal, et qui l'accompagnera dès lors invariablement dans son cours, c'est la crainte de devenir ou d'être malade. L'image d'une fin inopinée, poursuivant sans cesse l'hypocondriaque, suffit pour l'accabler, alors même qu'il n'existe chez lui aucune altération d'organes et, à plus forte raison, si quelque organe est malade (cerveau, estomac, foie, cœur, etc.); cette crainte appelle et absorbe toute l'attention de son imagination frappée.

Bientôt, dit Hœfer[1], l'hypocondriaque est exclusivement préoccupé des dangers que court son existence; cette idée le poursuit, l'obsède, le rend triste, rêveur, distrait; son sommeil en est troublé, agité; s'il parle, c'est pour manifester ses craintes continuelles, et son esprit et son cerveau sont dans un état de tourment perpétuel. Cette appréhension, ou plutôt cette monomanie ne tarde pas à exercer une mauvaise influence sur la régularité nerveuse générale. L'appétit diminue et se perd, l'estomac et les intestins sont agités de spasmes; il y a toujours constipation ou diarrhée. Il survient des palpitations de cœur, des étouffements, des tressaillements dans les muscles et une foule de sensations insolites que l'hypocondriaque écoute et recueille avec un soin minutieux. Il ne tarit point sur ce sujet de prédilection. Il en est même qui sont irrités des apparences de santé qu'ils conservent et qui leur aliènent la sympathie qu'ils voudraient attirer sur leurs maux. La sinistre préoccupation d'être atteints d'une maladie formidable, et d'avoir leurs jours en péril conduit les hypocondriaques de faute en faute. Explorant une à une toutes les fonctions, la digestion, les excrétions, la circulation, la res-

1. Hœfer, *Diction. de médecine.*

piration, ils parviennent à les troubler toutes, ce qui augmente leurs alarmes. Un livre de médecine vient-il à tomber entre leurs mains (et souvent ils les recherchent), ils s'attribuent sinon toutes les maladies, du moins les plus cruelles, les plus incurables : le cancer, l'anévrisme, la phtisie, l'apoplexie. Les affections qui les entourent ne les arrachent que par moments à ce courant d'idées sombres ; bientôt ils cherchent à se médicamenter, et cet abus des remèdes finit par déterminer des lésions graves dans les organes, et c'est alors, comme on l'a dit, qu'à la peur du mal succède le mal de la peur. Aux aguets de toutes les annonces des spécialités paraissant dans les journaux, ils les essaient toutes les unes après les autres, à tort et à travers.

L'hypocondrie et surtout l'hypocondrie goutteuse est plus fréquente chez les hommes. C'est vers l'âge de quarante ans qu'elle apparaît généralement.

Les femmes sont moins sujettes à cette affection parce que, il faut le dire à leur louange, plus dominées par les affections du cœur, elles s'occupent moins d'elles-mêmes et vivent davantage pour les autres.

On peut avec cette maladie (l'exemple de Jean-Jacques Rousseau le démontre) vivre très longtemps, si des complications ou une maladie organique ne viennent hâter la fin de l'hypocondriaque.

Un égoïsme profond, incurable, voilà une des

qualités intimes de l'hypocondriaque, aussi fait-il le malheur de sa famille.

L'hypocondriaque peut aussi tomber à la longue dans le délire, et avoir des hallucinations, si bien qu'il devient dangereux. Ce délire a chez lui des caractères particuliers ; il est sombre, lugubre comme celui des alcooliques. M. Magnan le dépeint dans une phrase pittoresque : « Ils ont des verres noirs devant les yeux. » Il se croit entouré de persécuteurs, de tourmenteurs, et alors, devenu méchant, son internement devient une nécessité.

Autrement de persécuté, il devient persécuteur. « Il envoie, dit le Dr Monin[1], à ses médecins des lettres de menace, il se livre sur eux ou sur des membres de leur famille à des tentatives d'assassinat. » Les annales de la médecine judiciaire sont pleines de faits de cette espèce ; rappelons celui de B..., qui assassine le Dr Bleynie parce qu'il lui a ordonné des bains de rivière !... Celui de l'avoué H..., C... qui tue sa femme d'un coup de rasoir, parce qu'elle s'était transformée en démon pour l'attirer en enfer (elle était simplement descendue avec lui à la cave pour tirer du vin).

Diagnostic. — Le mélancolique diffère de l'hypocondriaque en ce qu'il ne s'occupe pas de son mal physique, mais seulement de ses plaies morales. Le mélancolique est susceptible d'aimer les autres, parfois même il affectionne jusqu'à

1. Dr Monin, *opere cit.*, p. 218.

l'idolâtrie ; l'hypocondriaque, lui, type de l'égoïsme, ne pense qu'à son *moi* et ne vit, dans une tourmente continuelle, que pour sa propre personne ; l'hypocondriaque se croit sans cesse malade, le mélancolique ne songe pas un instant qu'il l'est ou le peut être ; le premier fatigue et lasse le médecin, le second ne nous consulte jamais ; l'un est sans cesse ramené vers la terre, l'autre plane le plus souvent dans les sphères intellectuelles les plus élevées. Voilà donc des caractères distinctifs établissant un large fossé entre ces deux genres de maladies.

Traitement. — Comment agir sur ce cerveau, siège exclusif de la maladie ? sur cet organe où se succèdent toujours dans le même cercle le dégoût avoué et l'amour secret de la vie, la défiance de tous et la crainte de la mort ou de la souffrance ? On a parlé souvent des voyages, des distractions et c'est en effet un allégement considérable à leurs souffrances à la condition que le chemin soit accidenté, la société agréable, les sites pittoresques. Ainsi le séjour dans la superbe vallée d'Argelès-Gazost fera aux hypocondriaques le plus grand bien, tandis que la résidence sombre et sévère de Saint-Honoré les rendra plus malades encore !

Mais les distractions ne suffisent pas pour guérir l'hypocondrie, *cette exagération morbide de l'instinct de conservation*, comme disait le Dr Berthier ; il faut rechercher la diathèse de qui elle dépend le plus souvent (diathèse rhumatismale, goutteuse, syphilitique, hémorrhoïdaire, eczémateuse) et *s'appliquer à combattre avant tout cette diathèse.*

De toutes ces causes d'hypocondrie, on n'oubliera pas que la plus puissante est la goutte et qu'il y a une affinité extrême entre ces deux maladies, de telle sorte que beaucoup d'anciens auteurs reconnaissaient une forme anormale de la goutte qu'ils appelaient la goutte hypocondriaque.

Il est, en outre, des indications particulières à remplir. Ainsi, s'il y a état cachectique, il faut le combattre par des ablutions froides et des douches générales. — S'il y a de la constipation, on doit recourir à des purgatifs doux ; s'il y a de l'irritation intestinale, on conseillera des bains de siège ; on exercera, s'il n'y a pas d'hémorroïdes, une dérivation active sur les membres inférieurs, avec des douches en cercle ; enfin il sera toujours utile de provoquer la transpiration extérieure, si elle est arrêtée.

Et, comme le cerveau est la source fréquente de tout le mal, et le centre où ce dernier vient constamment retentir, on doit chercher à le calmer, à le rendre moins sensible, à affaiblir sa délicatesse exagérée en même temps qu'on agira de la même manière sur le grand sympathique qui se ressent presque toujours des désordres cérébraux et les augmente à son tour. On y réussira en employant notre sirop sédatif antinerveux, qui émoussera et éteindra souvent les actions réflexes, en diminuant le pouvoir excito-moteur de la moelle, et produira un sommeil bienfaisant et réparateur, au sortir duquel on se réveille plus gai, plus reposé et moins enclin aux idées tristes.

Comme preuve de l'efficacité de cette médication et aussi comme un des plus curieux exemples d'hypocondrie que j'aie vus, je rapporte ici l'observation suivante :

M. de S... (Haute-Garonne) est né d'un père hypocondriaque, mort d'une maladie du cœur et d'une mère contrefaite, spirituelle et aimant le plaisir ; il a trente-cinq ans et est bien constitué. Enfant, il était très impressionnable et très nerveux, mais à vingt ans il était plein d'entrain, de gaieté, d'intelligence et même un peu poète — cela dura jusqu'à vingt-sept ans. — A cette époque, il assista aux derniers moments de son père, et en reçut un tel saisissement qu'il se fit un changement complet dans ses idées, ses goûts et ses penchants ; — autant il aimait le plaisir jadis, autant il devint taciturne et morose. Se complaisant en quelque sorte dans le spectacle de la mort de son père, il se croit frappé comme lui et destiné à mourir prématurément; nuit et jour il a peur du trépas, tant il se sent malade. Son médecin le reconnaît atteint d'hypocondrie, et lui ordonne de s'arracher des lieux où tout lui rappelle un triste passé ; il suit son ordre, et fait un voyage en Espagne où tout d'abord le climat, les paysages, les mœurs l'intéressent et lui font oublier son ancienne maladie ; mais il a le malheur d'assister à une course de taureaux, et à la vue de ce sang répandu, de ces chevaux déchirés, de leurs plaies béantes, de leurs entrailles pendantes, il est bientôt hors de lui, il se sent troublé, des idées folles hantent son cerveau ; en s'écoutant parler, il a peur, il se demande si c'est bien lui, si ce n'est pas un autre dont il entend la voix ; voit-il des enfants, il sent naître en lui le désir étrange de verser leur sang, de leur faire du mal et il s'éloigne avec horreur. Il a des bruissements dans les oreilles, des palpitations soudaines. — Il est inquiet, agité, colère, dégoûté de tout et mélancolique ; il voit, entend ce qui se passe autour de lui, mais n'y prend aucune part, et si, quelque passant lui adresse la parole, il faut qu'il répète sa question, encore ne lui répond-il qu'en faisant un effort sur lui-même ; son visage est souvent contracté par les pensées qui l'animent, et, méprisant pour lui-même les souffrances les plus aiguës, il dort sans matelas, sur du bois, supporte des brûlures profondes, il a même un bras et une jambe fracturés sans jeter un cri, sans y faire attention pour ainsi dire.

La guerre de 1870 l'arrache à cet état de souffrance horrible. Il s'engage et part ; mais le hasard le jette dans Schélestadt et, au lieu de la lutte au grand air, des aventures guerrières qu'il rêvait, des marches et contre-marches de chaque jour, il subit les ennuis d'un siège ; cependant son esprit occupé, l'amour de la patrie, l'idée de la résistance calment son état moral ; — il jouit d'une tranquillité relative, car, en ce moment même, la crainte d'avoir peur et de paraître redouter la mort devant tous ses compagnons le tourmentait encore. Fait prisonnier, il se trouve mieux en Allemagne et revient chez lui bien portant.

Là, il s'adonne au plaisir, chasse, veille, sans que rien lui fasse mal ou peur ; enfin il se croyait guéri et plaisantait même sur sa maladie passée, quand en 1872 un de ses amis le fit assister à la mort de sa mère atteinte aussi de maladie du cœur. Cette scène renouvela toutes ses souffrances, et le rejeta dans son ancien état, mais plus violent encore ; sa tête est étreinte par un cercle de fer, ses palpitations de cœur sont incessantes, il cesse de manger. Ses pieds sont œdématiés, il souffre de partout, dans les poignets, les bras et cherche auprès de sa sœur mariée et qui a de charmants enfants un adoucissement à ses ennuis; mais là encore des pensées de meurtre l'absorbent ; il a de farouches désirs d'assassiner ces enfants qui sont beaux, riches de santé, — et, quand il a cette funeste pensée, il conçoit un tel dégoût de lui-même que c'est sur lui qu'il se décide à porter les mains ; il cherche comment il doit périr. C'est d'un coup de couteau, il cherche la place, et s'abandonne si bien à ce projet qu'il éprouve dans son côté gauche la sensation du poignard s'enfonçant lentement dans les chairs.— Et il eut accompli son projet sans l'idée d'une éternité de peines. Cet état maladif a duré deux ans ; il éprouvait en même temps du vertige ; le séjour à la campagne, les consolations de sa famille, le bromure de potassium, la vie au grand air l'ont peu à peu calmé, — l'hydrothérapie lui a fait du mal. L'amélioration durait depuis un an quand une mort désastreuse à laquelle il assista par un hasard fatal amena chez lui une nouvelle catastrophe. Il a remarqué que chaque retour du mal était annoncé par des besoins érotiques très développés. Espérant trouver, en y obéissant, un remède à ses maux, il s'y abandonne avec fureur; vaine tentative, ses pensées reprennent leur triste cours, et ses nuits sont agitées par des rêves fantatisques, des cauchemars affreux où tout ce qui l'entoure prend des formes monstrueuses. Il consulte plusieurs médecins en renom à Paris; l'un le rassure et ne voit rien de sérieux dans son état, l'autre lui ordonne du sirop polybromuré; un troisième insiste surtout sur la nécessité d'un traitement moral, et c'est en se rendant chez lui qu'il me vient consulter à Aigrefeuille où j'étais alors.

Je l'examinais avec intérêt et grand soin, sans trouver aucun organe lésé; la tête n'est point brûlante, les battements du cœur sont énergiques, mais pas d'altération, sauf un léger bruit de souffle, poumons sains, pas d'irritation gastrique ni intestinale ; — il mange et digère bien. A peine quelques pertes séminales ; il ne prend pas de café et ne boit pas de vin pur. 1° Je lui conseille, matin et soir, 10 gouttes de teinture de datura stramonium dans une infusion de quassia amara ; augmenter d'une tous les jours jusqu'au nombre vingt ; — redescendre ensuite jusqu'à 10 ; — 2° prendre deux fois par jour à ses repas une dragée antinerveuse, en la faisant dissoudre s'il y a intolérance, et augmenter plus tard jusqu'à quatre par jour, s'il est possible ; — 3° douches tièdes sur la tête et froides en bas, suivant le conseil de M. B. qu'il avait consulté à Paris ; — 4° bromure de camphre si désirs vénériens ; — 5° comme traitement moral, s'occuper d'agriculture et de travaux intellectuels

Six mois après M. de S... m'écrit pour m'affirmer le mieux absolu qu'il avait ressenti presque immédiatement ; — seulement, se croyant définitivement guéri, il avait délaissé son traitement ; mais, sentant son mal revenir presque aussitôt, il l'avait recommencé, décidé à ne plus abandonner le remède qui lui avait été utile !

Le Dr Dumont de Monteux, qui fut un névropathe type, qui recueillit et nota jour par jour, heure par heure, toutes ses sensations, recommande envers l'hypocondriaque un langage plein de douceur, de mansuétude et de consolations. « Ne riez jamais, dit-il, de ses souffrances, vous lui deviendriez antipathique au dernier point. » Depuis que l'homme existe et qu'il souffre, le langage de la pitié a été l'une de ses meilleures assistances, et souvent on obtient plus d'adoucissement à nos maux par un coup d'œil, par une pression de mains, par une phrase, par une interjection charitable, que par tous les ingrédients que nous faisons bouillir, filtrer, concasser et moudre.

Autre recommandation d'une utilité incontestable : évitons l'arrêt et le séjour prolongés des matières abdominales, débarrassons la rue au pain de tous ses obstacles, car *le libre écoulement de la bile assure le libre fonctionnement du cerveau.*

Un bon conseil encore, en terminant, pour les mélancoliques, les possédés du spleen et les hypocondriaques. « Allez habiter les pays du soleil, et buvez du vin généreux. Laissez là la bière et le cidre. Sans doute, il y a eu et il y aura encore des grands hommes dans les contrées où on fait usage de ces boissons. Charles XII, Locke, Newton, Haller, Milton, Schiller et une infinité d'autres, remarquables par leur éloquence, leur courage ou leur génie, n'ont bu que de l'eau; mais, toutes les fois que domine le tempérament bilieux, ou que chez des névrosiques perce une pointe de tristesse, aurore de la nuit du cerveau, l'usage du vin doit être recommandé. Partout où le raisin mûrit, dit le Dr Arthaud (*De l'influence du vin sur la civilisation*), les arts, la poésie, l'éloquence, le sentiment exquis du beau éclatent ou grandissent au souffle d'une divinité bienfaisante. Notre confrère aurait pu ajouter à ces qualités brillantes, la gaieté, l'humeur enjouée et cette finesse de l'esprit qui nous fait les dignes successeurs des Athéniens du temps passé. Il est bien certain que la bière et les brouillards font naître le spleen en Angleterre, dont M. Duruy explique toute l'histoire et le tempérament par cette définition : « C'est un bloc de houille et de fer au milieu de l'Océan ! » Tandis qu'à mesure qu'on descend vers le Midi le nombre des névropathes et surtout des mélancoliques et des hypocondriaques s'éclaircit de plus en plus.

Enfin, pour la mélancolie et l'hypocondrie, de même que pour la neurasthénie, rappelons qu'il faut, toutes les fois qu'on trouve un excès, une diathèse, une cause d'épuisement, placer le sujet dans des conditions opposées à celles où il vit antérieurement. Le changement de lieux, de climat, de maison, de séjour, le calme de la vie, le grand air, la pêche, la chasse, une intimité agréable, une affection partagée accompliront des miracles.

L'amour contrarié fait naître la mélancolie amoureuse et il n'y a qu'un remède à lui apporter, une prompte union. Et à cet égard je raconterai ici une anecdote authentique qui s'est passée dans la Charente-Inférieure dans le canton de Mirambeau, qu'habitait, il y a quelques vingt ans, un sieur Véron qui avait alors une grande réputation de guérisseur et que les populations de l'Ouest de la France accouraient consulter de toutes parts. Cette histoire pourrait être écrite comme sous-titre au bas du charmant tableau de Greuze, intitulé *l'Amour médecin*.

Un beau jour se présente à son examen un jeune homme faible et abattu avant l'âge; — ses yeux sont sans éclat, sa bouche sans sourire, sa tête s'incline vers la terre. Il est pâle et défait, son estomac ne reçoit plus d'aliments, sa maigreur est extrême, une toux quinteuse et sèche soulève de temps en temps sa poitrine et la moindre fatigue, la marche la plus lente font violemment palpiter son cœur.

D'où souffrez-vous, lui dit avec bonté le médicastre campagnard? L'infortuné lui fait alors d'une voix faible le détail de ses longues souffrances, décrit son découragement, son dégoût de la vie; un violent chagrin d'amour pour une jeune fille pauvre et la certitude que son choix serait désapprouvé par ses parents l'avaient réduit à cet état de marasme et avaient déterminé son nervosisme. — Véron le lui fit avouer non sans peine et sans adresse... Allez, lui dit-il, dites à votre mère que vous n'avez pas besoin de mes simples pour guérir; une prompte union avec celle que vous aimez, voilà ce qui vous arrêtera sur le chemin fatal où vous vous traînez; assurez-la de ma part qu'il en est temps, si elle veut conserver son fils unique!

Le père et la mère consentirent à cette union, et ce jeune homme, que tous les antispasmodiques du monde n'avaient pas soulagé, fut promptement guéri de son nervosisme à l'exemple de ce malade de Tissot « qui, des bords du tombeau, passa au lit nuptial, sans autre remède que l'influence d'une passion forte et heureuse ».

CHAPITRE XVIII

PARALYSIE GÉNÉRALE

La paralysie générale (traduisez: délire des egoïstes, des satisfaits, délire des grandeurs, hypertrophie du moi à des hauteurs incommensurables) est connue de toute antiquité. Ce fou du Pirée qui stationnait sur le port et regardait comme lui appartenant, tous les vaisseaux qui entraient en rade était un névrosique de cette espèce. Tous les jours, il se présente, à la porte des Rothschild et du Président de la République, de braves gens, qui sont archimillionnaires, candidats à l'Académie, généraux d'armée, professeurs de secrets merveilleux qu'ils offrent pour rien, rien que pour rendre leur nom immortel. Ils sont Papes, Rois, Empereurs, Dieux de l'Olympe, Versificateurs, Poètes, Orateurs ; en un mot, rien ne leur est étranger !

La paralysie générale est une des fleurs du mal tombées de l'arbre des névroses. Les fils des cérébraux y sont prédisposés, et les enfants des paralytiques généraux sont presque fatalement voués à la chorée, à l'hystérie, à l'épilepsie ou à la mélancolie, quand ils ne sont pas tuberculeux, scrofuleux ou rachitiques. L'hérédité: voilà donc une des causes du mal qui nous occupe!

Une autre cause est l'alcoolisme qui se répand de plus en plus, ce qui justifie bien l'extension rapide de cette névrose.

Le Dr Combemale, de Lille (*Bulletin médical du Nord*, oct. 1891), ayant soumis des chiens à l'usage prolongé de l'alcool, a observé chez eux des poussées délirantes, des hallucinations, de l'effroi, des symptômes d'ataxie et de paralysie, débutant par le train de derrière et s'étendant ensuite à tout le corps. En même temps survenaient des secousses choréiques et des modifications de l'instinct ou du caractère. En continuant les doses d'alcool assez longtemps, le chien meurt de paralysie générale, et on retrouve dans son crâne les lésions caractéristiques (pulpe cérébrale grise, pâle, décolorée et ramollie) ; si au contraire on cesse l'usage de ce poison, le chien revient à la santé.

Eh bien, les mêmes effets se produisent chez l'homme adonné aux habitudes alcooliques. Nous devons faire cependant une distinction, car c'est moins l'alcool lui-même ingurgité sous forme de rhum ou d'eau-de-vie, que les essences qu'on lui incorpore, qui font tout le mal. — Parmi les liquides les plus nuisibles, citons l'absinthe, l'anisette, le vermouth, le vulnéraire, l'alcool de menthe ou l'eau de mélisse des Carmes, dont on fait un si grand abus.

Et qu'on ne croie pas que les classes inférieures de la société sont les seules contaminées: ce serait une profonde erreur. Sans doute, l'ouvrier qui, travaillant aux pièces, s'absente dix fois par jour, pour aller rendre visite au marchand de vin est un client presque assuré pour la paralysie générale; sans doute, le vigneron, qui, jadis dans la Charente-Inférieure et la Bourgogne par exemple, s'ingurgitait un litre de vin à chacun de ses repas, y est fortement exposé; mais, dans le demi-monde, et même dans le grand monde, au plus haut degré de l'échelle sociale, dans ces classes qu'on pourrait appeler le *monde et demi*, il y a plus d'alcooliques sans le savoir, qu'on ne croit. Pourquoi? comment? Je vais le dire. On sait que, pour les dames, c'est un réel plaisir de visiter les grands magasins; cette foire perpétuelle, cet étalage miroitant les attirent et les fascinent; on s'y retrouve, on s'y donne rendez-vous, on y cause, on s'anime, on achète et on oublie son ménage et son mari; mais ce qu'on n'oublie pas c'est de dire au caissier d'ajouter à la note un flacon d'eau de mélisse des Carmes. C'est si bon et pour tant de choses! les douleurs, les vertiges, les étourdissements, la faiblesse, les congestions, c'est-à-dire les choses les plus opposées; — et le débit en est grand! — Aussi les caissiers ont-ils des fioles de cette eau prétendue, tout à côté d'eux. On commence par en prendre très rarement, quand on sent l'indisposition venir, mais bientôt on n'attend pas celle-ci; la funeste habitude est prise; on se soutient, dit-on, avec cette eau de mélisse ou de Cologne ou des Jacobins ; on cherche à se remonter, à s'exalter et, à force d'augmenter les doses, on finit par s'intoxiquer, et on est bel et bien alcoolique sans le savoir, il est vrai, mais l'ennemi n'en est pas moins dans la place, et alors que de peines pour le déloger !

Dans les ateliers de femmes, c'est bien pis; mais là, on n'y va pas par quatre chemins. Les couturières, les modistes, les lisseuses, les cartonnières, les tailleuses payent journellement à *la société* ce qu'elles appellent une tournée... et du fort, du fil en quatre, du rhum ou de la verte : deux, trois, quatre à cinq fois par jour ; on s'abreuve à ces sources empoisonnées, et, comme les femmes ont moins de force de résistance que les hommes, et qu'elles sont plus névropathes que lui, voici ce qu'il advient de ces déplorables habitudes, de ces tristes semailles qui font si souvent éclore la paralysie générale :

Les malades ont tout d'abord de l'insomnie, des cauchemars peuplés de fantômes ; des chauves-souris, des rats, des animaux féroces, grouillent menaçants autour d'eux ; — leurs membres sont assiégés par des picotements, des brûlures ou des crampes très douloureuses. L'appétit disparaît, de la pituite se montre le matin ; le contact le plus léger les fait bondir ou leur est douloureux. Puis, au bout de quelques mois, les symptômes de la paralysie surviennent. Ce n'est d'abord que de l'engourdissement, de l'affaiblissement des membres inférieurs ; mais, peu à peu, l'impotence augmente : on marche tout d'une pièce, pesamment ; on a peine à relever ses pieds, les muscles extenseurs étant toujours frappés les premiers. — Plus tard les bras sont atteints à leur tour ; le paralytique général a peine à étendre et à fléchir le poignet, les membres perdent de leur volume, et sont, par plaques ou en entier, très douloureux ; ou d'autres fois complètement insensibles ; la peau se couvre d'écailles, de plaques, de boutons, de phlyctènes. — La respiration devient difficile, les malades sont hallucinés, ne peuvent se soutenir ; des troubles cérébraux surviennent, et le malade succombe soit à l'asphyxie, soit à la tuberculose pulmonaire, soit à une congestion ou un épanchement cérébral.

Ces derniers accidents sont le fruit de leur gourmandise. La gloutonnerie est en effet un des signes de la paralysie générale. Ces gens-là bouffent, engloutissent des quantités prodigieuses d'aliments ; tout leur est bon, tout y passe ; en un mot, ils méritent à tous égards ce nom de goinfres que notre confrère Rabelais donnait aux appétits gigantesques ; eh bien ! ces malades-là sont tout à fait gens pantagruéliques.

Les excès de travail ou autres occasionnent encore la paralysie générale ; toutes les diathèses (l'arthritisme, la syphilis), en viciant les principes et la composition du sang, et en le disposant à former dans le cerveau des petits foyers sanguins, y prédisposent également.

L'artério-sclérose, c'est-à-dire cette disposition

qu'ont les artères et le cœur lui-même à devenir durs et calcaires au lieu d'être élastiques comme dans la jeunesse, est encore une cause de paralysie générale.

J'en dirai autant du séjour des villes où la vie est toujours plus tendue et plus passionnée que dans les campagnes.

Parmi les professions ne payant qu'un léger tribut à la paralysie, nous devons mentionner les ecclésiastiques à qui une existence régulière et tranquille à l'abri des passions confère en général une sorte d'immunité.

Il en est de même pour le sexe féminin, moins surmené et moins dipsomane que l'homme.

Notons encore un fait indiscutable, c'est que les enfants nés de parents ivrognes en sont souvent atteints, car ils en héritent généralement un besoin instinctif de boire qui ne fait malheureusement qu'augmenter avec le goût du tabac et des liqueurs fortes.

L'habitude de vivre dans les cafés et les cercles pendant de longues heures, et d'y respirer un air empoisonné par la fumée du tabac, y prédispose aussi, car cette atmosphère putride, détruit ou diminue tout au moins la fibrine et les globules du sang, et prépare ou accélère l'état congestif et inflammatoire du cerveau.

Du côté des symptômes fournis par les organes des sens, nous devons noter une parole embarrassée, bredouillante, car la bouche, les lèvres et la langue du paralytique sont gênées; il bafouille, comme on dit en argot parisien ; aussi paraît-il idiot par moments. La vision est affaiblie, les deux pupilles sont inégales ; son sens génésique, tantôt exalté, tantôt disparu. Bientôt sa mémoire disparaît, son caractère s'attriste, et son énergie tombe ; mais en revanche les idées orgueilleuses, le moi si haïssable toujours gonflent à vue d'œil chez lui, et de là au délire des grandeurs, qui complète le tableau, il n'y a qu'un pas. Il ne tarde pas à franchir le Rubicon, et à se trouver riche, amoureux, puissant... à s'endormir enfin dans ces chimères dorées et pourprées qui seront, il est vrai, son linceul funèbre, mais qui contribueront jusqu'à son dernier jour à son imaginaire félicité !

Diagnostic. — La marche de ce malade ne peut être confondue avec celle de l'hémiplégique qui traîne sa jambe paralysée sur le sol comme un faucheur rasant le sol avec son instrument ; ce n'est pas non plus celle de l'ataxique, frappant brusquement le sol du talon.

Formes. — On reconnaît généralement trois espèces de paralysie générale, l'une dite spontanée (probablement venant par hérédité), l'autre vésanique, et enfin une forme congestive déterminant des foyers partiels, hémorragiques, suivis de ramollissement. Alors, la période d'affaissement remplace celle d'excitation, la paralysie s'accentue, le malade devient gâteux et finit par s'éteindre.

Traitement. — Cette dernière forme surtout réclame l'emploi des laxatifs répetés, une révulsion énergique aux extrémités inférieures à l'aide de sangsues aux malléoles et de rigolots. L'iodure de potassium pris en potion, un séjour à l'établissement thermal de Bondonneau (eau bromo-iodurée), ou l'usage habituel de cette eau minérale complèteront la médication qu'on doit toujours suivre, bien que les médecins anglais la regardent comme inutile.

La marche de cette maladie présente si souvent des intervalles d'amélioration (très difficilement explicables d'ailleurs), que le médecin doit être tenace et ne pas se décourager, sans cependant promettre un mieux durable pour l'avenir. Il doit surtout se préoccuper de la cause. Soupçonne-t-on l'arthritisme, on lui opposera une médication appropriée ; si le mal est dû à l'alcoolisme, on se gardera bien de supprimer d'un seul coup les boissons alcooliques ; on ne les éloignera que peu à peu, et on ordonnera l'opium ou l'hyoscine. Les accidents aigus passés, on agira avec des courants faradiques, faibles d'abord ; on emploiera ensuite les courants galvaniques, sans fatiguer le malade par de trop longues séances. On aura recours, dans le même but, aux injections de strychnine de Roussel, à la dose d'abord d'une demi-seringue, puis d'une seringue, avec l'espoir de donner plus de tension et de fermeté à la fibre cérébrale. Peut-être celles de Brown-Séquard agiraient-elles favorablement dans ce même sens, c'est à essayer. Enfin, s'il y a de l'excitation, on aura recours au chloral et au bromure de potassium.

« On conçoit, dit le Dr Monin[1], que le traitement du délire ambitieux soit très complexe et difficile à exposer; il varie d'ailleurs selon les individualités et selon les formes morbides. En tout cas, l'isolement en est la base, et, si le délire est curable, il guérit lorsqu'on arrache le délirant à son milieu pour le soumettre aux douches, aux calmants et à une direction médico-psychologique particulière.

« Quant au traitement préventif du mal, il consiste dans la diffusion et dans la vulgarisation des données de l'hygiène physique et morale, ainsi que dans la juste solution des éternels problèmes économiques et sociologiques. Car, ainsi que l'a éloquemment écrit Ball, la paralysie générale, d'où dérive souvent le délire ambitieux, « est un tribut prélevé par les dieux jaloux sur les civilisations trop avancées et qui se sont trop écartées du calme primitif. Hélas! il est certain que nous étions mieux quand nous étions pires! »

1. Dr Monin, *opere cit.*, p. 158.

CHAPITRE XIX

OBSÉDÉS ET IMPULSIFS. — PHOBIES. — FOLIE DU DOUTE. — DÉLIRE DU TOUCHER. — CRAINTE DU CONTACT.

A mesure que nous avançons dans l'étude des névroses, nous nous rapprochons de plus en plus de ces pauvres d'esprit dont la déséquilibration intellectuelle s'accentue et devient plus profonde. Jusqu'à présent, à côté des stigmates inférieurs, caractérisant généralement l'état héréditaire, nous trouvions des qualités compensatrices; mais, plus nous irons désormais, plus nous aurons à signaler de l'aveulie et de l'irrésolution, chez ces nouveaux malades. Des peurs, une timidité d'enfant, des obsessions étranges, des impulsions désordonnées, voilà ce que nous allons rencontrer chez les névrosés, véritables cousins germains des fous, que nous avons à étudier.

Phobies. — Parmi les obsédés, nous croyons devoir ranger les neurasthéniques assiégés spécialement par des peurs ou phobies. Jusqu'en ces derniers temps, on s'était attaché à décrire comme une névrose d'ordre secondaire, mais nettement délimitée, celle de ces phobies qui semble, non pas la plus singulière, mais la plus fréquente, la peur des espaces. Béard, médecin américain, a le premier songé à généraliser, sous le nom de phobies toutes les obsessions nerveuses qui ont pour caractère commun « une peur ». Cette peur, il en a fait un symptôme spécial de la neurasthénie, c'est-à-dire de l'épuisement nerveux qu'il avait observé chez les gens de son pays, travailleurs acharnés, comptant pour rien leur fortune ou leur vie pour arriver à un résultat.

Il nous semble plus naturel de regarder ces phobies comme faisant partie principale ou secondaire de ces désordres de l'esprit, constituant le patrimoine de beaucoup de candidats à l'aliénation. Ces gens-là, en effet, suivant la belle expression de M. Déjérine, passent toute leur vie dans le sentier qui sépare la raison de la folie, toujours prêts à verser dans l'abîme ; et, alors, tantôt la *peur* sera le symptôme dominant des phobiques comme le besoin de boire caractérise les dipsomanes, et comme la négation signale la folie du doute ; tantôt ces phobies ne formeront plus qu'un symptôme secondaire confondu avec les vertiges, les bruissements dans les oreilles, les palpitations, les signes hystériques ou dyspeptiques assaillant le sujet neuropathique. Jetons un coup d'œil rapide sur ces diverses phobies.

Agoraphobie ou kénophobie. — Celle qu'on rencontre le plus communément est l'agoraphobie (c'est-à-dire la peur de la place publique), mot fort harmonieux, il est vrai, mais qui ne donne pas une idée exacte de la maladie ; ceux qui en sont atteints n'ont pas seulement, en effet, peur de traverser une place, ils ont peur aussi de l'espace, du vide au théâtre, à l'église, à un étage élevé. Aussi avais-je proposé[1] de lui donner le nom de kénophobie (peur du vide), d'une expression plus générale et, par conséquent, plus juste.

Généralement, la kénophobie se rattache à un état diathésique, c'est-à-dire qu'elle est sous la dépendance de la goutte, du rhumatisme, de la chorée ou de l'épilepsie ; parfois cependant, en l'absence de toute cause apparente, il faut bien la rattacher au nervosisme seul, et la regarder comme une des manifestations d'un état névropathique. Ce qui appert de l'observation suivante, qui m'est personnelle.

Mme L... vingt-neuf ans, place des Vosges, est d'un tempérament lymphatico-nerveux, grande, élancée ; née d'une mère également nerveuse, elle a de tout temps été très impressionnable sans avoir jamais été malade. Mariée à vingt et un ans, elle a eu deux enfants. Quelques années après son mariage elle a subi des revers de fortune assez considérables, éprouvé des émotions pénibles, passé des nuits entières à compter et rêver, si bien que tout finit par l'impressionner ou lui faire peur ; une lettre qu'apportait le facteur, une porte qu'on ouvrait, une parole trop haute, un cri de ses enfants pendant la nuit, l'orage qui grondait, tout en un mot lui donnait des spasmes et des battements de cœur qui la forçaient à s'asseoir.

1. Dr Gélineau, *De la Kénophobie*. O. Doin, éditeur, Paris.

Après avoir vécu deux ans en cet état à la campagne sans aucun soulagement, elle vint habiter Paris en 1877, dans la belle saison.

Un mois après son arrivée, étant sortie pour se promener seule sur la place des Vosges, elle sentit une sorte de crainte qui la rendit chancelante sur ses jambes et l'empêcha d'avancer. Cette crainte ne dura qu'un instant ; mais, dès ce moment, aussitôt qu'elle voulut traverser la place, elle reparut pour l'en empêcher. Pendant les premiers temps, elle se disait bien que cette frayeur était déraisonnable ; aussi ne la confiait-elle à personne ; seulement, quand elle sortait, elle rasait le côté des maisons, et ne quittait point les arcades, comptant bien trouver un appui au coin des portes cochères ; avait-elle à traverser une rue, sa frayeur reparaissait, elle s'élançait en marchant très vite, fixant le côté opposé et éprouvant une satisfaction très vive quand elle y était arrivée.

Peu à peu, cependant, cette crainte de l'espace, du vide à franchir, augmenta malgré tous les raisonnements qu'elle put se faire ; elle inventa alors des prétextes pour se faire accompagner, et, si elle était forcée de sortir seule, jamais elle ne regardait le côté libre de la rue ; elle aimait mieux allonger sa route pour avoir toujours à ses côtés un mur sur lequel elle s'appuyait de temps en temps sans rien dire.

Enfin un jour vint où elle eut un accès complet de la peur des espaces en traversant le boulevard Beaumarchais ; elle ressentit les symptômes suivants : « Soudainement arrêtée, ses jambes tremblèrent et plièrent sous elle ; il lui fut impossible de les remuer ; pâle d'abord, des rougeurs subites lui montèrent au visage avec un peu de sueur ; ses extrémités se glacèrent ; ses traits se décomposèrent ; les muscles de la nuque se contractèrent violemment et se raidirent, ses oreilles bruirent, son cœur battit violemment et elle resta dans cette position, jusqu'à ce que quelqu'un pût la reconduire chez elle. »

Dès lors les mêmes symptômes se reproduisent fréquemment chez elle dans les mêmes circonstances (rue ou place à traverser). Et ce n'est point une peur vague (*timor*) ou une frayeur (*pavor*) qui paralyse ainsi ses pas et la rend immobile et frissonnante, car, lorsqu'on a peur, la présence de quelqu'un nous rassure, tandis que la vue du monde et des passants ne la raffermit point.

Elle ne s'inquiète pas de se montrer en cet état, elle ne pense qu'à elle en ces moments-là, et éprouve un sentiment de désespoir à la pensée qu'elle ne pourra pas regagner son logis; elle se désole et s'afflige jusqu'à ce qu'on vienne à son aide.

Elle a remarqué que ces symptômes s'aggravaient considérablement au moment de ses règles, et étaient plus fréquents le jour que le soir ou la nuit. Du reste, dans un escalier elle n'a pas peur, soit en montant, soit en descendant, et elle peut regarder au bas de la rampe sans frémir; mais, dans la rue, le vide et l'espace l'anéantissent et plus cet espace s'agrandit devant elle, plus son malaise augmente.

Je ne trouvai chez Mme L... aucun désordre organique ou fonctionnel. Pas le plus léger stigmate hystérique; seulement, pendant les crises, elle ne raisonne plus et redoute l'apoplexie, une rupture du cou, une angine de poitrine, etc.; l'accès passé, elle rit de ses frayeurs et n'y songe plus.

Je lui conseillai l'usage des dragées anti-nerveuses, trois par jour à ses repas, des affusions froides tous les matins, une à trois cuillerées du sirop sédatif le soir pour obtenir la détente du système nerveux, des sinapismes aux cuisses pendant la période menstruelle, l'usage de caleçons et je l'engageai à sortir tous les jours, donnant le bras à sa mère, à passer avec elle dans les endroits où elle avait été atteinte précédemment; puis à essayer de les traverser seule ayant sa mère devant elle. J'insistai en même temps sur l'emploi d'une nourriture tonique et de quelques amers.

L'amélioration fut rapide, et au bout de deux mois Mme L... était guérie.

Comme exemple de la kénophobie se rattachant à une cause arthritique, je citerai l'observation suivante d'une de mes malades.

Mme B..., rue des Vosges est âgée de cinquante-cinq ans ; ses règles ont disparu subitement quand elle a vu les gens de la Commune envahir l'Hôtel de Ville, quartier qu'elle habitait alors. D'une bonne constitution, elle n'a jamais eu de maladie la forçant à s'arrêter ; seulement elle a été éprouvée par des peines de toute nature, chagrins violents, perte de parents, perte de fortune ; elle a assisté de près à toutes nos révolutions depuis 1830, et elle est restée de plus en plus accessible à la crainte. Portée à la mélancolie, elle a eu le tort de lire des livres de médecine traitant de cette maladie, ce qui a augmenté son nervosisme, aussi se manifeste-t-il à chaque instant. Elle est sans cesse sous le coup d'une émotion. Elle ne rêve nuit et jour que catastrophes et guerres civiles ; personne ne s'arrête dans son escalier, personne ne frappe à sa porte sans que son cœur ne batte violemment, sans qu'elle ait la crainte d'apprendre quelque malheur. Crie-t-on dans la rue, le feu est-il quelque part, la voilà toute bouleversée et souvent au point de se trouver mal ! Elle digère assez bien du reste à la condition d'être servie à son heure, autrement elle a des vapeurs. Enfin elle a des vertiges. Voilà donc un état névropathique bien dessiné, et cependant elle a vécu bien tranquillement sans trop s'alarmer, quand en 1872 la peur des espaces se déclara soudainement chez elle.

Elle éprouve une frayeur invincible à traverser les grandes rues ; elle sent alors une sorte de raideur qui la saisit brusquement et la force à s'arrêter. Si elle relève les yeux en l'air ou si elle se penche dans ces moments la tête en bas, elle vacille et craint de tomber en avant. En même temps elle ressent des bourdonnements dans les oreilles, des gaz distendent subitement son corps, lui montent à la gorge et l'étranglent. Elle a des renvois et rejette des glaires, sa vue se trouble, des frissons parcourent tous ses membres, son cœur bat, elle reste immobile, ses genoux se ploient, prêts à se dérober sous elle ; la tête et le cou sont agités par un tremblement jusqu'à ce que quelque passant ou quelque voisin, la voyant et devinant sa souffrance, lui vienne en aide. Alors elle se tranquillise, reprend courage et se dirige vers son logis en s'appuyant sur le bras libérateur.

N'osant plus sortir seule après plusieurs accès de ce genre, elle a eu la pensée de s'armer de son parapluie et, dès lors, elle ne l'a plus quitté, l'été comme l'hiver, si bien que, dans le voisinage, les enfants lui voyant ce lourd et solide riflard lui ont donné le nom de *la mère au parapluie*. Mais elle s'en tourmente peu. Avec ce compagnon de voyage, elle se sent plus d'aplomb, et, quand son attaque la prend, elle le tient devant elle, s'appuyant dessus de ses deux mains et frappant de temps en temps la terre avec lui pour s'assurer, dit-elle, que celle-ci ne va pas lui manquer. Elle sait bien que c'est une peur insensée, mais elle ne la raisonne point, et elle se tranquillise un peu de cette façon.

Ainsi armée, elle se hasarde dans les petites rues, profitant d'une porte de sortie de derrière ; elle trottine encore le long des porches de la place des Vosges, mais elle ne voudrait pas pour tout au monde la traverser, pas plus que le boulevard Beaumarchais, ou la place de la Bastille sillonnée par les voitures.

Quand la pluie a rendu le sol glissant et produit des flaques d'eau entre les pavés, elle ne met jamais le pied dehors, car ces miroirs artificiels et brillants renouvellent à chaque pas ses accès, ses pieds ne pouvant se détacher du pavé gras et onctueux de Paris.

Quand ces crises l'atteignent, elle attend que le spasme cesse, le dos appuyé sur les maisons, et les mains pesant sur son compagnon de route, ou bien elle appelle quelqu'un à l'aide.

Si, surprise dans la rue, on la fait monter en omnibus, aussitôt sa frayeur et son agitation intérieure disparaissent, elle reprend ses esprits et cause avec entrain ; s'agit-il d'en descendre, elle recommence à avoir peur, à voir les objets vaciller autour d'elle, et ce n'est qu'après un moment d'immobilité, de recueillement, qu'elle reprend son chemin.

Arrivée chez elle, elle cesse d'être tourmentée, va et vient dans son appartement ; cependant elle ne se met pas à la croisée, sentant aussitôt des vertiges s'emparer d'elle.

N'approfondissant pas davantage ces premiers renseignements, je crus à une kénophobie essentielle et je pensais qu'avec du bromure de potassium et du chloral, de la tisane de quassia et des préparations de gelsémium, je pourrais, d'une part, calmer l'éréthisme nerveux, et, de l'autre, dissiper les vertiges, mais ce traitement n'améliora point la position de ma cliente, et, convaincu que la névrose avait une cause plus profonde, je me mis à la recherche de l'état diathésique.

J'appris alors que pendant vingt-cinq ans elle avait été sujette à des névralgies aiguës, que des plaques d'urticaire apparaissaient chez elle quand elle se déshabillait au grand air ou qu'elle se grattait; j'appris qu'en se levant elle avait, dès ses premiers pas, des étourdissements et des éblouissements, comme si elle était ivre; qu'en lisant trop longtemps, en tricotant des bas blancs ou en regardant une grille elle avait un scotôme étincelant auquel les arthritiques sont souvent sujets; j'appris enfin que ses urines laissaient, adhérent aux parois du vase, un dépôt ocreux rougeâtre, brillant une fois desséché, et j'ajoutai alors à mon premier traitement le vin antigoutteux du Dr D'Anduran qui eut les résultats les plus satisfaisants.

J'ai cité dans mon livre « La Kénophobie » l'exemple d'une dame de Vitry-le-Français qui, pendant *deux ans, n'est jamais sortie de sa maison* tant la peur du vide la saisissait aussitôt qu'elle mettait le pied dehors.

D'après moi, Pascal dont les études approfondies sur les questions mathématiques ou physiques les plus arides avaient affaibli la constitution et qui était d'une nervosité excessive, contracta la peur des espaces à la suite d'une circonstance de sa vie où il courut un danger de mort, si bien qu'on eût pu donner dès ce moment-là à cette névrose le nom de *la Maladie de Pascal.*

Voici à quelle occasion elle se révéla chez lui.

En novembre 1654, Pascal étant allé se promener dans un carrosse à quatre chevaux, au pont de Neuilly, les chevaux prirent le mors aux dents ; les deux premiers furent précipités dans la Seine, mais au même instant, par suite de l'impulsion et de la chute de ces animaux, les rênes et les traits se rompirent et le carrosse s'arrêta court. — Depuis ces événements Pascal crut toujours voir un abîme à son côté gauche, ce qui l'empêchait d'avancer à moins qu'il ne donnât la main à quelqu'un ou qu'on y plaçât une chaise sur laquelle il pouvait s'appuyer. — Plusieurs mémoires du temps parlent de cette maladie et dès cette époque Pascal n'en était pas le seul affecté, car nous lisons dans les œuvres de l'abbé Boileau imprimées en 1737 la lettre suivante adressée à une demoiselle qui éprouvait des terreurs du même genre. « Ou d'autres n'aperçoivent qu'un chemin uni, vous voyez d'affreux précipices. Cela me fait souvenir de M. Pascal dont la comparaison ne vous déplaira pas. Ce grand esprit croyait toujours voir un abîme à son côté gauche et y faisait mettre une chaise pour se rassurer. Je sais l'histoire d'original; ses amis, son confesseur, son directeur avaient beau lui dire qu'il n'y avait rien à craindre, que ce n'étaient que des alarmes d'une imagination épuisée par des études abstraites et métaphysiques, il convenait de tout cela avec eux, car il n'était nullement visionnaire, et un quart d'heure après il se creusait de nouveau le précipice qui l'effrayait. »

Rappelons pour justifier cet état maladif de Pascal que dès son jeune âge il avait surmené son esprit à la recherche des problèmes les plus abstraits, que sa pensée était sans cesse en activité, en sorte qu'il ne pouvait plus à trente ans ni lire ni écrire, et qu'à son autopsie « on trouva la matière cérébrale d'un volume, d'une pesanteur et d'une dureté considérables. »

Chez le kénophobe, ou pour mieux dire chez tous les nerveux atteints de phobies, il y a des troubles physiques et des troubles intellectuels.

A. Les *troubles physiques* affectent à la fois les forces, le cœur et la motilité. Les traits de son visage trahissent de l'inquiétude, des frissons parcourent son corps, les forces disparaissent tout à coup ; le corps est inerte, les mouvements incertains ; il y a, on le sent, une lassitude soudaine et générale ; le tonus musculaire, c'est-à-dire ce degré de tension nécessaire aux muscles antagonistes pour maintenir l'équilibre, est ou éteint ou affaibli ; leur contractilité est anéantie : la possibilité de marcher en avant disparaît ; le mécanisme excito-moteur n'existe plus, d'une manière passagère il est vrai, mais très évidente.

Il y a en même temps toujours ou presque toujours de l'anxiété cardiaque chez les phobiques avec le ralentissement et la faiblesse des battements du cœur ; la peau pâlit, et se refroidit, les extrémités se glacent, une sueur froide baigne les tempes. En même temps que la région cardiaque semble se resserrer, l'épigastre se tend, un certain degré de pneumatose s'y produit, il est le siège d'une angoisse plus ou moins vive, le malade y porte souvent la main, et son regard inquiet, suppliant, indique combien est grande son anxiété. — La respiration est incomplète, en un mot le malade est dans le même état qu'un homme qui va avoir ou qui vient d'avoir une syncope.

B. *Troubles intellectuels.* — En même temps cette névrose affaiblit momentanément l'intelligence, trouble la mémoire et le jugement. Pendant un moment la personne qui en est atteinte ne raisonne plus ; affaissée, craintive, elle n'a plus de volonté ou plutôt elle n'a qu'un désir, échapper à cette angoisse qui l'enchaîne et l'immobilise. Elle a peur, que dis-je, elle a dix peurs à la fois, peur de ne pouvoir marcher, remuer, peur de tomber, peur des voitures qui circulent, des passants qui doivent remarquer son état et se moquer, peur de mourir ; c'est un torrent de craintes qui l'assaille et l'abat à la fois. *Dubia plus torquent mala*, pouvons-nous dire avec Sénèque à propos de cette maladie.

L'antipode, comme maladie, de la kénophobie existe aussi chez les gens nerveux, mais à un moindre degré de fréquence ; c'est la peur des endroits resserrés, des espaces fermés, la claustrophobie. Elle a été décrite par M. Ball [1], par les Drs Vergan de Milan, et Raggi de Bologne. En voici un exemple abrégé cité par M. Ball :

Il s'agit d'une femme ayant des ascendants voués au nervosisme ; elle rend ainsi compte de ses sensations.

« Un jour, poussée par la curiosité, nous partîmes, père, enfants, mari, pour visiter la Tour Saint-Jacques. Au beau milieu de l'ascension, je suis prise d'une terreur folle ; il me semble qu'on a fermé la porte d'en bas, et que nous ne pourrons plus sortir.

Les miens traitèrent cela d'enfantillage et me firent monter plus haut ; tout à coup, sans qu'on ait pu comprendre ma pensée, je descendis jusqu'au bas comme un trait dans une course vertigineuse, heurtant, sans m'en apercevoir, mon front contre le mur. A peine arrivée en bas, à l'air libre, la crise se dissipait comme par enchantement, et je respirais bruyamment comme au sortir d'un puits.

Une autre fois, étant au bain avec mes trois enfants et une jeune fille, même crise, parce que j'avais par mégarde

1. Ball, *De la claustrophobie* (*Annales médico-psych.*, 1879).

fermé la porte du cabinet, et que la fille de service appelée n'est pas venue assez vite. J'ai cassé le cordon de sonnette, et ai brisé un carreau de la porte vitrée pour pouvoir m'échapper.

Dans mon propre appartement, la porte ne doit pas être fermée à clef : je me relève la nuit pour m'en assurer ; si je la trouve fermée, j'appelle au secours, j'ai des hallucinations, je cours dans les pièces où je ne me reconnais plus. La porte est-elle ouverte, le trouble s'évanouit. On ne me ferait pas pour un empire rester seule dans une pièce fermée, ou alors ma tête déménage, et je ne sais plus ce que je fais. Il faut pour me calmer qu'on laisse la porte et la fenêtre ouvertes, et que j'entende les personnes aller et venir. »

L'*anthropophobie*, dit le Dr Levillain[1], peut se traduire de deux manières différentes : ou bien il s'agit de la frayeur des foules, ou bien il s'agit d'une simple timidité craintive en présence d'individus isolés. Certains malades éprouvent au milieu de la foule des sensations d'étouffement et d'angoisse qui peuvent aboutir à une crise de défaillance ; d'autres évitent de se trouver en présence de qui que ce soit, ils ne peuvent vous parler, vous regarder en face sans une certaine inquiétude, ils fuient toute compagnie et toute conversation ; on dirait qu'ils ont le sentiment instinctif de leur infériorité et craignent d'être mis à une trop rude épreuve ; certains ont une aversion marquée pour le sexe auquel ils appartiennent.

« Beard signale une certaine expression du

1. *La Neurasthénie*, par le Dr F. Levillain, Maloine, éditeur. Paris, 1891.

regard qui se détourne avec une sorte de honte ou de timidité inquiète ; il considère que ce symptôme peut servir au pronostic; plus le regard devient hardi, et moins il se détourne, plus il y a de chances de voir l'amélioration s'établir.

« La *monophobie* consiste au contraire dans la frayeur de l'isolement; les malades ne peuvent sortir qu'accompagnés, et certains Américains ont payé des sommes fabuleuses pour avoir un compagnon de voyage à leurs côtés constamment, dans toutes leurs affaires. »

Edgard Poë n'a-t-il pas, dans un de ses contes les plus excentriques, décrit l'homme des foules qui n'était heureux que lorsque la populace le pressait, l'écrasait, le foulait aux pieds ! aussi la recherchait-il sans cesse ayant horreur de la solitude.

N'est-ce pas à l'*Anthropophobie* qu'on pourrait rattacher ce que M. C. Paul a appelé le vertige des théâtres ? Les personnes qui en sont atteintes, trop vivement saisies par la chaleur de la salle au moment où leur digestion commence et s'opère, ou émotionnées par la vue de cette foule fortement éclairée, et par la pensée inconsciente d'un incendie possible, ressentent du malaise, de la frayeur, et sortent précipitamment du théâtre ou tombent en syncope, si elles persistent à y rester. Et ce n'est certainement pas la vue du vide, du trou noir de la scène qui agit sur eux, car alors le malaise n'existerait guère qu'aux étages supérieurs du théâtre, tandis que c'est tout le contraire qu'on observe ; ce sont les spectateurs du bas qui en sont principalement atteints.

Le Dr Cordes, qui a écrit un bon Mémoire sur l'agoraphobie, a éprouvé, un soir qu'il était très fatigué, une telle angoisse au théâtre qu'il fut forcé d'en sortir, lui aussi.

L'*astrophobie* a été signalée par le Dr Brück à Westphall. Il a connu un prêtre qui était saisi de terreur toutes les fois qu'il cheminait dans la campagne ; la vue du ciel, c'est-à-dire du vide ou d'un espace immense, l'assaillait alors, et il s'en allait le long des taillis, évitant d'élever ses yeux vers la voûte céleste, mais rassuré quand il était sous un arbre ; ouvrait-il son parapluie, sa frayeur disparaissait, il était tranquille. Une voûte, un plafond, produisaient du reste sur lui la même impression pénible.

En général, les astrophobes, dont une section pourrait être appelée les foudrophobes, sont troublés et effrayés à l'extrême par l'approche des orages. Ils ressentent un malaise plus ou moins grand, sont agacés, pâlissent, vomissent, ou ont des syncopes, parfois même de la diarrhée et des convulsions. On sait que Caligula, épileptique reconnu du reste, était un foudrophobe. Hors de lui, il se cachait parfois affaissé sous son lit quand il tonnait ; d'autres fois, surexcité, en état de fureur violente, il menaçait le ciel du poing, et lançait une pierre contre Jupiter en s'écriant : « Tue-moi, ou je te tue. »

On reconnaît encore la *Pathophobie* ou peur des maladies plus accentuée encore que chez les hypocondriaques, et dont la peur des microbes ou *Microphobie*, inconnue jadis, mais que j'ai observée chez quelques sujets, est une dépendance.

La *Misophobie* ou peur de la saleté, qu'on rencontre à chaque instant, afflige un grand nombre d'individus qui essuient leur couteau, leur fourchette et leur verre à table, brossent la chaise où ils vont s'asseoir, les vètements qu'ils viennent de quitter, et se lavent les mains vingt fois par jour. L'eau, le vin, la bière qu'ils boivent sont pour eux un sujet d'appréhension constante.

J'ai soigné une dame, du Calvados, qui ne voulait pas approcher son mari s'il allait à un enterrement, à moins de plusieurs lavages successifs, et qu'il ne changeât de vêtements. Rencontrait-elle un enterrement, d'aussi loin qu'elle apercevait le cortège, elle s'enfuyait en sens contraire. Apprenait-elle qu'on avait célébré à l'église l'office des morts, elle n'y mettait plus les pieds pendant quinze jours. Cette *nécrophobie*, cette crainte des morts ou cette odeur de mort, car elle disait la ressentir et la conserver sur elle, la poursuivait sans cesse, disait-elle, et elle faisait dans sa ville natale le plus long détour pour éviter de passer devant une maison où quelqu'un avait expiré cinq ou six jours auparavant.

La *Zoophobie* ou peur des animaux a de tout temps existé, et on en a recueilli des exemples fameux dans l'antiquité. Je connais une jeune dame qui est au désespoir et fort alarmée quand elle aperçoit une araignée. Toutes les femmes ont une peur effroyable des souris, soupçonnées, bien à tort, d'aller chercher un abri sous leurs jupons. Toutes ces phobies dépendent, en définitive, de l'organisation particulière aux individus.

Telles gens ont peur d'une voiture et de son cheval, telles autres d'un ver de terre, ou d'un serpent. Henri III, roi brave s'il en fût, cependant, s'évanouissait à la vue d'un chat, et, quand on invitait Meyerbeer à dîner, il fallait avoir bien soin d'enfermer en lieu sûr tous les angoras de la maison : autrement, on était certain de le voir abandonner les convives.

Traitement des phobies. — Cet état étant une manifestation de la diathèse nerveuse héréditaire ou acquise, il est évident que le bromure de potassium qui excelle à calmer ces symptômes émotifs, doit être conseillé, à la condition de ne pas l'employer à haute dose de peur de provoquer l'oligaimie et l'anémie cérébrale, ce qui rendrait encore plus grandes la dépression nerveuse, la parésie musculaire et l'absence de volonté (aboulie) qui caractérisent cette maladie. Dans la plupart des cas que j'ai eu à soigner, l'emploi des dragées anti-nerveuses, du sirop sédatif et des granules de strychnine ont eu raison du mal.

S'il y a excès de travail, débilité du sujet, affaiblissement des forces, chloro-anémie, les amers et les ferrugineux produisent d'excellents résultats en favorisant la circulation et la richesse du sang.

Les bains froids et l'hydrothérapie, par leur action reconstituante et sédative, sont encore un excellent moyen de traitement des phobies.

S'il existe quelque douleur morale, quelque chagrin, on conseillera des distractions agréables et les voyages. Si le mal a une origine diathésique, on s'attachera à la combattre par la médication appropriée.

Mais il est une autre thérapeutique plus puissante qu'il ne faut pas négliger, c'est le traitement moral.

« Tandis que dans toutes les maladies on cherche, pour obtenir la guérison, à éloigner du malade toutes les conditions qui influent sur la production des accès, toutes les circonstances qui préparent les crises, au contraire, dans ces affections émotives dont nous avons parlé et que caractérisent des craintes à objet imaginaire, chimérique, dans ces affections dis-je, on doit songer à aguerrir l'imagination du malade, à dompter ses terreurs en le plaçant, d'une manière progressive et régulière, en présence des choses qui le terrifient, ou en le forçant à en endurer l'impression et en lui faisant constater ensuite l'innocuité parfaite de cette épreuve[1]. »

Il y a longtemps qu'on l'a dit, l'homme peureux qui ne s'abandonne pas, et qui raisonne, voit bientôt s'évanouir les fantômes créés autour de lui par son imagination affolée, et avec eux disparaissent la souffrance et l'angoisse qui l'accablaient tout à l'heure.

Folie du doute. — La maladie du Doute débute rarement d'emblée et d'une manière durable;

1. Dr Dehaut, *De l'Agoraphobie*. Thèse de Paris, 1878.

elle est le plus souvent intermittente, ne reparaît qu'après des mois ou des annés. Il n'est pas rare de la voir débuter à douze ou quatorze ans d'une façon d'abord très légère ; le malade a des scrupules de conscience, il craint d'avoir commis ou de commettre une faute ; il hésite avant d'agir et de faire quoi que ce soit ; l'esprit d'initiative a disparu chez lui ; il s'interroge sans cesse, se crée des cas de conscience chimériques, voit toujours le mauvais côté des choses, s'irrite contre lui-même, et, après avoir pesé le pour et le contre, n'est décidé à rien. Heureux quand, mécontent de lui-même et se rendant compte de sa versatilité, il n'est pas colère, injuste, et exigeant pour son entourage.

Les *pourquoi* et les *comment* assaillent l'esprit de ces malheureux, dit le Dr Monin ; ils se font des demandes insolubles, quand on n'a pas la foi chrétienne. Pourquoi l'homme est-il créé ? Comment a-t-il été créé ? D'où viennent les étoiles ? Pourquoi jouissons-nous de la parole ? Pourquoi les arbres sont-ils verts ? Comment fonctionne le cerveau ? Pourquoi la lune ne nous réchauffe-t-elle pas ? Et tous ces sujets, ces malheureux s'épuisent à les fouiller et à les considérer sous toutes leurs faces sans pouvoir se débarrasser de cette obsession qu'ils savent ridicule et inutile à l'avance.

Souvent des jeunes filles se pénètrent de scrupules religieux exagérés : Ont-elles bien une contrition suffisante ? Sont-elles dignes de recevoir la communion ? etc.

J'ai soigné, cette année, un jeune homme n'ayant aucun antécédent héréditaire, mais qui s'était enivré de la lecture de livres spirites. La pensée qu'il n'était jamais seul, même enfermé dans sa chambre, que des légions d'esprits bons ou mauvais l'environnaient, le jetait dans des peurs continuelles, et il ne pouvait s'arracher à ces pensées absorbantes et indéfinies. Ses examens à préparer pour l'école polytechnique en ont considérablement souffert, et il a échoué à la dernière limite d'âge, quand ses succès antérieurs semblaient assurer sa réussite. L'hydrothérapie, les injections de strychnine et surtout la persuasion qu'il n'y a pas d'esprits autour de nous ont fini par le guérir.

Une dame de Saint-Mandé, que j'ai soignée, il y a deux ans, pour de l'hystéricisme, ne voulait pas que son mari ou ses enfants lui donnassent jamais ces noms de bêtes qu'une tendresse un peu expansive et enfantine fait éclore sur les lèvres : « Si par hasard on l'appelait mon chat, ma chatte, mon cher toutou, » ou bien, si on la désignait par un de ces adjectifs qu'on substantifie, par exemple : « ma mignonne, mon adorée, bobonne, chérie, » on la voyait pâlir, devenir mal à l'aise, rester muette, pensive, se tourmentant sur sa chaise, jusqu'à ce que l'interlocuteur se reprit ; autrement, elle ne vous écoutait plus, et vous interpellait à son tour, un moment après, en disant : « N'est-ce pas que je ne suis pas un chat ni un toutou ; n'est-ce pas que je suis une femme mignonne, une femme bobonne, une femme chérie, mais non pas une bobonne, pas une chérie, pas une mignonne ; » et il ne fallait pas se contenter de répondre par oui ou par non... il fallait lui répéter tout au long la phrase entière, qu'elle vous dictait : alors seulement, elle se rassérénait et continuait la conversation.

La pauvre dame avait une mère folle ; il s'agissait donc, dans ce cas, d'une héréditaire. Tous nos soins ont été inutiles pour endiguer cette folie du doute; mais nous l'avons cependant débarrassée de son hystérie. Son mari très malheureux est mort a[illegible]nt de chagrin que de maladie.

Il est rare que ce genre de malades tombe à la fin en état de démence, mais souvent ils deviennent mélancoliques et caressent l'idée du suicide.

Délire du toucher. — Crainte du contact. — Très souvent ce délire accompagne la maladie précédente, mais on l'observe assez souvent isolément. Il consiste dans l'horreur qu'inspire le contact de certains objets, et la liste de ces derniers est innombrable, chacun en ayant un en aversion.

Si, malgré toutes leurs précautions, ces malades ont touché ces objets, ils n'ont de repos que lorsqu'avec de l'eau de savon, de l'eau phéniquée ou une solution de van Swieten, ils ont lavé, frotté, savonné et fumigé leurs vêtements ou leurs mains. Pendant ces nettoyages, ils pensent constamment aux inconvénients de ce contact, ils s'en entretiennent avec leur entourage, afin qu'on leur répète (ce qu'ils se disent à eux-mêmes) qu'ils sont parfaitement absurdes ; et plus on le leur dit, plus ils sont heureux.

Beaucoup de ces infortunés ont peur du poison, en voient dans leurs aliments, et se refusent à manger tous les mets qu'ils n'ont pas eux-mêmes préparés. J'ai connu une paysanne de la Charente-Inférieure qui était persuadée, au contraire, que les repas qu'elle préparait pour son mari et son domestique devaient les empoisonner, et c'était toujours une occasion de dispute quand il fallait se mettre à table.

Une dame de trente-cinq ans, aujourd'hui guérie, a été tourmentée pendant quatre ans par la crainte d'avaler des aiguilles pendant ses repas. Le mari, pharmacien, dont la bonté et la tendresse ont beaucoup contribué à cet heureux dénouement, avait beau être présent à la table, et la servir de ses propres mains, Mme X.. voyait sur le pain, sur la viande, les fruits, en un mot, partout, des aiguilles, et elle se refusait à se nourrir autrement qu'avec du lait, du bouillon, de l'eau rougie et du pain émietté.

La crainte du virus rabique dépasse toute proportion chez certains individus ne se rendant pas compte que, pour qu'il y ait absorption, il faut pénétration directe du poison par l'introduction des dents dans la peau ; et encore, fort souvent, leur passage à travers les vêtements arrête-t-il toute chance d'empoisonnement. Mais les dégénérés ne veulent pas comprendre cette impossibilité et la crainte du contact, l'idée d'une *poussière rabique*, le passage de l'animal suspect, même à distance, les frappent et les inquiètent outre mesure.

Legrand du Saulle rapporte qu'un maire, tourmenté par cette peur, ne sortait jamais sans avoir un gros gourdin et tout ce qu'il fallait pour cautériser une plaie. Pour comble de précautions, il avait pris des arrêtés très sévères défendant de laisser sortir les chiens non muselés. Il avait bien raison du reste; et plût au Ciel que tous nos maires, possédés de cette crainte, ressemblassent à celui-là. L'Institut Pasteur recevrait moins de pensionnaires, et nous compterions moins de victimes de la rage ordinaire et de la rage paralytique.

Les exemples de la *Crainte du contact* sont innombrables. Ici, c'est un magistrat qui, pour ne pas toucher du cuivre, ouvre les portes en enveloppant le bouton avec le pan de sa redingote. Là, c'est un suisse de cathédrale qui a besoin de toute sa raison pour toucher sa hallebarde, et cela pendant vingt-cinq ans. Une dame, citée par Trélat[1], a toujours peur qu'il y ait du suif quelque part, proscrit les bougies de chez elle, ne veut pas louer sa maison à un épicier de peur de trouver du suif dans les murs. Elle a aussi la crainte des cheveux, et souffre, s'inquiète quand elle voit quelqu'un se passer la main dans les cheveux ou la barbe. Un enfant cité par Magnan, dans ses cliniques, ne peut, sans devenir anxieux, toucher une pêche ou un abricot couverts de leur peau velue, et les mange très bien quand ils sont pelés. Une jeune dame, citée par le Dr Lanteirès, fille d'un père obèse et goutteux, ne pouvait toucher ce fruit sans ressentir un spasme à la gorge; si on le coupait devant elle, les sueurs l'inondaient, et elle avait une syncope[2].

Citons encore au nombre des obsessions qu'on rencontre assez souvent, chez les dégénérés, l'onomatomanie (Charcot et Magnan), qui consiste soit à rechercher un mot dont le souvenir vous fuit, soit à le répéter sans cesse, soit à attacher à ce mot une signification funeste, et à conjurer le mal en en répétant d'autres. Par exemple, ce curé, cité par le Dr Gros (*Annales méd. psych.*, 1885)[3], qui ne manquait jamais, avant

1. *La Folie lucide*. Paris, 1860.
2. Dr Lanteirès, *Th. de Paris*, 1885.
3. *Archiv. de Neur.*, 1885.

de commencer sa messe, de dire : *Volo dicere missam; non volo, volas, volat; sed volo, vis, vult.*

D'autres s'occupent à compter constamment : l'*Arithmomanie* les possède. Un malade, sortant de consulter M. Legrand du Saulle, lui dit : « Vous avez quarante-quatre volumes sur votre table, et vous portez un gilet à sept boutons. Excusez-moi, c'est involontaire, il faut que je compte, que j'additionne. » Un autre fait le calcul du nombre des morceaux de pain qu'il mange, des cuillerées d'eau ou de vin qu'il prend, des grains ou pépins que contient une tomate ou une poire ; il connaît le nombre de noyaux des cerises qu'il a avalées. C'est là encore un genre d'obsession ; de même aussi la tendance à se servir des mots les plus grossiers (coprolalie).

Impulsifs. — Un assez grand nombre de personnes, ayant conscience de la violence de leurs inspirations, les raisonnant et s'arrêtant avant d'y succomber, sont des impulsifs, c'est-à-dire qu'une idée, un besoin, un penchant plus ou moins irrésistible les poussent en avant. Cette idée est fixe chez eux, bien qu'ils la sachent inutile et ridicule ou même coupable.

Généralement les impulsifs sont des héréditaires. Anatole France, dans son intéressant *Livre de mon ami,* raconte un épisode de la vie d'un ancien officier de marine qui, après vingt ans de services, redevint libre. N'étant plus soumis à l'obéissance passive, il ne tarda pas à laisser vagabonder ses idées. En veut-on savoir le résultat?

Regardant par sa fenêtre un jour de pluie, il vit sa femme et sa fille à pied fort embarrassées de leurs jupes et de leurs en-tout-cas. Il s'aperçut, pour la première fois, qu'elles n'avaient point de voiture, et cette découverte le chagrina beaucoup. Sur-le-champ, il réalisa ses valeurs, vendit les bijoux de sa femme, emprunta de l'argent à divers amis et courut à Bade. Croyant avoir une martingale infaillible, il joua gros jeu à l'effet de gagner chevaux, carrosse et livrée. Au bout de huit jours, il rentra chez lui sans un sou, mais croyant plus que jamais à sa martingale.
Il lui restait une petite terre dans la Brie où il se mit à cultiver des ananas..... Après un an d'essai, il dut vendre le fonds pour payer les terres. Alors, il se jeta dans des inventions de machines, et sa femme mourut sans qu'il y prît garde. Il envoyait aux ministres, aux Chambres, à l'Institut, aux sociétés savantes, à tout le monde, des plans et des mémoires qui étaient parfois rédigés en vers.

Pendant que j'étais officier de santé dans la marine, j'ai observé bien souvent des types de ce genre que l'absence des rapports sociaux et de la vie à terre avait laissés abandonnés à toutes leurs fantaisies, comme des plantes sauvages venant à leur gré dans les champs incultes.

Ainsi j'ai connu, à bord du *Chandernagor* (un transport qui faisait le relevé des troupes de Madagascar et de Mayotte à la Réunion), un enseigne de vaisseau qui, lorsqu'il n'était pas de quart, ne se couchait jamais sans allumer dans sa cabane cinq ou six bougies. Il se mettait ensuite à chanter (Dieu sait avec quelle triste voix) le quart ou la moitié d'un acte de la *Favorite*, son opéra favori. Ses voisins exaspérés l'accompagnaient à grand bruit, mais il n'en continuait pas moins imperturbablement ses incantations peu enchanteresses ; il obéissait à une obsession, cela durait un quart d'heure, puis il éteignait son illumination, et il dormait.

Un autre à bord de l'*Alcibiade*, absorbé par la préoccupation des changements de temps, ne passait pas cinq minutes sans regarder son baromètre et son thermomètre en prenant cent fois par jour des notes bien inutiles. Montait-il sur le pont pour commander le quart, un thermomètre pendait à sa boutonnière, sur ses bras étaient des vêtements de rechange, un caban à capuchon, et une redingote plus légère. L'instrument baissait-il de 1 ou 2 degrés, vite il s'affublait de son manteau et du capuchon et, si la température s'élevait, il quittait ce dernier et sa tunique pour un vêtement d'une étoffe plus mince ; et cela cinq ou six fois pendant ses quatre heures de quart. Il consultait assurément plus souvent son thermomètre que l'aspect du ciel et des nuages annonçant les approches des cyclones ou des orages.

Les impulsions, les idées fixes dont je viens de parler ne sont pas dangereuses, tandis qu'il en est présentant au premier chef une gravité extrême.

Morel cite, par exemple, un mari, âgé de quarante ans, au haut de l'échelle sociale, assiégé sans cesse par la tentation infernale d'étrangler sa femme qui dormait à son côté ; il parle encore d'une nourrice suppliant sa maîtresse de ne pas la laisser seule avec son enfant si blanc et si frais qu'elle a l'horrible envie de l'éventrer. Ceci me rappelle un nègre Bibi, aux dents pointues (cette peuplade de l'Afrique se les fait limer ainsi) qui, en tâtant devant son maître, le foie d'un enfant, s'écriait en passant sa langue sur ses lèvres souriantes à l'idée des festins passés : « Li foie de pitit mait, ça qui bon, bé grillé. »

Il est utile que le médecin de la famille prenne toujours note des penchants homicides ou des idées de suicide qui assiègent ses malades, de manière à ce qu'au point de vue de la sécurité publique, comme au point de vue de la médecine légale, il puisse défendre au besoin l'accusé névrosique, à responsabilité limitée, qui succomberait plus tard à des tentations bizarres impulsives, à une sorte de voix intérieure qui le sollicite.

Quand le prêtre Vergès assassina, en pleine église Notre-Dame, l'archevêque de Paris, le Dr Lassègue, en entendant raconter ce crime, s'écria : « Ce doit être Vergès ! » Ce dernier était en effet allé le consulter quelques jours auparavant, et son exaltation, sa violence, son irritabilité avaient frappé le célèbre praticien.

« J'ai été consulté plusieurs fois par un cultivateur des environs d'Aigrefeuille, jeune, marié, adorant sa femme et son jeune enfant, au sujet des troubles psychiques suivants. Vivant aisément de son travail, il aurait dû être fort heureux, et cependant il était dominé tous les jours par une idée de suicide. Devant sa porte, se trouvait un large puits ouvert, dont la gueule béante exerçait sur lui la même fascination, disait-il, que la gueule du serpent ou du crapaud sur une jeune fauvette. Il aimait à s'accouder à la margelle, et alors une voix intérieure lui disait d'en bas qu'il serait extrêmement bien au fond, qu'il y trouverait la paix assurée, et enfin qu'il n'aurait plus jamais besoin de travailler. — Ce n'est pas tout : une autre pensée le harcelait aussi, encore plus épouvantable et qu'il n'envisageait pas sans horreur, c'était la volupté qu'il trouverait à plonger son couteau dans le cou de son enfant pour voir couler du sang pourpré sur cette poitrine si fraîche, si délicieusement rosée, et, dans ces moments-là, sa main allait malgré lui caresser son instrument au fond de sa poche.

L'hydrothérapie, nos dragées bromurées, la privation de

vin pur et d'eau-de-vie, un travail obstiné et surmenant de manière à ne pas lui laisser, harassé de fatigue, le loisir de se plonger dans ses sombres rêveries, le calmèrent alors ; mais depuis... ? Qui sait si la moindre peine, une récolte manquée, le phylloxera ne le ramèneront pas dans le triste chemin où il était engagé ! Si, cédant à cette impulsion subie, il commettait un crime, n'est-il pas certain et ne serait-ce pas un devoir pour moi de démontrer à la Justice que cet homme est irresponsable ? Un médecin prudent doit donc tenir soigneusement note de ces aberrations de l'esprit.

L'impulsion au suicide est autrement fréquente que l'impulsion à l'homicide. Il est à remarquer que, ce dernier acte accompli, un sentiment de soulagement se fait jour chez le dégénéré et persiste pendant un certain temps. Combien de malades confiés à l'asile sortent guéris en apparence, qui succombent plus tard à ce penchant infernal revenu inopinément! Il est à remarquer que, chez les femmes, ces impulsions ou obsessions apparaissent surtout au moment des règles. Aussi Henriette Cornier, qui coupa la tête d'une petite fille qu'elle chérissait cependant, commit ce crime au moment de ses époques.

Les *Erotiques*, les *Exhibitionnistes* et les *Sexuels* sont encore des dégénérés, qui, sous l'empire d'une obsession, commettent des actes odieux, épouvantables. Notre traitement de la folie, à la fin du livre suivant, s'applique aux dégénérés dont nous venons de nous occuper.

Nous devons signaler, en terminant ce chapitre, une nouvelle méthode de traitement des névroses, qui nous vient d'Amérique et qu'on a baptisée le *Rest-Treatment*.

Le malade garde le lit, et ne se lève que pour satisfaire ses besoins ; quelquefois même, il lui est absolument interdit de se lever ; on le roule une fois par jour sur une chaise longue, ou bien on le place dans un hamac pour faire le lit et renouveler le linge. La garde-malade est chargée de donner le bain, changer le linge et les vêtements, et dans certains cas, au début du traitement, elle fait manger le malade.

Un peu plus tard, il peut manger dans son lit, couché sur le côté ou appuyé sur ses oreillers, et ce n'est qu'après deux ou trois semaines qu'il lui est permis de s'asseoir dans son lit.

L'isolement doit être complet, toute communication avec les parents et amis est défendue, même par lettres. Comme il est rarement possible de bien soigner les malades chez eux, on les place souvent aux États-Unis dans des pensions spéciales : aussitôt qu'ils entrent en convalescence, on les envoie au bord de la mer ou à la campagne, accompagnés par la garde-malade et munis d'un régime écrit pour les premières semaines qui suivront.

Le massage est un point essentiel dans le traitement : il ne doit pas être fait par la garde-malade, mais par un spécialiste ; sa durée doit être à peu près d'une heure, mais peu de malades peuvent le supporter aussi long au début ; aussi commence-t-on par vingt minutes ou une demi-heure, et en pratiquant des frictions légères et superficielles ; on en augmente graduellement la durée et la force jusqu'à ce qu'on atteigne une heure entière par jour. Quelquefois, il est bon de faire, en dehors du massage, des frictions une fois par jour, et dont la garde-malade peut être chargée. Le massage commence par ennuyer le malade, mais est bientôt suivi d'un vif bien-être, de la restitution de l'appétit et du sommeil. S'il existe de la dyspepsie, on aura recours à la diète lactée. L'électricité est employée une fois par jour sous forme de courants faradiques pendant une demi-heure. Le malade commence à se lever au bout de six semaines, pendant lesquelles il engraisse et se fortifie beaucoup.

Weir-Mitchell n'est pas tout à fait aussi sévère ; il fait reposer ses malades pendant une demi-heure après chaque repas, et s'attache à leur donner des aliments de facile digestion.

Ce traitement réussit assez bien en Amérique, dans l'hystérie, le nervosisme, l'ataxie, les maladies de la moelle et les névralgies.

Les mélancoliques, les maniaques présentant un grand épuisement nerveux sont très améliorés. Enfin le *Rest-Treatment* réussit dans certaines maladies utérines, l'albuminurie et la calculose et dans l'alcoolisme, surtout si le sujet ne s'échappe pas pour boire.

Nous croyons que les injections sous-cutanées de substance grise cérébrale agiraient plus vite chez les obsédés et les impulsifs que ce traitement américain long, pénible et dispendieux.

LIVRE TROISIÈME

FOLIE

CHAPITRE XX

FOLIE DES ENFANTS, DES JEUNES FILLES. — INFLUENCE DE L'AGE ET DES PASSIONS

La folie chez les enfants était fort rare autrefois, mais notre époque est moins privilégiée que le bon temps de jadis; aussi le nombre des enfants atteints de folie augmente-t-il tous les jours. Du reste, chez la plupart des fous de l'âge adulte, en pratiquant quelques fouilles dans le passé, on s'assure que dès leur enfance on aurait pu remarquer en eux quelques germes de la névrose. Si on rencontre chez les enfants le somnambulisme, les peurs la nuit et le penchant au meurtre ou au suicide, c'est, hélas! que cette jeune génération recueille ce que ses pères ont semé!

Ces jeunes créatures se ressentent des dispositions plus ou moins maladives où étaient leurs parents quand ils les ont conçues. Si ces derniers sont trop jeunes ou trop vieux, les êtres qu'ils procréent se ressentiront de la nutrition imparfaite des générateurs. L'état moral a les mêmes influences ; et Lucas[1] rapporte qu'un père, homme d'un esprit distingué et d'une grande droiture morale, eut pendant sa vie entière à souffrir d'un abattement maladif avec des périodes d'excitation et de dépression. Eh bien, de ses nombreux enfants, deux furent aliénés, et l'époque de leur conception coïncidait avec des moments où le père avait eu, au plus haut degré, ces tendances maladives.

L'état d'ivresse et surtout l'ivresse absinthique du père ou de la mère au moment de la conception occasionnent encore (la science en a de nombreux exemples) l'aliénation, l'idiotisme ou l'épilepsie chez les enfants.

Les troubles de la nutrition chez la femme enceinte ont le même retentissement sur le fœtus et le système nerveux de l'enfant qui lui succède. On avait déjà remarqué ce fait chez les enfants conçus pendant le siège de Landrecies, et on a observé à nouveau des désordres si frappants chez ceux qui sont nés à Paris en 1871 que l'expression d'*Enfant du Siège* est restée consacrée et typique, tellement ils ont été décimés par les convulsions ou la folie. Bourneville et Legrand du Saulle l'ont démontré par de nombreux exemples. Comment en pouvait-il être autrement avec les privations et les souffrances morales, et parfois les blessures qu'ont ressenties alors les malheureux Parisiens ?

Les enfants issus d'épileptiques, d'hystériques,

1. Lucas, *Traité physiol. et phil. de l'hérédité naturelle*, 1847.

de phtisiques ou de scrofuleux, ceux qui ont des habitudes vicieuses ou qui ont reçu une éducation trop abstraite ou trop mystique, sont prédisposés à l'aliénation. Les affections aiguës qui ont du retentissement sur le système nerveux, comme la méningite, la fièvre typhoïde, l'hydrocéphalie, agissent de la même manière. On cite encore, parmi les causes occasionnelles, mais d'ordre secondaire, l'insolation, l'usage prématuré ou l'abus du tabac, de l'alcool et aussi la pellagre dans le Milanais. Mais la grande cause provocatrice, répétons-le sans cesse, afin que notre clameur suppliante arrive jusqu'aux directeurs de la fortune publique, jusqu'au gouvernement chargé de veiller à l'avenir de la France, la grande consommeuse d'hommes, la grande faucheuse, indirecte, il est vrai, mais réelle de l'enfance et de l'adulte, c'est-à-dire de la fleur de la population, c'est l'alcool de mauvaise qualité : voilà le meurtrier qui, malgré les droits, malgré les barrières, pénètre partout et empoisonne à lui seul plus que tous les autres satellites de la mort ! Et, tant que l'Etat ne se décidera pas à prendre le monopole de sa vente et de sa fabrication, tant qu'il ne se mettra pas résolument vendeur de bonne eau-de-vie, cette marée montante s'élèvera de plus en plus, provoquant les meurtres et les suicides, peuplant les maisons de fous, de telle sorte que tous les dix ans il faudra les agrandir, tant les postulants se presseront nombreux à leurs portes !

Quand ces malheureux enfants d'alcooliques

ne deviennent pas fous, ils se mettent à boire comme l'ont fait leurs parents, car la soif circule dans leurs veines avec leur sang, ils ont en outre l'appétence du suicide, si commun chez eux aujourd'hui ; et alors, sous le prétexte le plus futile, ils se tuent; d'autres mettent le feu et ont des instincts vicieux, cruels. Toutes ces aberrations sont du domaine incontestable de la folie infantile.

La jalousie que ces jeunes âmes ressentent souvent, par exemple lorsque la mère veuve se remarie, infiltre dans leurs âmes un instinct haineux qui peut grandir en silence et dégénérer en folie.

Il est, après l'enfance, une époque critique, surtout pour la jeune fille, où elle se transforme complètement. Les jours indolents ou indifférents de l'âge ingrat une fois envolés, la chrysalide devient papillon, et, en même temps que la jeune fille éploie, radieuse, ses ailes au soleil, son esprit doucement remué par mille perceptions nouvelles s'ouvre à des caprices étranges, à des horizons nouveaux, à un besoin d'aimer ou d'être aimée qui s'accompagne et d'exubérance fébrile et de tendances mystiques ! Surviennent alors un choc un peu violent, une contrariété vive, une blessure d'amour-propre, un premier amour qui s'effeuille tristement, un rêve détruit, des pages sentimentales dévorées en cachette, et la raison ébranlée fait naufrage avant d'avoir connu le port.

Cet éveil des sens qui, si souvent, sous l'influence d'un mauvais exemple, d'un camarade vicieux (et ils sont plus communs que les bons), porte fatalement la jeunesse aux plaisirs solitaires, altère leur santé, arrête leur intelligence, et les fait arriver parfois d'un pas rapide à l'aliénation.

Les parents, surtout lorsqu'il y a quelque tare héréditaire chez les ascendants, doivent donc suivre, avec la plus grande sollicitude, cette évolution de leurs enfants. Qu'ils ne leur parlent jamais de ces histoires de revenants, de croquemitaine, de gendarmes perquisiteurs qui les frappent trop vivement. Qu'on les fasse plutôt jouer ensemble en les surveillant, et, au besoin, partageons leurs jeux. Ne laissons jamais un enfant dans l'isolement, c'est un mauvais conseiller pour une jeune imagination en fermentation ; ne permettons pas à la jalousie l'accès de son cœur, et faisons tout pour la combattre et l'effacer. Prévenons-le des suites funestes des passions solitaires, ce ver rongeur qui souille l'âme et flétrit le corps ; montrons-lui encore ces tristes exemples de dégradation physique et morale, si fréquents dans nos rues, afin que cette vue le dégoûte d'un vice honteux et bas.

Une recommandation essentielle à faire aux mères, c'est d'écarter autant que possible de leur esprit et de celui de leurs filles hystériques la pensée que le mariage est un souverain remède à leur nervosisme. Que peut-il résulter en effet d'une union contractée dans de pareilles conditions ? un enfant maladif, le malheur d'un mari ne pouvant satisfaire les goûts de sa femme et forcé de se plier, pour avoir la paix, à une foule de bizarreries qui sont l'envers de la raison. Il faut guérir ces jeunes filles avant de songer à les établir : voilà ce que commandent le cœur, la prudence et le bon sens. Agir autrement, c'est s'exposer, quand rien ne vous y force, dans un but excellent, il est vrai, m[illegible] d'une obtention plus qu'incertaine, à faire tr[illegible] ou quatre malheureux pour un !

Et surtout pas de langage violent, pas de compression ; toute sévérité chez les enfants ou les jeunes gens héréditaires est, d'abord, une mesure inutile et, en second lieu, dangereuse, car elle double leur irritation, et les mène insensiblement à la violence.

Une recommandation très importante à faire est celle-ci : éviter dans l'éducation de l'enfant un surmenage qui aboutit parfois, il est vrai, à des phénomènes ou des prodiges de science et d'intelligence, mais le plus souvent au détriment de leur cerveau. Le surmenage fait sauter la cervelle aussi réellement qu'un coup de revolver. C'est moins prompt, mais c'est aussi sûr, et le spectacle de son naufrage et de son atrophie est mille fois plus douloureux qu'une blessure physique, si horrible qu'elle soit. Bien coupables sont les parents qui s'obstinent à vouloir faire des prodiges de leurs enfants.

Je me rappelle, à ce sujet, un brave géomètre de mon pays nommé Prolongeaud. Il trouva à son fils, en lui enseignant les quatre règles, tant d'aptitudes pour les mathématiques et une mémoire des nombres si prodigieuse qu'il mit tous ses soins à développer cette faculté instinctive. A douze ans, cet enfant résolvait de tête les problèmes les plus difficiles, c'était un jeu pour lui. Le père Prolongeaud pensa qu'avec ce jeune prodige sa fortune était faite. Il demanda et obtint, en 1846, une audience du roi Louis-Philippe, qui avait été, comme on le sait, professeur de mathématiques en Suisse. Le souverain complimenta fort cet enfant devant toute la cour et lui donna une jolie montre en or... Et ce fut tout!... On parla fort, pendant huit jours, dans tout Paris, de ce petit prodige qui entra plus tard à l'Ecole normale et eut grand'peine à en sortir avec le titre de professeur. J'ignore ce qu'il est devenu depuis, mais enfin sa sève était probablement épuisée, car il n'a pas, que je sache, percé dans la foule et n'est pas encore membre de l'Académie des Sciences.

Que de polytechniciens, soleils radieux à leur aurore, sont restés plus qu'ordinaires après la première flamme du météore !

Ajoutons, pour être sincère plutôt que moraliste grondeur, que les heures ou demi-heures de récréations s'entre-mêlent aujourd'hui bien mieux qu'autrefois aux heures de travail, et qu'en variant ce dernier on a réussi à résoudre en grande partie le fameux problème socialiste : *Le travail attrayant.* On demande, moins qu'autrefois, des efforts prodigieux de mémoire à ces jeunes têtes, et on s'adresse beaucoup plus à leur raisonnement. La méthode est bonne, il faut s'y arrêter, en la perfectionnant, s'il en est besoin.

CHAPITRE XXI

FOLIES DIVERSES : MENSTRUELLE, HYSTÉRIQUE RELIGIEUSE ORGUEILLEUSE, JALOUSE ET POLITIQUE

Folie menstruelle. — De tout temps, les médecins ont reconnu que, pendant la durée des règles, la plupart des femmes sont déséquilibrées en plus ou en moins, mais que presque toujours, il se produit alors des changements dans leur état intellectuel et physique. Elles sont nerveuses, irritables, volontaires, d'humeur massacrante parfois et aimant à contrarier pour des riens ; d'autres sont, en ce moment-là, d'une sensibilité extrême et ont sans cesse le mouchoir sur les yeux, pour recueillir des larmes inépuisables. Si on les gronde de cette exaltation, elles vous répondent tout simplement que c'est plus fort qu'elles. Ces troubles sont dus, en général, à des congestions d'organes ; si le sang se porte à la tête, la migraine survient infailliblement, la femme se montre jalouse, d'humeur contradictoire et rend son entourage, et particulièrement son mari fort malheureux. Une foule d'observations montrent encore que s'il s'agit de femmes hystériques ou épileptiques, les accès de leur mal habituel redoubleront de fréquence et d'intensité dans ce moment-là. D'autres deviendront dipsomanes ou kleptomanes pendant ces quelques jours. Enfin, quelques-unes ressentent, durant cette période, des appétits génésiques inaccoutumés.

Les auteurs reconnaissent, comme conséquence de l'exagération de ces troubles nerveux, une folie menstruelle dont le premier exemple a été signalé en 1823.

Une femme, qui avait tué son enfant sans aucune raison, venait d'être condamnée à mort. Pendant qu'elle était en prison, on remarqua chez elle des troubles cérébraux à chaque période menstruelle, et on se contenta de l'interner dans un asile.

M. le professeur Ball [1] en a signalé récemment un nouvel exemple.

Une jeune fille de dix-neuf ans, née de parents nerveux (père lypémaniaque, mère névropathe, sœur hystéro-épileptique), surmenée par la préparation de ses examens, avait pendant ses menstrues des accès d'asthme accompagnés de coliques très vives. Après une vive émotion, il y avait arrêt des règles et accès de manie avec hallucination durant une dizaine de jours; loquacité, agitation, visions partielles, puis tout rentrait dans l'ordre pour revenir à chaque période menstruelle, la malade ne conservant aucun souvenir du passé. Or c'est là, dit le Dr Ball, une circonstance grave,

1. Professeur Ball, *De la Folie menstruelle* (*Annales de psych. et d'hypn.*, février 1892).

car un aliéné ne se souvenant pas de ses accidents cérébraux est beaucoup plus éloigné de la guérison que celui qui en parle volontiers sans en rougir.

Parfois ces troubles vésaniques vont jusqu'à la folie homicide, ainsi que nous venons d'en donner un exemple, mais plus souvent (et c'est heureux) on n'observe qu'un délire général, une manie qui s'éteint avec la perte menstruelle. On a vu cependant, à la longue, la répétition de ces troubles amener soit une manie chronique, soit un état mélancolique dont on ne guérit pas facilement les malades.

La folie menstruelle n'est donc pas dangereuse, puisqu'elle ne dure que quelques jours, mais il est bon d'en être averti et de la soupçonner quand une femme se livre, pendant ce moment-là, à des actes extraordinaires.

Le meilleur traitement est d'abord de ne pas heurter les idées ou les opinions des femmes qui en sont atteintes, et de leur donner toujours raison, quitte à reprendre plus tard leur siège en sous-œuvre ; on peut encore favoriser le libre écoulement du sang en donnant, quelques jours avant, des pilules aloétiques ou de cascarine ; mais le moyen héroïque, c'est de leur faire prendre, au milieu de chaque repas, une de mes dragées antinerveuses, écrasées ou fondues dès la veille au besoin, s'il s'agit d'un estomac délicat. Ces dragées ont toujours procuré un calme surprenant, et apaisé bien des orages chez des personnes réellement malheureuses pendant cette période de leur vie. Ce moment critique passé, l'hydrothérapie la plus simple achèvera leur cure, en rendant plus parfait chez elles l'équilibre nerveux.

Folie hystérique. — La femme hystérique est étrangement prédisposée à l'aliénation mentale, en restant placée, comme le dit Legrand du Saulle, sur la frontière de la raison et de la folie. Elle est une surnuméraire de cette dernière. N'a-t-elle pas tout ce qu'il faut, en effet, pour cela : poseuse à l'excès, susceptible, colère, hallucinée, si bien qu'elle devient un beau jour folle sans s'en douter, pareille aux femmes damnées de Baudelaire :

Chercheuses d'infini, dévotes et satyres,
Tantôt pleines de cris, tantôt pleines de pleurs !

Mme Rivet, née Brierre de Boismont, nous fait le portrait suivant des folles hystériques [1], qui, mieux qu'une description minutieuse, les fera connaître à nos lecteurs. Posons d'abord en principe qu'en général l'hystérique, pendant sa folie, exagère ou pervertit complètement son caractère naturel. Si elle a reçu une bonne éducation et des principes très réservés, elle ne prononcera plus que des mots grossiers, elle jurera, recherchera la société des gens du commun, et se montrera ostensiblement aussi sensuelle qu'elle

1. *Les aliénés dans la famille et la maison de santé.* Masson, éditeur, 1875.

était modeste jadis. Une de leurs manies est encore d'écrire, et de porter des plaintes calomnieuses contre tout ce qui les entoure, d'intriguer et d'envoyer des lettres de menaces à n'importe qui.

Malgré ses soixante-dix ans, Mme W... était atteinte de folie hystérique [1]. Elle croyait être enceinte d'un auguste personnage, et voulait qu'on respectât en elle la mère de l'héritier présomptif d'une grande race. Aussi cherchait-elle à s'enfuir et à recouvrer sa liberté. Un matin, on aperçut un zouave cherchant à se dissimuler derrière la charmille .. C'était Mme W... qui s'était confectionné, au moyen du bariolage de quelques vêtements, un costume dont l'illusion à quelques pas était complète. Elle avait espéré que le concierge la laisserait échapper, la prenant pour le parent de quelque aliéné.

A cet âge avancé, l'érotomanie était aussi accusée chez elle que chez les malades les plus jeunes. Ses propos étaient révoltants d'obscénité, et ses actes nécessitaient une surveillance de tous les instants. Un homme ne pouvait s'approcher d'elle, sans qu'elle tentât aussitôt de l'attirer.

Une autre jeune fille, également hystérique nécessitait une surveillance d'autant plus rigoureuse qu'elle paraissait jouir de sa raison. Il fallait causer avec elle, pour se rendre compte de l'affaiblissement de ses facultés. La maladie l'avait atteinte profondément. Si l'apparence ne révélait rien, dans l'intimité on constatait avec tristesse que cette jeune fille, de grande famille, était arrivée à un ahurissement moral et intellectuel presque complet. Sa pensée ne sortait pas du cercle des idées hystériques, et elle avait, elle aussi, le malheur d'avoir une mère exaltée et absolument dépourvue du sens droit des choses. J'ai entendu cette honnête femme distinguée dire à sa fille : « Tu veux être une femme entretenue; mais, ma fille, elles ne réussissent pas toutes celles qui ont essayé de prendre cette

1. Même ouvrage.

carrière ! Tu n'as rien de ce qu'il faut pour cela, ma fille. » Puis, intérieurement, révoltée de débattre une aussi horrible question avec son enfant, elle s'écriait : « Mais, ma fille, ton père te tuerait ! ta mère mourrait de chagrin ! Vois l'état dans lequel tu nous as mis, songe à nous! Si je te fais partir d'ici, promets-moi de ne plus sortir seule, de t'habiller en honnête femme, et alors je pourrai te marier. »

Folie religieuse et antireligieuse. — Nous avons décrit, à propos de l'exercice passionné du spiritisme[1], une petite épidémie de nervosisme qui ne reconnaissait pas d'autre cause. Voici un exemple cité par le Dr Gairdner, qui montre que la folie peut en être la conséquence.

Un de ses élèves, dont les débuts en physiologie avaient été très brillants, s'adonna aux pratiques spirites en conversant avec les sages de la Grèce, et finit par entrer dans un asile d'aliénés, malgré les efforts de son maître qui l'aimait d'une affection particulière[1]. »

Mme N..., sa mère et sa fille s'adonnaient aux pratiques spirites, croyaient aux tables tournantes, aux esprits frappeurs, et lisaient tous les ouvrages qui y avaient trait. Ces pratiques produisirent chez toutes une certaine exaltation. Un de leurs frères, également spirite, leur apporta de nouveaux livres dont la lecture les absorbait tellement qu'elles ne s'occupaient plus de leurs ouvrières, à qui elles se bornaient de recommander de prier pour elles, en leur disant qu'un grand événement allait se passer.

Un soir, cette famille d'hallucinés s'abandonna tout entière à ses extravagances. Le chat, qui goûtait peu l'abstinence à laquelle on le condamnait, se mit à miauler pour

1. *Observateur français*, 1891. *De l'Hypnotisme et du Spiritisme*.
2. Dr Cullère, *opere cit.* (*Annales*, 1892).
3. *Annales méd. psych.*, 1875.

réclamer sa nourriture. Le frère le prit pour un possédé du diable, le tua pour fouiller ses entrailles, afin de voir s'il avait une âme, et prétendit avoir vu en sortir l'âme de Loyola.

Toute la nuit se passa en évocations des esprits ; quand le jour se leva, une des sœurs se mit à crier régulièrement à la fenêtre : « Dieu est bon, Dieu est bon, Dieu pardonne » pendant que son frère lui imposait les mains.

La foule accourut. En proie à des convulsions violentes, les yeux hagards, les cheveux épars, elles lançaient des imprécations à tous ceux qui les touchaient, criant que c'était Satan qui les saisissait. Le frère disait qu'il fallait pardonner aux méchants esprits, et qu'il avait pendant toute la nuit lutté avec l'un d'eux, qu'il avait dominé avec une chaise.

On parvint, non sans peine, à s'en rendre maître ; la mère tombée dans un état de prostration complète fut laissée à la maison. Ce qui est plus étrange, c'est que la troisième sœur, en ce moment-là à Moulins, fut prise également de folie en même temps, et un télégramme annonçait qu'on la tenait à la disposition de la famille [1].

Beaucoup de personnes religieuses, mais faisant surtout consister la religion à suivre toutes les cérémonies, à dire une infinité de chapelets, à lire un nombre considérable de psaumes, finissent, à force de penser, de méditer et de vivre dans le mysticisme, par devenir complètement folles. Elles croient assister à des miracles, qu'elles invoquent ardemment de la bonté de Dieu.

L'*Encéphale* (Paris, 1889) contient une étude intéressante sur Louis Riel, le Canadien que les Anglais ont pendu en 1885, et le présente comme un exemple de folie religieuse.

1. Dr Cullère, *opere cit.*

Le père de L. Riel semble avoir mené une vie assez aventureuse. Il est successivement cardeur, engagé dans la Compagnie de la baie d'Hudson, novice dans une communauté d'Oblats, associé aux Indiens pour la chasse du bison, cultivateur, puis meunier. Il finit par devenir un homme considérable, et dirigea en 1849 un mouvement insurrectionnel.

Son fils, Louis Riel, après de brillantes études, commence en 1868 son rôle d'agitateur politique en faveur des métis canadiens, et dirige plusieurs insurrections qui finissent par une catastrophe. C'est en 1874 qu'il commença à s'attribuer un pouvoir surnaturel et à se croire investi d'une mission spéciale. L'Esprit qui s'était montré à Moïse au milieu des nuées enflammées, lui apparut de la même manière et lui dit : « Levez-vous, Louis-David Riel, vous avez une mission à remplir. » Il avait du reste des opinions religieuses qui ne s'accordaient pas avec l'orthodoxie catholique. Il voulait, par exemple, un pape américain; le dimanche devait être remplacé par le sabbat des Juifs. Son système religieux empruntait des pratiques à toutes les religions. Il était en communication journalière avec les anges et ne faisait rien sans les consulter, s'opposant aux opérations militaires les plus rationnelles, parce que les anges l'ont ainsi ordonné. Il ne s'entourait que de gens de son espèce, exaltés ou fous, et son secrétaire Jackson fut acquitté par la cour de Régina, parce qu il était atteint d'aliénation mentale Riel est persuadé d'ailleurs que, si on le pend, Dieu le ressuscitera. « Ce serait plus simple, dit-il, d'épargner à Dieu le trouble de faire un miracle. » Il lui arriva de vouloir prêcher à l'église et de monter à l'autel, voulant célébrer la messe sous prétexte qu'il a été ordonné prêtre par les Esprits. L. Riel avait été enfermé deux fois comme aliéné. Lors de son procès, quatre médecins du pays furent consultés sur son état mental; deux se prononcèrent pour la folie et deux contre. On sait le reste. Les Anglais le fusillèrent bel et bien.

Un fou religieux encore, ce Harnfax, clergyman d'Huntingdon, qui, voyant dans les divergences religieuses la source de tous nos maux, finit par vouloir aller à Rome convertir le pape à ses idées de religion universelle. Il finit par en avoir une audience, et chercha à le convaincre à son opinion. Le pape l'accueillit avec bonté et lui présenta, à son tour, ses objections. Frappé par elles, Harnfax demanda à réfléchir. Bienveillamment le pape le confia à deux jésuites instruits, et, après deux mois de méditations et de solitude, Harnfax, ayant revu le pape, rentra en Angleterre, où il préluda, malgré ses douze enfants, à la conversion universelle par celle de ses paroissiens qui avaient coutume de l'écouter aveuglément. (Bernard Lazare, in-4, *le Journal*, 25 octobre 1892.)

Il y a eu jadis de véritables épidémies de folies religieuses. Au XIIIe siècle, 50,000 enfants de dix à quinze ans se sont croisés en France à la voix d'un petit berger de Cloyes, et en Allemagne à celle d'un autre enfant de dix ans, nommé Nicolas, pour aller à Jérusalem en 1212. Pleins de foi, les premiers se dirigèrent sur Marseille, les autres sur Gênes. 7,000 seulement y arrivèrent, et furent conduits en Palestine ; on les y vendit comme esclaves.

La folie religieuse conduit souvent au délire, aux hallucinations, aux extases, pendant lesquelles les sujets entendent des voix qui leur commandent le meurtre et l'incendie pour laver les péchés, purifier les consciences, et expier les sacrilèges commis par le genre humain (tels ont été les prophètes cevenols et les convulsionnaires de Saint-Médard).

D'autres, plus malheureux encore, les *démonomanes*, s'imaginent être possédés du démon succube ou incube. Il est leur maître, les mène à sa fantaisie, se sert de leur voix pour manifester ses volontés et dire mille sottises. Autant ce genre de folie était commun dans les siècles passés, autant il est rare aujourd'hui ; c'est la fièvre de l'or et la folie politique qui l'ont remplacé.

A côté de la folie religieuse qui est une exagération des pratiques mystiques, il y a la folie antireligieuse dont nous dirons quelques mots, et qu'on rencontre aussi chez des héréditaires.

Une demoiselle citée par Brière de Boismont (*Annales méd. psych.*, 1873, Dr Cullère) élevée par une famille très pieuse et devenue mélancolique, avait conçu une telle répulsion pour la religion qu'elle l'avait prise en horreur. Elle avait des tremblements convulsifs quand on lui parlait de l'Eglise et des devoirs religieux. Tout à coup, elle poussait des cris terribles, maudissait ses anciennes croyances, injuriait les prêtres, les dogmes, la divinité, et s'écriait qu'elle le faisait exprès pour qu'on connût toute sa haine pour la religion.

Folie orgueilleuse. — Folie plus rare, mais qui se rencontre surtout à la période confirmée de la paralysie générale. En voici une observation tirée du livre de Mme Rivet, les *Aliénés :*

Une belle jeune femme était devenue folle par orgueil. Eprise de sa beauté, elle s'était crue appelée aux plus hautes destinées. La maladie n'avait été que l'exagération de ces malheureuses tendances, et dans son délire elle ne reconnaissait à personne le droit de lui parler. Elle était à certains jours en proie à des fureurs qui n'étaient pas sans causer à nos parents de vives inquiétudes à propos de ma sœur et de mes frères qui étaient de jeunes enfants. Les recommandations les plus pressantes nous étaient faites de n'aller jamais du côté où se trouvait sa chambre.

Un jour, sa porte étant restée ouverte, elle descendit et rencontra dans l'escalier mon jeune frère âgé de quatre ans. L'enfant, qu'on avait habitué à redouter la belle, mais dangereuse malade, devint tremblant à son approche. « Que fais-tu là, » lui dit-elle ? La présence d'esprit du pauvre petit le sauva d'un danger certain : « Je vous regarde, Madame, et je vous trouve bien belle. » Elle sourit et passa. Quand il revint vers nous, il ne pouvait parler, tant son petit cœur battait ! »

C'est à ce genre de fous qu'appartenait l'avant-dernier roi de Bavière, Louis II, au sujet duquel M. de Goncourt s'exprime ainsi[1] : « Joli royaume qui a pour roi ce toqué solitaire et taciturne, vivant dans un monde imaginaire, créé autour de lui à grand renfort de millions. C'est lui qui s'est fait machiner pour sa chambre à coucher un clair de lune d'opéra, supérieur à tous les clairs de lune de main d'homme, — un clair de lune qui a coûté 750,000 francs. C'est lui qui s'est fait construire, sur le toit de la vieille Résidence, un lac, où il vogue dans une barque en forme de cygne, le long d'une chaîne de l'Himalaya, coloriée par un peintre allemand.

« Pauvre prince, mélancolique personne royale dont la douce folie fuit son temps et son pays, pour se réfugier dans le passé, le moyen âge ou dans l'exotique.

« Nous avons dit comment finit cet infortuné roi[2]. »

1. *Journal de Goncourt*, t. I.

2. Louis de Bavière, écrit Pierre de Lano dans *le Journal*, 25 octobre 1892, avait tout jeune attiré l'attention sur lui par sa figure étrange, rêveuse et douce. Venu aux Tuileries sous Napo-

Folie jalouse. — Ce genre d'aliénation mentale se rapproche beaucoup du précédent avec lequel il s'établit assez souvent au logis. Mme Rivet va également nous en fournir un exemple.

« Mme de L... était par son intelligence et ses mérites parvenue à un poste honorable et exceptionnel, quand, mise en relation avec un personnage influent, elle eut le malheur de répondre au sentiment très vif dont il était épris. Cette liaison dura dix-sept ans, pendant lesquels elle chercha en vain, rivée à cet homme, à rentrer dans le droit chemin. Sous l'influence de ces tortures journalières la santé de Mme de L... commençait à s'ébranler quand elle s'aperçut qu'elle était supplantée dans le cœur de

léon III, une légende l'y avait précédé. On disait que vierge encore, il n'avait pas encore, nouveau Daphnis, rencontré celle qui le rendrait savant, et qu'il errait un peu à la découverte de celle qui saurait parler à son cœur et à ses sens, et on pense si, à la cour et à Paris, sa vertu eut de rudes assauts à soutenir! Mais toutes les coquetteries échouèrent devant son impassibilité et son indifférence courtoise. Dès ce moment-là, une des dames des Tuileries avait prédit sa folie. L'ayant conduit en courant et le lutinant, le soir, dans les jardins du château, derrière les massifs, Mme de P... le vit, en réponse à ses séductions, s'arrêter et admirer une des statues de marbre des allées en lui disant : Voilà, madame, la femme toute blanche et de pierre que je voudrais aimer ! — Mais, sire, c'est le rêve de Pygmalion que vous voudriez renouveler ! — Et c'est impossible, n'est-ce pas ? — Non, sire, et en revêtant tout simplement un maillot blanc !... — Non, ce serait un mensonge. Sous le maillot, il y aurait un être vivant, tandis que c'est une femme toute blanche et de pierre que je voudrais aimer ! — Ah, sire, vous êtes trop exigeant... On ne peut pourtant pas mourir pour être aimé de vous ! — Et pourquoi non, madame, murmura le roi, pendant que son œil brillait et qu'une crispation nerveuse le secouait ? — Mme de P... eut peur d'une fin tragique et, arrachant avec précaution le roi à son hallucination, elle le reconduisit au château.

Cet homme est fou ou le deviendra, dit-elle à une de ses amies ! — Sa prédiction s'est réalisée, mais ce rêve d'un soir de ce roi, qui fut peut-être le rêve de sa vie, a-t-il jamais pris une forme palpable ? On en peut douter.

celui qui avait troublé sa vie. Ce fut la jalousie qui fit déborder pour Mme de L... la coupe déjà si pleine de douleurs et d'angoisses, et qui précipita le dénouement du drame où sombra sa raison.

Quand Mme de L... nous fut amenée, elle était en proie à une maladie mélancolique qui la poussait au suicide. — Il se glissait dans sa folie jalouse quelques idées d'orgueil. — Le temps et le traitement eurent bientôt raison de son penchant au suicide, et ma mère qui l'avait prise en grande affection nous confia souvent, ma sœur et moi, à ses bons conseils. Mme de L... joignait à un charme infini un visage si agréable et un timbre de voix si harmonieux qu'elle captivait tous ceux qui l'approchaient. Quelques mois après son entrée, toute trace de maladie avait disparu ; mais, placée sous la dépendance de celle qui avait apporté le trouble dans son état mental, elle rechuta. La même passion jalouse devait fatalement déterminer les mêmes troubles de l'esprit. »

Folie politique. — Il nous faudrait écrire des volumes pour bien dépeindre les effets du prurit quasi-incurable de la politicomanie, de cette fièvre qui, par notre temps de passions, de haines et d'ardeur à la curée des places, sévit sur une foule de personnes. Heureux les sages qui, sur les bords de ce torrent fougueux, en voient passer foidement les flots courroucés sans vouloir leur confier leur raison et la paix de leur existence. Les journalistes arrivent par degrés à la névrose, et voici pourquoi : constamment sur la brèche, ils ont à faire paraître chaque jour un article politique, écrit fiévreusement dans une salle empoisonnée par la fumée de tabac, sur un bout de table ou dans le prochain café, où glosent, rient, fument et crient leurs camarades. Obligés de trouver un titre ou un sujet, ce qui est, à la longue, une recherche difficile et fatigante pour leur cerveau, ils ont à l'écrire nerveusement, à la hâte. Il leur faut pour cela s'isoler, par un effort de volonté supérieure, de tous ceux qui les entourent; ils sont donc en proie chaque jour à un perpétuel surmènement de leur cerveau. Aussi, après quinze ou vingt ans de ce travail forcé, la plupart ont quelque fêlure cérébrale. Et que d'exemples à citer si j'en avais la place!

Parlons de quelques-uns choisis dans l'arène politique ou dans le journalisme. Villemain, grand-maître de l'Université sous le règne de Louis-Philippe, ne se croyait-il pas sans cesse poursuivi par les jésuites, et ne redoutait-il pas le poison dans ses aliments et le poignard de quelque affilié le guettant dans l'ombre? Raspail père ou Raspail premier, le rédacteur du *Réformateur*, surexcité par les nombreux procès qu'il avait subis, ne se voyait-il pas sans cesse menacé, traqué par la police? Il en était arrivé à se défier de tout le monde, et voyait partout une nuée de mouchards attachés à ses pas. Eugène Forcade, un journaliste merveilleusement organisé, chargé, à la *Revue des Deux Mondes*, de la chronique politique et auteur de comptes rendus financiers tout à fait remarquables, vivait sans cesse dans une agitation fébrile extrême, et est tombé dans la démence. Chauveau, rédacteur politique au *Constitutionnel*, avait les idées les plus bizarres et était sujet à des peurs étranges. Sur les derniers temps, il se glissait dans les bureaux, le regard incertain, la tête basse, marchant sans bruit, tendant furtivement son article, et s'enfuyait comme un conspirateur, poursuivi par la force armée! Beaucoup de journalistes, toujours au haut du tremplin et, par conséquent, bien en vue pour arriver, sentant leur inspiration rester quelquefois rétive, se sont convertis prudemment au positivisme et se sont lancés à toute voile sur la mer orageuse de la politique pour devenir députés ou sénateurs. Gardant un peu de leurs anciennes allures aggressives, amis du bruit, il leur faut l'arène brûlante de la Chambre des députés. Le combat est encore leur élément; les controverses, leur champ de bataille; mais ils sont moins surmenés que dans le journalisme où ils avaient à produire, à créer sans cesse. D'autres (ce sont les sages, ceux-là) entrent au Conseil d'État ou deviennent trésoriers, receveurs généraux. C'est le repos!... Mais combien restent auparavant sur le champ de bataille. Citons, par exemple, Guyot de Montpayroux, ce jeune vicomte arrivé d'Auvergne sous l'Empire; à force de souplesse, d'énergie et de volonté, il devient député. Le 4 septembre, il a une première attaque de la folie des grandeurs, et veut à toute force faire partie des membres du Gouvernement. Remis à moitié seulement de ce premier choc, au lieu d'aller se retremper dans sa vieille Auvergne, chercher au pays natal le calme des bois et des champs, le repos des yeux, il continue à rester dans la fournaise ardente, devient un des familiers de Thiers et le voilà sur le grand chemin de la folie!

Il commence à avoir la prétention, bien innocente, d'écrire avec trois plumes différentes. S'il en était resté là seulement!... Mais, un beau jour, il vient à la tribune annoncer gravement qu'il a racheté à Bismarck l'Alsace et la Lorraine moyennant deux milliards et, le lendemain, on le faisait entrer dans un asile où il est resté depuis, douloureuse épave d'une intelligence jadis aussi brillante que généreuse!

Combien de milliers de victimes et de fous à lier ont produit le siège de Paris et la Commune. Tous ces cœurs, vibrant, saignant avec les malheurs de la patrie, tous ces cerveaux bouillonnant à la recherche d'un plan, d'une invention, d'un moyen de destruction générale de nos ennemis, n'avaient-ils pas un grain de folie ?

Toutes les têtes travaillaient à cela, y rêvaient jour et nuit; c'était un délire général, une conflagration politique universelle ! Et alors, de même que dans les vers d'Edmond Delprat :

La marmite siffle et ronfle,
La tête bout et se gonfle,
L'idée est prêt d'éclater;
Le cerveau du penseur pense,
Le pot à gros bouillons danse,
Le couvercle va sauter!...

Et il a sauté en effet chez beaucoup !... Tous les chefs de la Commune étaient fous ou quasifous, et la plupart des gens qu'ils commandaient, assoiffés par une ivresse constante, partageaient leur délire !

Jetons un coup d'œil sur cette époque de notre histoire où surgissent, comme les gaz fétides sourdent d'un marais infect, mille perversions et mille folies qui seront pour les siècles à venir (ou, du moins, espérons-le) un profond sujet de stupéfaction et de dégoût !

N'était-il pas fou, cet Eudes, s'improvisant à vingt-huit ans général d'armée, sans avoir jamais manié un fusil, pourvu antérieurement, fait à noter, d'un conseil judiciaire et en état de furie constante ; il était du reste fils d'un père atteint de manie chronique et mort en état de folie incontestable !

Et cet autre général, B..., ancien sergent, il est vrai, celui-là, affecté d'un strabisme divergent, qui commanda la fusillade de la place Vendôme, afin de pouvoir le lendemain se faire nommer général. Coiffé du bonnet phrygien, tout de rouge habillé, n'était-il pas le digne frère de ces fous de Bicêtre qui, la poitrine ornée d'oripeaux de couleur écarlate, et un bâton à la main, s'imaginent commander une armée !

Un troisième, L..., avait été condamné quatre fois à la prison pour coups, port illégal de l'uniforme (toujours la manie du clinquant), rébellion et outrages envers l'autorité, attentat contre un magistrat en exercice ; alcoolique furieux, il avait été examiné à Sainte-Pélagie et reconnu atteint de manie intermittente.

Croit-on que le peintre Courbet n'était pas atteint, lui aussi, mais passagèrement, du même mal, quand il s'acharnait contre la colonne Vendôme et la maison de Thiers ? car la Commune nous a donné, la première, ce fatal exemple de s'en prendre aux pierres de nos monuments publics que les fureurs de la première Révolution avaient cependant respectées. Voilà les progrès de l'humanité dans la voie du mal !

N'était-il pas fou encore, ce Flourens, fils d'un homme supérieur, remplaçant avec éclat, à vingt et un ans, son père dans une de ses chaires professorales ? Il était destiné à devenir un homme des plus distingués, quand tout à coup la folie politique s'empare de lui. Il veut à tout prix jouer un rôle, et il court aux aventures ; il prend part à l'insurrection Crétoise, proclame sous l'Empire la République à Belleville, presque seul ou avec d'autres fous comme lui qu'il arme avec de vieilles piques et d'antiques épées, de la ferraille, en un mot, ramassée au théâtre de Ménilmontant. Lors de la Commune, il part avec quelques énergumènes sans s'inquiéter des milliers de baionnettes qui l'attendent sur la route de Versailles, et finit par mourir bravement à la tête de ses amis fanatisés comme lui, en combattant, nouveau Don Quichotte, toute une armée. La Commune était venue à point pour couronner le rêve de sa vie, et le désir qui le tourmenta constamment : jouer un grand rôle, et dominer la scène publique, être bien en vue !... Mais celui-là, du moins, paya généreusement de son existence sa folie politique, tandis que la plupart de ses coreligionnaires, si on en excepte Delécluze, cherchèrent partout un asile plutôt que de mourir vaillamment à la tête des gens qu'ils avaient enrôlés et fanatisés.

Et Lullier, cet ancien officier de marine, et Dombrowski, cet autre illuminé, et tous ces personnages bouffes se prenant au sérieux, constituant l'aréopage de la Commune, constamment à la recherche des suspects, et jaloux d'égaler, sinon de surpasser le terrorisme de 93. Tous ces gens-là ne présentaient-ils pas, au plus haut degré, les caractères du délire politique et orgueilleux poussé jusqu'à la démence ?...

Dieu garde notre infortunée patrie de semblables infortunes, mais hélas ! la passion de l'alcoolisme fait parmi nous de si grands ravages que tout est à craindre, et que l'avenir réserve aux générations futures des hécatombes et des ruines encore plus formidables[1] !

Jules Lemaître n'a-t-il pas écrit ceci dans le *Figaro* du 7 janvier 1892 : « Qui sait si, dans deux ou trois mille ans, le monde, au lieu de périr par le fer ou par le refroidissement progressif, comme l'affirment certains savants, ne trouvera pas sa fin dans la folie furieuse ? » Il y a longtemps que j'ai annoncé moi-même que dans trois cents ans, si cet empoisonnement général par l'alcool se

1. Voir, à cet égard, *Les hommes et les actes de l'insurrection de Paris*, par le Dr J.-V. Laborde. Germer-Baillière, éditeur. — *Les hommes de la Commune*, Paris, Dentu, 1871. — H. Morel, *Le pilori des Communeux*.

perpétue, le nombre des personnes saines d'esprit ne sera pas assez grand pour garder la multitude des fous à interner, et l'Europe entière sera alors convertie en un vaste cabanon charentonnesque. Mais nous nous obstinons à danser sur le volcan, et à fermer les yeux sur des dangers mille fois plus terribles que la dynamite de Ravachol, et l'Etat n'ose pas, de peur de mécontenter ses électeurs, mettre une main jalouse sur un monopole qui nous sauverait, lui, de la ruine et des révolutions, nous, du naufrage le plus horrible, la perte de la raison[1] !

1. Avant 1870, la femme ne buvait pas à Paris, suivant la remarque de Legrand du Saulle. Jetez à présent, le dimanche soir, un coup d'œil sur les cafés et restaurants du voisinage des gares, et vous verrez autant de femmes que d'hommes, et quelquefois même des enfants s'abreuver de mélanges sans nom.

30 o/o des aliénés le sont actuellement par abus de l'alcool. La proportion n'était que de 26 o/o de 1870 à 1886, mais la marée a monté depuis !...

CHAPITRE XXII

HYGIÈNE DES FOUS. — TRAITEMENT ANCIEN ET TRAITEMENT NOUVEAU

Redressement des enfants héréditaires. — L'éducation, faisant acte de prévoyance, peut-elle jusqu'à un certain point arrêter ou modifier chez eux le germe d'une maladie mentale? Rien n'est moins certain, surtout quand ce germe a une puissance profonde. Mais, enfin, le devoir des parents est de tenter à tout prix ce redressement moral, d'autant plus qu'il est absolument sûr qu'une mauvaise éducation, mal comprise, mal appliquée favorise l'éclosion des désordres mentaux.

Etudions ces moyens. Il ne faut pas gâter cette sorte d'enfants, ni craindre de les contrarier en leur faisant comprendre quand, comment et pourquoi ils font mal, tout en évitant avec soin d'être violent ou brutal avec eux. Il s'agit donc, toutes les fois qu'on observe chez ces jeunes êtres une disposition vicieuse de l'esprit et du cœur, de la redresser, de l'annihiler, car si, dès la jeunesse, on les laisse s'habituer à suivre leurs impulsions, leurs colères et toutes leurs volontés, il est certain que la première contrariété un peu vive les mettra hors de leurs gonds, et leur fera, comme on dit, perdre l'esprit.

On aura grand soin également de ne pas se passionner devant eux pour les événements politiques, de les maintenir loin du contact des autres nerveux, car l'imitation (nous l'avons démontré) réagit violemment sur ces natures prédisposées. Qu'on se garde également de favoriser chez eux le développement trop large des idées religieuses et des passions, afin de ne pas provoquer des explosions trop vives. *In medio stat salus*, pourrait-on dire à propos de ces enfants!... Tous nos efforts, à nous, médecins hygiénistes, doivent être de faire vivre constamment dans une atmosphère modérée et même froide, ces esprits prompts à entrer en effervescence au moindre choc ou au moindre appel à leur sensibilité. Enfin le séjour à la campagne, l'éducation dans la maison paternelle, loin des mauvais exemples, des mauvais esprits, dans un milieu sain et fortifiant, sont des conditions de réussite qu'il importe de ne pas négliger.

On doit s'attacher surtout à ne pas laisser à ces enfants le spectacle des névrosés, ces parias de l'humanité et particulièrement celui des fous, ce qui réveillerait dans ces jeunes esprits une prédisposition fatale.

Puberté. — A l'époque où cesse l'âge ingrat

et où la fillette devient une femme, il s'opère dans son système nerveux des métamorphoses aussi réelles, aussi grandes que dans l'état physique. Cette jeunesse aussi ardente à prendre son vol que le papillon frais éclos de son corset de chrysalide, est pleine d'exubérance ; elle sent et malgré elle, car elle finit par y obéir, un besoin extrême, irraisonné de rêver, pleurer, danser, jouer, remuer avec entrain, avec abandon. Les jeunes filles ressentent aussi un très vif besoin d'aimer, de s'attacher à quelqu'un, à quelque chose, à un serin, à un perroquet, à un chien ; elles aiment encore à bâtir dans leur for intérieur le plus joli des romans où les ballades à la lune aux étoiles et aux fleurs ne font pas défaut. D'autres dirigent vers le Créateur le besoin de se passionner qui s'est emparé soudainement de leur cœur. Eh bien ! les parents ne s'occupent pas assez à surveiller ces enfants, à modérer leur effervescence printanière et leurs horizons romanesques, à diriger vers eux (les parents) ces effluves d'amour qui, comme autant de fils de la Vierge, flottent indécis au gré du vent et vont parfois s'attacher, autrement qu'en rêve, hélas ! à un sujet indigne d'un attachement noble et poétique, mais qui aura frappé leur imagination mobile et vaporeuse.

Les enfants ayant une malformation crânienne, ou qui ont été atteints par la fièvre typhoïde, ceux qui recherchent l'isolement, qui sont par nature querelleurs, incommunicatifs, méchants pour les animaux, ceux que tourmentent des idées bizarres et qui se font renvoyer du collège, ont besoin d'une attention toute particulière, car ils sont destinés à devenir des persécutés. Le pronostic de la folie s'impose plus fatal encore, chez ceux dont la face est déviée, ou qui louchent, bégayent, ont des tics, des dents mal plantées, une voûte palatine profonde, des pieds bots ou des organes génitaux mal conformés.

Comme l'enfant, la jeune fille doit être suivie et observée sans cesse, a dit Mme Rivet [1]. La solitude est son plus grand ennemi. L'imagination fermente dans l'isolement, et, si le vase qui la renferme est trop frêle pour la contenir, elle le brisera par la force de son ébullition. A tout prix, mettons aussi en garde ces jeunes intelligences contre ces habitudes solitaires qui flétrissent le cœur et hâtent surtout, chez les héréditaires, l'éclosion du germe de la folie.

Mais voici que la jeune fille se marie : un horizon nouveau teinté de liberté s'ouvre devant elle. Enfin elle est femme, elle se marie ; une partie de ses rêves s'est accomplie ; mais prenons garde qu'elle n'en forme d'autres, moins raisonnables que les premiers qui flottaient, eux, indécis dans la pénombre d'une ignorance indécise. Oui, un peu moins de voyage de noces, de visites aux casinos, aux villes d'eaux et aux plages océaniennes ; un peu moins de bouquets et de bals, de concerts et de théâtres. Dans la vie mondaine, les fleurs ornant le corsage des dames se

1. Mme Rivet, *Les aliénés*.

flétrissent bien vite au contact de cette atmosphère fiévreuse; et, fleurs, elles-mêmes, les jeunes femmes n'en rapportent guère que de la lassitude, des rides anticipées et les stigmates d'une nervosité déplorable.

Rarement, à moins d'un choc violent, la folie apparaît d'emblée, indéniable comme la lumière; le plus souvent, les personnes appelées à devenir folles se font remarquer par des troubles psychiques, c'est-à-dire par l'étrangeté de leurs pensées, le délire de leurs conceptions ou par des hallucinations. La plupart ont commencé par se plaindre de leur tête, de leur estomac, de leur digestion, et cela sans qu'on les écoute. D'autres, en même temps qu'elles donnent les preuves d'une intelligence remarquable, d'aptitudes extraordinaires et parfois de génie, ont des lacunes intellectuelles pareilles à ces failles qu'on rencontre dans les meilleurs aciers. Les prédestinés ont encore des idées superstitieuses (démon de Socrate, amulette de Pascal); ils habitent les frontières de la folie; un pas de plus, et ils sont fous. Mais, le plus souvent, ils restent dans la demi-teinte et ne franchissent pas le Rubicon qui les sépare de Charenton ou de l'asile privé.

Ne croyons donc pas fous, réellement fous, tous ceux qui commettent une sottise ou une excentricité. Fox, le grand orateur était-il fou le jour où devant mettre en accusation Warren Hastings devant la Chambre des Communes, il se grisait de la façon la plus large? Tous les jours, ne voyons-nous pas les personnes les plus sérieuses commettre des actes qui font penser à la folie? Mais ce sont là des naufrages instantanés de la raison, et celle-ci ne tarde pas à surnager. Aussi, quand nous sommes en présence de faits pareils, devons-nous, comme de bons pilotes, tendre nos mains à ces infortunés et attendre, avant de les condamner et de les renfermer comme aliénés et irresponsables, que d'autres défaillances soient venues s'ajouter à celle-là. Oh! alors, nous pourrons conclure à la maladie, car le plus souvent la folie est une maladie, comme la tuberculose et la danse de Saint-Guy. Il y a chez les fous déséquilibration cérébrale comme il y a déséquilibration musculaire dans la chorée; ils ont encore une lésion matérielle du cerveau, comme il y a lésion matérielle du poumon dans la phtisie; mais il faut attendre avant de se prononcer et de juger, car notre décision, à nous, médecins, est chose grave!

Quand on redoute chez les prédisposés ou chez des nerveux l'éclosion de la folie, au lieu de les diriger du côté des carrières libérales, ou de leur faire embrasser des professions intellectuelles, faisons-en des ouvriers ou des agriculteurs; le travail du corps et le séjour à la campagne sont le meilleur palladium contre la folie.

Les célibataires et les veufs fournissent plus d'aliénés que les gens mariés; la folie est, aussi, rare chez les enfants qui, en revanche, comptent beaucoup plus d'idiots. Les départements qui comptent le plus grand nombre d'aliénés, relativement au chiffre de leur population, sont ceux de Seine-et-Oise, Seine, Indre-et-Loire, Loire-Inférieure et Sarthe. L'usage général du vin blanc dans la Charente-Inférieure y rendait très nombreux les fous et les interdits avant que le phylloxera n'eût dévasté les vignobles. Il n'en est plus de même aujourd'hui.... A quelque chose malheur est bon!

On doit, entre autres choses, au baron Hausmann la refonte complète du service des aliénés [1]. A Paris on les amène d'abord au dépôt de la Préfecture de police, où ils sont l'objet d'un premier examen. On les transporte ensuite en voiture à Sainte-Anne, où ils sont examinés plus attentivement, et c'est de là qu'ils sont dirigés soit sur Charenton, si les ressources de la famille permettent de les y entretenir (la pension y coûte de 900 à 1,500 francs par an, plus le vestiaire), soit à la Salpétrière ou à Bicêtre, s'ils sont considérés comme très malades, soit enfin dans les colonies agricoles de Ville-Evrard et de Vaucluse (Seine-et-Oise).

Les aliénés aisés sont soignés dans des maisons de santé appartenant à des particuliers, et chaque département possède une maison ou asile où ces malheureux sont en général très bien traités.

De même que toutes les maladies, la folie demande à être soignée dès son début. Bien souvent des parents, craignant le bruit et le tort

1. Paul Cère, *Des populations dangereuses*, p. 125.

que cela peut occasionner à leur famille, se refusent à faire séquestrer leurs membres aliénés avant que leur état d'insanité soit bien avéré : c'est une faute ! Il ne faut pas pour cela attendre que le sujet soit devenu dangereux pour les autres. Ces lenteurs sont fâcheuses et ne font que retarder sa guérison. Inconscient de ses actes comme de ses désirs subits, il peut frapper, parler, signer, et on devine les conséquences pénibles pour l'honneur, la réputation et la fortune que cette liberté mal dirigée peut entraîner ! Isoler le malade est donc une nécessité impérieuse, j'ajoute même que c'est l'unique moyen de le guérir et, plus vite cette mesure rigoureuse, quoique pénible, sera prise, plus vite la guérison récompensera le sacrifice de la séparation.

Il est, surtout en province, des préjugés qu'il est difficile de déraciner. On se représente les asiles et les maisons de santé particulières comme des séjours où règnent la souffrance, la persécution et la terreur ; qu'on se rassure à cet égard, et qu'on n'ajoute pas foi aux histoires romanesques répandues dans le public par les feuilletons du *Petit Journal* ou du *Petit Parisien*. Dans les asiles, les directeurs ont intérêt à assurer le bien-être des malades, ils n'ont recours à la rigueur que dans des cas rares et extrêmes, et l'aliéné s'y trouve mille fois mieux que dans sa propre maison, où il opprime, surmène et tyrannise tous les siens.

Pour qu'un aliéné entre dans un établissement, il faut d'abord une demande du plus proche parent, accompagnée du certificat d'un médecin constatant l'état mental du malade. Ce certificat ne doit pas remonter à plus de quinze jours; vingt-quatre heures après son entrée, le directeur envoie au commissaire de police du quartier une copie de la demande de la famille et du certificat du docteur. Le commissaire de police les vise à son tour, et les adresse à la préfecture de police. Dans un délai de quatre à cinq jours, le préfet envoie un médecin assermenté pour constater l'état mental du malade, et le médecin de l'établissement doit, dans un délai de quinze jours, envoyer un nouveau certificat relatant l'état actuel. Toute lettre d'un séquestré adressée à la magistrature ou à la préfecture de police ne doit jamais être interceptée. Enfin, tous les trois mois, le procureur de la République est obligé de visiter les maisons de santé et d'accueillir les réclamations qui lui sont adressées de vive voix. Voilà, en vérité, de bonnes et saines mesures qui doivent écarter tout injuste soupçon de rétention arbitraire, quand elles sont bien observées!

Cette existence calme, cloîtrée, que les bruits du dehors ne viennent point troubler, car ils expirent au seuil de l'asile, est le meilleur moyen de ramener l'équilibre moral dans le cerveau de ces malheureux, et moins ils recevront de visites de membres de leur famille ou d'amis leur rappelant leur triste passé, et plus vite ils recouvreront la raison. La vue de leurs parents les agite en effet et les exalte en leur rappelant les déchirements de la séparation; mieux vaut donc un isolement complet.

Jadis on employait la force comme moyen suprême de traitement de la folie; une discipline sévère, la privation de nourriture, des carcans, des chaînes, au besoin, pour attacher au pilori ces malheureux: voilà les procédés mis alors en usage, et ils ne faisaient que les exaspérer, car on les traitait comme des enragés plutôt que comme des malades. C'est Pinel, le premier, qui fit disparaître ces coutumes barbares, et jamais bienfaiteur ne mérita mieux de l'humanité. Avec lui disparurent l'usage de ces douches d'eau froide tombant goutte à goutte, comme autant de larmes de feu, sur la peau de l'aliéné, et exaltant, jusqu'au désespoir, son hypéresthésie coutumière. Jadis, encore, on le soumettait aux saignées spoliatives, à la trépanation, et même à la castration; c'était, en définitive, en bête de somme plutôt qu'en homme qu'on le traitait. La camisole de force, rappelant celle qu'on impose aux condamnés à mort, les douches froides à jet continu, les chambres matelassées, la bouche d'argent, l'obscurité profonde, tout cela est abandonné, et les cabanons sont uniquement réservés pour les foux furieux, les délirants aigus et les hallucinés violents. Un maillot fait d'une seule pièce, voilà l'unique moyen coercitif qu'on emploie lorsque le malade est par trop agité. La douceur, les paroles consolantes, l'approbation de ses pensées raisonnables, la remontrance indulgente et paternelle répondant aux idées insensées, voilà qui réussit mille fois mieux que toutes les violences du temps passé, où on traitait, je le répète, le fou comme une bête fauve et dangereuse.

Nous n'avons pas à parler ici de la thérapeutique de la folie dont les bromures, l'hyoscine, la morphine, les purgatifs composent la base ; mais nous insisterons cependant sur certaines précautions ou coutumes essentielles à mettre en pratique, si on veut obtenir une amélioration rapide. Il est urgent, avant tout, de procurer à l'aliéné un sommeil calme, exempt de ces rêves, de ces hallucinations horribles qui le hantent le jour comme autant de furies déchaînées ; et cela se comprend du reste. Pour lui, le sommeil, c'est l'oubli, c'est une halte dans sa voie douloureuse, et cette halte il faut l'obtenir à tout prix ; aussi plusieurs médecins aliénistes se sont-ils très bien trouvés de notre sirop sédatif, administré, le soir, à la dose d'une à quatre cuillerées à bouche.

Les bains tièdes prolongés, les douches froides, administrées avec précautions, et terminées par des lotions chaudes sur les extrémités inférieures sont également recommandables.

On parle beaucoup, depuis quelques temps, de la garde et du traitement des aliénés dans les familles étrangères, ainsi que nos voisins, les Belges, l'ont institué. M. Ch. Ferré, médecin de Bicêtre, a dernièrement fait paraître un livre très intéressant sur ce sujet[1]. Il a étudié cette méthode

1. Ch. Ferré, *Du traitement des aliénés dans les familles*. Félix Alcan, éditeur.

dans la colonie type, celle de Gheel, qui compte aujourd'hui près de deux mille pensionnaires, laissés en liberté et confiés aux soins de nourriciers qui veulent bien s'en charger. Le juge de paix et le procureur du roi les visitent au moins tous les trois mois, le médecin à chaque instant, le bourgmestre tous les six mois, et un inspecteur de la province tous les ans, afin de s'assurer qu'aucun soin ne leur fait défaut.

Dès le VIIe siècle, cette petite ville de Gheel était renommée pour le traitement de la folie. Une vierge catholique, nommée sainte Dymphne, avait sa statue dans l'église paroissiale, et, tous les ans, à certaines époques, on y conduisait, des pays environnants, des aliénés pour y invoquer cette patronne des fous. Quelques familles désirèrent y laisser leurs malades les moins dangereux, et les confièrent aux habitants. Depuis cette époque, cette coutume s'est étendue, et, aujourd'hui, on confie ceux qui sont indigents à des artisans de ce petit pays pour une somme qui varie de 75 centimes à 2 francs par jour ; on donne à ces gardiens le nom de *nourriciers*. Quant aux fous aisés, ils vivent en pensionnaires chez des hôtes, en payant une somme de 3 à 500 francs par mois, fixée suivant les soins que leur état réclame.

Tous jouissent de leur liberté, sortant et travaillant à leur gré sans qu'on soit obligé d'employer des moyens coercitifs; il est vrai qu'on ne reçoit à Gheel ni les monomanes de suicide, d'assassinat et d'incendie, ni ceux dont les manies portent atteinte à la moralité publique. La plupart de ces pensionnaires exercent leur métier manuel, s'ils en ont un; ceux qui ne savent pas travailler s'occupent de culture, de labours et de jardinage. Libres de se promener partout dans la campagne, ils songent rarement à s'évader, et, quand ils le font, on se contente de lier leurs pieds avec une chaînette de 30 centimètres qui leur laisse la possibilité de marcher. Tous reçoivent des habitants l'accueil le plus bienveillant; aussi a-t-on appelé cette colonie le *Paradis des fous.*

On avait objecté à ce traitement la crainte de la contagion de la folie, or Gheel est un des endroits qui fournissent le moins d'aliénés, relativement à sa population, et le nombre des guérisons y est assez élevé pour que le Gouvernement belge ait songé à établir une seconde colonie de ce genre à Lierneux, près de Spa.

D'autres pays ont suivi cet exemple, et c'est ainsi que le Dr Pariga a créé ce système de colonisation à New-York; le Dr Pujadas, en Espagne; le Dr Mundy, en Autriche, et le Dr Labitte, à Clermont (Oise). Ce dernier établissement, qui compte plus de mille cinq cents malades, les occupe aux travaux de la culture. En Écosse, les Anglais, gens pratiques, comme on sait, ont établi leur *Board in lunacy* sur les mêmes bases.

En France, l'administration de la ville de Paris a fait créer dans ses deux domaines de Ville-Evrard et de Vaucluse de véritables colonies agricoles où les aliénés s'emploient aux travaux de culture. Cette méthode d'assainissement physique et moral des aliénés devrait se généraliser. Pourquoi, par exemple, ne pas encourager par des secours pécuniaires les familles des aliénés vivant à la campagne, à garder près d'elles leurs membres affectés de folie inoffensive? On le fait bien pour les filles mères, et on s'en est bien trouvé. On y trouverait un double avantage au point de vue social et au point de vue économique, car dans les grands asiles les fous coûtent énormément à l'État, et n'oublions pas que, grâce à l'extension de la paralysie générale et de l'amour de l'alcool, leur nombre augmente d'une manière effrayante pour l'avenir.

L'École de la Salpêtrière, qui, sous l'habile direction du professeur Charcot, est devenue un centre d'observations où le monde entier vient puiser des leçons, a, depuis quelques années, organisé avec succès des fêtes des fous, dont il a été fort parlé. L'éminent académicien, ayant remarqué que le goût des plaisirs, de la danse, du théâtre et de la musique résistait le dernier à l'action destructive de la folie, invita, pour éviter ce naufrage suprême, toute la section de ses malades de l'Hospice, à des réunions où des artistes de la Comédie-Française et de l'Opéra-Comique, charitables, comme ils le sont toujours, voulurent bien jouer et chanter tout exprès pour eux. Les frères Lyonnet ne manquent jamais de s'y faire entendre; aussi c'est, paraît-il, un spectacle saisissant que de voir l'attention, le bonheur, le recueillement, l'intelligence avec laquelle ces tristes épaves de la raison humaine suivent ces spectacles, applaudissant aux bons endroits, versant des larmes attendries dans les passages où le cœur est pris à partie. Honneur à ceux qui consacrent leur vie à conserver aussi pieusement cette suprême étincelle d'une intelligence prête à s'éteindre, et qui les nourrit d'une dernière illusion ! Leur nom mérite de passer à la postérité reconnaissante, avec celui de Pinel et des plus grands bienfaiteurs de l'Humanité !...

FIN

TABLE DES MATIÈRES

AVANT-PROPOS

LIVRE PREMIER

NÉVROSES

LIVRE DEUXIÈME

LES FRONTIÈRES DE LA FOLIE

(DÉGÉNÉRÉS ET DÉSÉQUILIBRÉS)

LIVRE TROISIÈME

FOLIE

TABLE ALPHABÉTIQUE DES NOMS

Tours, imprimerie DESLIS Frères, rue Gambetta, 6

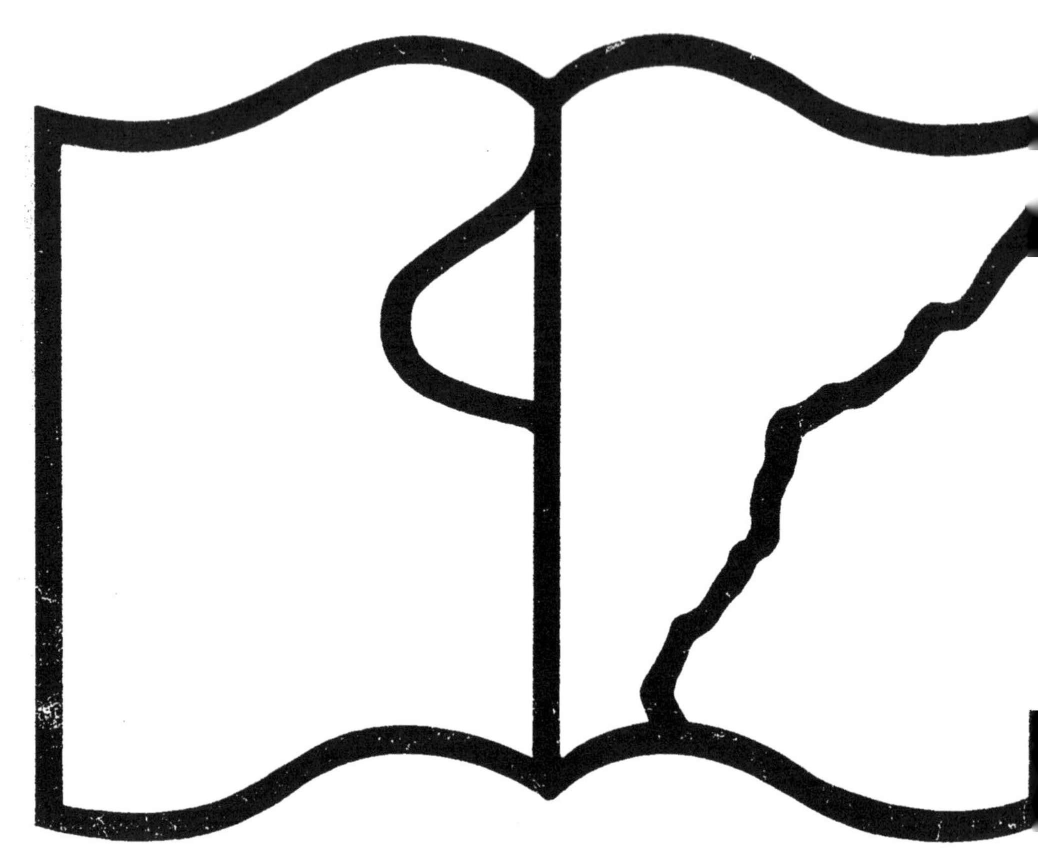

Texte détérioré — reliure défectueuse

NF Z 43-120-11

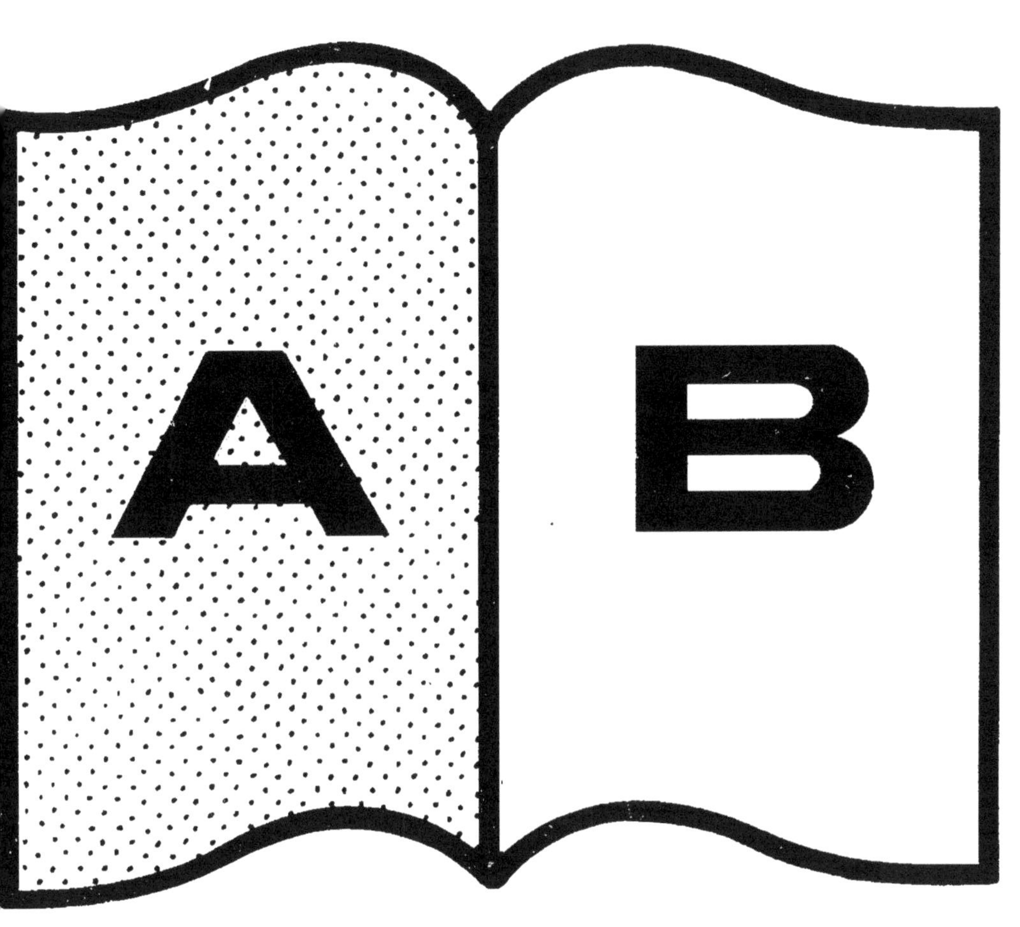

Contraste insuffisant

NF Z 43-120-14

www.ingramcontent.com/pod-product-compliance
Ingram Content Group UK Ltd.
Pitfield, Milton Keynes, MK11 3LW, UK
UKHW020314200726
13857UKWH00001B/173

9 782013 555326